老年病 健康管理

LAONIANBING JIANKANG GUANLI

主编 黄 玮 等

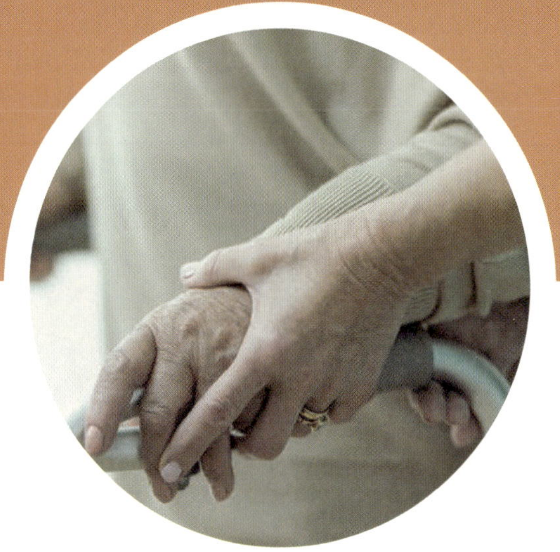

中国出版集团有限公司

世界图书出版公司
广州 · 上海 · 西安 · 北京

图书在版编目（CIP）数据

老年病健康管理 / 黄玮等主编. — 广州：世界图书出版广东有限公司，2023.8
ISBN 978-7-5232-0833-5

Ⅰ. ①老… Ⅱ. ①黄… Ⅲ. ①老年病—保健 Ⅳ. ①R592

中国国家版本馆CIP数据核字(2023)第185777号

书　　名	老年病健康管理 LAONIANBING JIANKANG GUANLI
主　　编	黄　玮　等
责任编辑	刘　旭
责任技编	刘上锦
装帧设计	品雅传媒
出版发行	世界图书出版有限公司　世界图书出版广东有限公司
地　　址	广州市海珠区新港西路大江冲25号
邮　　编	510300
电　　话	（020）84460408
网　　址	http://www.gdst.com.cn/
邮　　箱	wpc_gdst@163.com
经　　销	新华书店
印　　刷	深圳市福圣印刷有限公司
开　　本	787 mm × 1 092 mm　1/16
印　　张	15.25
字　　数	393千字
版　　次	2023年8月第1版　2023年8月第1次印刷
国际书号	ISBN 978-7-5232-0833-5
定　　价	148.00元

咨询、投稿：（020）84460408　451765832@qq.com

编 委 会

主　编　黄　玮　单体茹　丁明利　丁立明　吕　艳

副主编　徐艳玲　李汝林　邢梦芸　弭娟娟　刘小鸣
罗　杰　张海丽　张　爽　邸洪强　纪晓莲

编　委（按姓氏笔画排序）

丁立明　日照市东港区卫健局
丁明利　青岛市中医医院（市海慈医院）
邢梦芸　资阳市第一人民医院
吕　艳　连云港市东方医院
刘　岩　中国人民解放军联勤保障部队第九四〇医院
刘小鸣　中国人民解放军北部战区总医院
纪晓莲　青岛市胸科医院
李　鹏　北部战区空军医院
李汝林　资阳市第一人民医院
邸洪强　北部战区空军医院
沈　丹　北部战区总医院
张　爽　北部战区空军医院
张海丽　呼和浩特市第一医院
罗　杰　东部战区总医院
单体茹　青岛市城阳区人民医院
弭娟娟　德州市立医院
徐艳玲　江苏省人民医院
（南京医科大学第一附属医院）
黄　玮　广州中医药大学第二附属医院

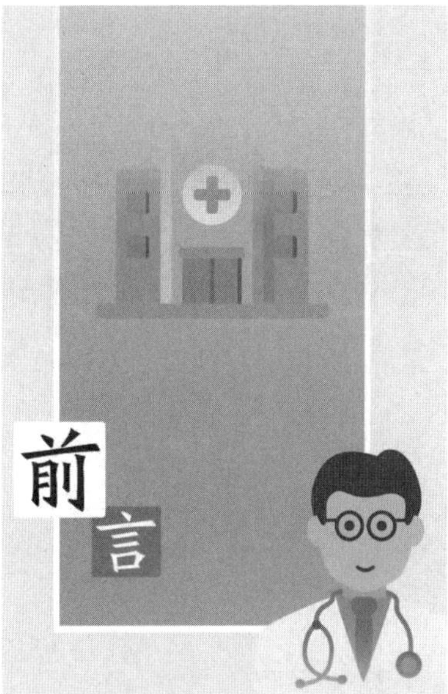

人口老龄化是21世纪各国面临的严峻挑战。目前我国老年人口已超过2亿，并呈现出慢病高发、多病共存和高龄化的特点，国家已将大力发展老年医学作为积极应对老龄化严峻挑战的重要举措。因此，老年健康医学不仅仅是一个医学问题，也是一个社会问题，提高老年人的生活质量，对整个社会的发展具有十分重要的意义。

老年健康管理是研究预防和治疗老年相关的疾病，最大程度地维持或恢复患者的功能，提高老年人生活质量的学科。其特点是以老年人为中心，开展综合评估诊断、多学科联合治疗和全程化连续照护，而不是多个专科单病诊治的叠加。因此，本书首先介绍了老年病的临床特点、老年健康状况的综合评估、老年病患者的营养及老年合理用药等相关基础内容；重点阐述了老年人各系统疾病，从基本的流行病学、临床医学、预防医学以及康复医学等方面进行介绍，在疾病的选取上摒弃了面面俱到，选择了老年人常见病及多发病，主要体现老年人特点，不求大而全。我们期望本书能够在培养医学院校学生、住院医生、各基层医院相关专业医生在解决老年病的临床能力中起到帮助作用，提高发现问题、分析问题及解决问题的能力。

本书在编写过程中，由于篇幅有限，加之编者较多，文笔不一，倘有疏漏不当之处，敬请广大读者不吝指正，以便再版时修正。

编　者

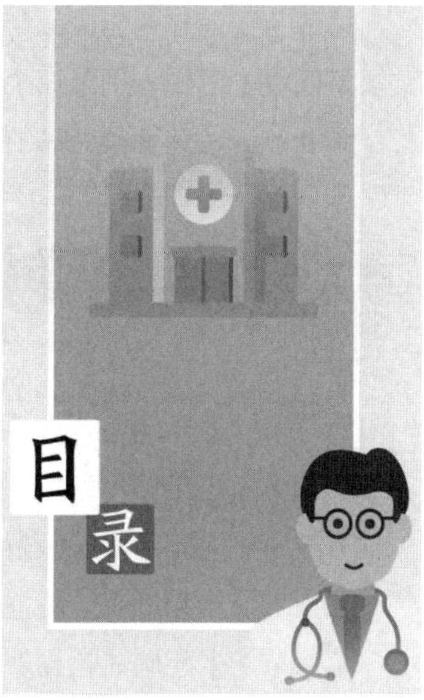

第一章 老年病的临床特点

第二章 老年健康状况的综合评估

第三章 老年病患者的营养

第四章 老年合理用药

第五章　老年呼吸系统疾病

第六章　老年循环系统疾病

第七章　老年消化系统疾病

第八章　老年内分泌系统疾病

第九章　老年神经系统疾病

第十章 中医老年病

第一章 老年病的临床特点

作为研究老年病病因、病理生理、临床特点、诊断步骤、治疗、康复和护理、预防保健等的临床综合学科——老年病学（又称老年医学），既研究衰老与疾病的相关性与特殊规律，也是老年学的一个重要分支学科。老年病学是一门新兴学科，对其规律、特点，目前研究得尚不够深入。而医务工作者，尤其是老年医学医务工作者要在临床实践工作中高度重视和关注老年病的特点和相关问题，不断探索、发现总结和完善老年病的防治规律，制订切实有效的防治对策，为提高我国老年病的防治水平，延长老年人群的寿命而不懈努力。

顾名思义，老年病是指老年期所罹患的疾病或多发的疾病，通常可分为三类：其一是中青年可发病而老年人患病率显著增高的慢性疾病，原因是老年期机体各种组织的老年性变化及其修复能力的减弱，导致脏腑、组织、器官等功能减弱，在老年期多发，如高血压、高脂血症、动脉硬化、冠心病、糖尿病、脑卒中、慢性阻塞性肺病、肿瘤等不同专业相互渗透的疾病；其二是老年人在器官老化基础上发生、与退行性改变相关的疾病，为老年人所特有，如钙化性心脏瓣膜病、老年期痴呆、骨质疏松及白内障等疾病；其三是衰老使机体功能减退而引起的急性疾病，如老年人肺炎等感染性疾病。

由于老年人既受常规致病因素的影响，又受“衰老、老化”因素对疾病发生、发展、转归的影响，而生物老化、衰老机制的高深莫测，至今尚未明确。我们面对老年患者的致病、致残，甚至是致死，究竟是“常规致病因素”还是“正常衰老、老化”所致？不幸的是目前尚无明确的答案，这就造成临床医师处理实际老年患者时面临极其复杂、极其困难的挑战。但是，老年病有其特殊的临床表现，注定了老年病在诊断、治疗、康复及流行病学等方面有其特殊的规律、共性以及特殊的需求。

第一节　老年病的基本特点

一、老年生理病理特点

任何生物都是严格按照生物规律，经历由胚胎到出生、生长、发育、成熟、衰老直至死亡的过程，人类也不例外。老年人自身调节机制随着增龄变得不敏感、不精确、缓慢、不能持久、不能即刻应免，同时人类衰老有其特征，如组织逐渐脱水，基础代谢率降低，细胞分裂、细胞生长及组织恢复能力减弱，组织弹性减低，结缔组织变性，神经组织退行性病变及神经－肌肉反应速度减慢，骨的强度及韧性减低、骨质疏松，免疫功能低下等。老年状态下人体组织器官的结构和功能会发生一系列的变化，如听力和视力下降；心肺功能减退，易发生呼吸道感染、呼吸衰竭、慢性心力衰竭；脑萎缩、脑动脉硬化，易患老年性痴呆；肾单元随年龄而减少，肾功能减退和骨质疏松等，老年人患恶性肿瘤的概率也相当高。

二、老年病的流行病学特点

作为老年病学的重要组成部分，老年流行病学亦是现代流行病学的重要分支。它既是研究老年病的重要方法，又是研究老年病自然规律的学科。目前流行病学研究的资料越来越多地作为背景资料用于并指导临床实践。

现今的研究提示老年流行病学有以下特点：

1. 与老化相关的各种情况受遗传因素的影响虽然重要，但环境因素变得更加重要。

2. 个体受教育水平、文化程度等亦直接影响预期健康寿命的长短。

3. 生命早期的预防保健措施是否及时、合理、恰当在生命的中后期会有回报。

这三个特点说明了环境因素、教育文化程度、青壮年期的预防保健是否有及时合理恰当的投入，都直接会影响老年期的患病率、生活质量，乃至于预期健康寿命。故必须重视老年病学、老年流行病学，进行合理而慎重的研究。

三、老年病的病因学特点

随着医学模式的转变，人们逐渐认识到人类健康并非仅指躯体健康，而是躯体功能、精神心理、社会行为和环境的完美组合。因此，除不良的生物医学因素可导致疾病外，不好的精神心理素质、不端的社会行为、不适的社会和自然环境都可以导致疾病。老年人自身体质下降，精神心理调节能力降低、社会适应能力减退和不能及时适应比较剧烈的环境变化，任何一种不佳的因素都可导致老年人发生疾病。

根据老年流行病学特点，多数老年人易患慢性非传染性疾病。老年流行病学调查研究发现，老年人慢性非传染性疾病患病率为76%～89%，明显高于中青年的23.7%。其中46%有运动功能障碍，17%生活不能自理。随增龄在机体老化的基础上容易发生的疾病，如高血压、冠心病、脑血管病、糖尿病及恶性肿瘤等，以及与老化直接相关的老年特有疾病，如痴呆、退行性骨关节病、老年性瓣膜病、白内障等，已占老年病的大多数。不同地区和不同人群每种疾病的患病率和排序有所不同，如脑血管病，心肌梗死的发病率北方比南方高5～10倍。此类老年性非感染性疾病的最大特点是病因复杂，与多因素相关，虽然目前各国研究较多，但了解甚少，并难以分清是自然衰老还是独立的疾病；而治疗上又缺乏特效疗法，是危害老年人健康的一类重要疾病。

老年感染性疾病发病率高，其感染的好发部位是呼吸道、泌尿生殖道、胆管，且易致老年菌血症和败血症。Jokinen等的研究结果表明，老年肺炎的总发病率为11.6%，总死亡率为4%，发病率在幼儿和老年人中最高。泌尿生殖道感染也是老年人常见病，特别是前列腺肥大并发感染更为常见。近年来，老年人败血症有增多趋势，已占同期全部败血症总数的20%。老年人败血症发病急骤，病原菌常通过泌尿道、呼吸道或胆管侵入机体，感染并发休克发生率高达30%～80%，病死率高达60%。各种抗生素广泛而大量的使用，使感染的菌群发生了改变；老年人抵抗力低下，使原来寄生于人体皮肤、黏膜、口腔、肠道、泌尿生殖道等部位对机体没有损害的菌群，成为老年人重要的致病菌。由条件致病菌所致的感染常是多种菌引起的，而且有高度和（或）多重耐药性，给治疗带来了困难。

我国老年人死因序列相继如下：①恶性肿瘤。②脑血管病。③心血管病。④感染，尤其是肺部感染。以上四类疾病占总死亡人数的70%左右，但其可随增龄而发生变异，不同地区亦有不同。国外报道，20世纪末老年死亡的五个主要因素依次为心脏病、恶性肿瘤、脑血管病、肺炎/流感、慢性阻塞性肺疾病。但他们强调主要影响老年人生活质量及致残的是老年骨关节病、视力老化、高血压、糖尿病等。如这些患者同时伴有心、脑血管疾病，慢性阻塞性肺疾病，其生活质量更差，致残率更高。这说明增龄老化性失能会直接影响生活质量，必须在青壮年采取有效的防治措施，延缓增龄老化性失能的发生。

（黄　玮）

第二节　老年病临床表现的特点

老年人因衰老、生理功能的改变，患病时往往与非老年人临床表现不同，其主要特点如下：

一、多隐匿而不典型

随着年龄增长，老年人的敏感性逐渐降低，其发病症状和体征亦不典型，加之多种疾病并存，使其难以如实反映真实病情，表现为隐匿发展，多表现为病情重而症状轻或无症状，常易造成漏诊或误诊。主要原因如下：

1. 老年人起病隐匿，发展缓慢　多数老年病为慢性退行性疾病，其生理变化与病理变化难以区分。这类疾病老年期变化缓慢，在很长一段时间可能无症状，无法确定其发病时间，但疾病发展到一定阶段，器官功能处于衰竭的边缘，一旦出现应激反应，可使原来勉强维持代偿状态的器官发生衰竭，病情可在短时间内迅速恶化。

2. 临床表现不典型　由于老年人机体形态的改变和功能衰退，反应性减弱，对于疼痛和疾病的反应不敏感，病程容易被忽略。例如，老年急性心肌梗死，可能无心前区疼痛，而仅有气急；老年甲状腺功能亢进症仅有快速心房纤颤而无任何其他甲状腺毒性症状或富代谢综合征；老年人心脏病发作时首发症状是晕厥和嗜睡；老年肺部感染表现为精神萎靡、嗜睡等；老年人内脏穿孔可能仅有精神萎靡，而无典型的腹部疼痛症状或压痛、反跳痛等症状。由此可见，重视老年病症状的不典型性是十分重要的，加强症状、体征、实验室及辅助检查的监察，搜集诊断依据尤为重要，同时还要慎防漏诊误诊。

二、发展迅速、突发易变、猝死发生率高

由于老年人免疫器官的老化，致免疫功能降低，应激能力减退，一旦发病，病情就迅速恶化，使医生措手不及，治疗极为困难。例如，老年重症肺炎，很快相继发生呼吸衰竭、心力衰竭、脑病、多脏器衰竭而死亡。老年期由于存在多个心脑血管意外的危险因素，故猝死发生率高。猝死年龄有两个高峰：第一高峰在出生至6个月；第二高峰在45～75岁。猝死人群中2/3年龄>65岁，老年心肌梗死猝死的发生率约为8%。因此，必须加强监测，及时记录病情，将此特点反复强调，并告知家属，制订防范预案。

三、多病共存

由于老年人机体功能衰退，脏器功能降低，免疫力低下，代谢平衡被破坏，认知功能下降和肢体活

动障碍等病理生理特点，一体多病十分常见，甚至一个脏器同时存在多种病变。北京医院于20世纪90年代统计：60～69岁组的老年人平均患独立疾病7.5种，70～79岁组为7.8种，80～89岁组为9.7种，≥90岁组为11.1种；没有一例老年患者仅患一种疾病。由疾病而致残，病残交织，互为因果，给诊断治疗带来较大困难。因而全面细致了解和掌握老年患者的全部病史，抓住主要矛盾，权衡利弊，制订个体化、对学科的综合治疗方案是必需的。目前在老年病医生严重短缺的情况下往往需要有多专业的医师来共同参与诊治，如一个患有高血压、冠心病、糖尿病、脑卒中和吸入性肺炎的患者，可能要由心血管科、内分泌科、神经内科和呼吸内科的专家共同诊治。

四、并发症多

老年患者尤其是高龄老人患病后常可发生多种并发症，这是老年病的最大特点。

1. 易并发意识障碍和精神症状　老年人均有不同程度的脑血管硬化，在患急性肺炎、急性心肌梗死、消化道大出血等危重症时，感染、血压改变和水电解质紊乱等综合作用后，临床主要表现为对答不切题、淡漠、谵妄、躁狂、昏迷等意识障碍，一旦危重症控制后，以上症状消失。此外，应注意镇静剂的使用情况，个别老年患者在肌内注射12.5 mg异丙嗪后，发生严重意识障碍。老年人出现意识障碍，要及时进行鉴别，明确诊断，以免延误治疗。

2. 易并发水、电解质紊乱　老年人脑呈萎缩状态，口渴中枢敏感性低，并且随着肌肉的萎缩、细胞数的减少、脂肪的增多及水摄入量不足，一旦有发热性疾病或腹泻，易发生缺水性脱水及低钠性脱水。老年人体内含钾量的减少，保钾能力的降低，临床上常见有低血钾症，又可因肾功能减退易并发高钾血症，电解质紊乱可致严重室性心律失常，心力衰竭加重，洋地黄中毒及意识障碍。故对老年人应注意皮肤弹性，加强出入量及电解质的监测，以便及时纠正。

3. 易并发感染　尤其存在下列感染危险因素的老年患者，高龄、瘫痪、肿瘤、长期卧床、住院≥5天、应用化疗及抗生素，这些患者更易发生多菌种及多重感染。据统计，老年各类感染发生率依次为：尿路感染、肺炎、结核、皮肤和软组织、带状疱疹、骨髓炎、菌血症、感染性内膜炎、胆囊炎、憩室炎（尤其是肠憩室）及腹腔脓肿。与中壮年相比老年感染的危险性明显增高：肺炎为3倍；肾盂肾炎为5～10倍；菌血症为3倍；阑尾炎为15～20倍；胆囊炎为2～8倍；结核为10倍；心内膜炎为2～3倍；化脓性脑膜炎为3倍。故在临床实践中要高度重视老年并发感染防治措施的落实，以防发展为败血症，多脏器衰竭。

4. 易并发血栓和栓塞　老年人常因各种疾病或手术长期卧床，易发生深静脉栓塞和肺栓塞，严重者可致猝死。这与肌肉萎缩、血流缓慢及老年人血液黏度增高有关。应注意卧床老年人床上的主动及被动的肢体活动（约15分钟1次）和翻身（1小时左右1次）。

5. 易并发多脏器衰竭　老年人多脏器衰竭主要有两种情况，其一是老年人在机体各器官功能正常或相对正常的情况下，由于严重感染、败血症性休克、创伤、急性药物、毒物中毒等致病因素导致人体2个或2个以上器官功能同时或相继发生衰竭；其二是因各种慢性疾患引起各脏器功能不全或衰竭，易引起水电解质紊乱、酸碱平衡失调、意识障碍，易发生后遗症和并发症等。如有陈旧性心肌梗死、慢支的患者，患重症肺部感染，很快出现呼吸衰竭，继之心力衰竭、脑功能不全、肾功能不全、弥散性血管内凝血等相继或同时发生而死亡。肺部感染是老年多脏器衰竭的主要诱因，必须高度重视老年感染的及时控制。

对并发症必须加强监测，天天评估，及早发现、及时治疗，将发生率及损害率降至最低。

五、明显受心理精神因素的影响

发病是一种应激性事件，人在发病后会有各种心理反应。然而，就医疗实践来讲，不管患者的心理活动是发病本身引起，还是由生活中其他事件引起的，只要对疾病的发展和预后有影响，医师都必须重视并作出适当的处理。

社会—心理—生物学模式与衰老的关系，已越来越多地被学者们认可。大量国内外研究表明，老年疾病70%～80%与心理精神因素有关。老年患者常见的心理反应及相关因素有抑郁、焦虑（女性多见）、过分依赖、退化（男性多见）、不遵医嘱（忘记、混淆、对治疗无信心、拒绝治疗、对医生不信任）。

人们进入老年期，由于离退休后，伴随社会地位、家庭及经济收益的改变，躯体和心理都会发生变化，心理方面就有一个再适应的问题。据报道，在综合性医院内老年患者中心理障碍的患病率可达60%。老年人存在的焦虑、忧郁、孤独感、急躁、多疑，会使一般疾病的症状加重。即使在老年人的急性躯体疾病的过程中，有时精神方面的改变较体温、心率变化更为突出。由于老年期心理障碍往往以躯体化障碍形式出现（指患者仅叙述有关躯体不适，完全如同冠心病心绞痛的症状，不断要求给予医学检查。虽经多方检查，未发现异常，虽给予解释仍不能打消患者的疑虑。有时存在某种躯体疾病，但其躯体障碍不能解释其症状和性质的严重程度，经心理疏导及适当应用抗焦虑、抑郁药物后症状明显缓解），也使老年期疾病治疗更为复杂困难。抑郁紧张的心理亦会破坏机体的免疫能力，加速肿瘤患者死亡，故有学者提出“心理疾病烈于癌”的观点。老年心理障碍现状说明，开展老年心理学的研究和应用，其紧迫性、重要性达历史之最。必须高度重视老年心理研究，开展预防心理教育，合理、正确应用抗焦虑、忧郁的药物，能大大改善老年人的生活质量和节约卫生资源。

六、药物不良反应会影响病情

增龄使老年人患病数增多，用药数亦增多，不仅药物不良反应相互叠加，而且可能加重原有的疾病。老年药物不良反应（adverse drug reaction，ADR）发生率高，WHO 指出，全球死亡患者中 1/3 与 ADR 有关，我国每年 5 000 万住院患者中，至少有 250 万人入院与 ADR 有关，其中重症 ADR 约 50 万人，如利尿剂的应用可致严重的电解质紊乱，电解质紊乱可致严重室性心律失常，心力衰竭加重，洋地黄中毒，同时可加重糖尿病及诱发痛风的发作。

老年药代动力学的特点，是药代动力学随增龄而降低。主要表现如下：被动转运吸收的药物吸收不变，主动转运吸收的药物吸收减少；药物代谢能力减弱；药物排泄功能降低；药物清除的半衰期延长，血药浓度有不同程度的增高。

1. 老年人的药物吸收特点　由于老年人胃黏膜萎缩，胃壁细胞功能下降，胃肠道肌肉纤维减少及胃肠道血流量减少，导致了老年人胃酸分泌减少，胃液 pH 升高，胃排空速度减慢等，影响了口服药物的吸收。另外，由于老年人的血流量减少，局部血液循环较差，所以绝大多数肌肉组织的药物吸收速率减慢，药物的起效时间延长。

2. 老年机体的药物分布　随着年龄的增长，老年人的细胞内液有所减少，体内总水分也较年轻人明显下降。据报道，80 岁的老年人的体内水分较 30 岁年轻人下降约 10%～21%，因此，老年人水溶性药物分布的容积相应有所减少。同时，随着年龄的增长，体内的脂肪量会有不同程度的增多，而非脂肪组织（骨、肌肉、肝、肾、脑）则有所减少。所以，老年人脂溶性药物的分布容积比年轻人有所增大，如脂溶性的药物毛花苷C（西地兰）、利多卡因等，在老年人体内分布容积较大，导致药物作用持续延长。此外，血脑屏障也随着机体的老化而通透性增加，结果使更多的药物进入患者脑脊液中，导致了药物毒性作用的增强。老年人由于血浆白蛋白含量降低，血浆白蛋白结合药物的量也相应减少，可出现游离药物浓度升高的现象。因此，老年人使用华法林时剂量应予酌减，否则，有可能引起出血的危险性。又如，老年人的血浆白蛋白对吗啡的结合率也有所降低，老年人在使用阿片类药物时应适当减量。由于老年人脏器功能衰退，往往又同时患有多种疾病，服用多种药物的情况较为普遍，当多种药物进入体内后，它们与血浆白蛋白的结合存在着竞争性的置换作用，与血浆白蛋白结合力较弱的药物，血液中游离药物浓度的水平则较高，反之，其药物游离浓度的水平则较低。如当保泰松、水杨酸和甲苯磺丁脲联合用药时，使甲苯磺丁脲在血液中的游离型药物浓度增高，导致低血糖的发生。同样，抗心律失常药胺碘酮与地高辛合用时，导致地高辛游离型血浆浓度升高，进而产生毒性反应。因此，对于白蛋白结合力高而治疗指数较低的药物，要注意血药浓度的监测。

3. 老年机体的药物代谢　随着年龄的增长，老年人体内肝微粒体酶的活性（如药物氧化酶P）有所下降，因而，影响了药物在体内的裂解，使血液的药物浓度有不同程度的升高。因此，在老年人用药的时候，应注意调整药物剂量，以免发生药物的毒性反应。老年人肝脏的血流量逐渐有所降低，药物首过效应也有不同程度的减弱，这种状况直接影响了某些药物在体内的代谢，如利多卡因、普萘洛尔等在老年人血液中的浓度比年轻人有所升高。

4. 老年机体的药物排泄　在药物的排泄过程中，肾脏是最重要的器官。主要经肾脏排泄的药物有地高辛、吲哚洛尔、普萘洛尔、奎宁、金刚烷胺、氨基苷类抗生素等。一般来说，老年人的药物排泄能力约比年轻人下降46%。由于老年人肾功能降低，肾小球滤过率、肾小管的分泌和重吸收功能均有所减少，这些都是影响药物排泄，使药物半衰期延长、血药浓度增高、药物的不良反应增强的因素。另外，由于老年人血肌酐产生量少，即使肾功能降低，其血肌酐浓度可以不升高，所以老年人的血肌酐浓度不能作为衡量肾功能的唯一指标，必须以血肌酐清除率为指数。当老年人有失水、低血压、心力衰竭或其他病变时，会进一步损害肾功能，用药更应小心慎重，最好能监测血药浓度。

因此，老年人用药：①必须严格掌握适应证和禁忌证，如应用肝素时，60岁以上患者出血发生率增加，女性更明显，应用华法林则不良反应增加，需要常测出凝血时间。②必须避免用药过多过滥产生的药物过量或蓄积作用，如青霉素的排泄减慢，易出现中枢神经毒性反应；博来霉素易产生肺毒性反应（肺纤维化等）；地高辛易出现中枢性毒性或心脏毒性。③治疗剂量必须做到个体化，如普萘洛尔的剂量要根据患者的耐受性确定剂量；哌替啶也应从小剂量应用开始。

老年患者目前用药仍普遍存在一些问题：①医师忽视对老年患者综合病史的采集，有的简单询问后即开方用药。②医师忽视自己的分析，受老年患者的陈述和常用药方左右，以患者自己的处方为组方开方用药。③医师把自己的经验方不加改变组成就直接给老年患者用药。④医师忽视老年患者的个性化用药问题。

总之，老年人多病，用多种药物，且长期应用，随增龄生理老化及病理变化的综合作用，重要脏器代偿功能明显减退，个体的差异较大，因此药物在体内的吸收、分布、代谢、排泄及药物反应等诸多方面均发生变化，使药物的不良反应发生率随之增高，一个药在某种疾病是治疗而在另一种疾病可加重和诱发急性发作。因此，世界卫生组织依据临床药理学对老年人药物治疗主要法则作出规定：①是否必须药物治疗，诊断是否正确。②给药前想到它的可能不良反应。③根据患者生理状况（肝肾功能）认真考虑药物剂量。④适宜患者药剂型（片、浆、栓、注射剂）。⑤想到任何新症状可能与给药不良反应有关。⑥考虑到与其他未知物质（植物性的等）互相作用的可能性。⑦联合用药要合乎逻辑、效果相当好、改善药物疗效和对它的耐受性。⑧增添新药是否应减去某种用药。⑨检查患者对治疗是否信任，是否服药及做相应的处理（查剩余药及向陪床者了解情况）。⑩切记停药治疗和用药治疗同样重要。

七、护理的特殊性

由于老年人生理上的老化，多病的病理变化及心理障碍因素的影响，绝大多数患者并发意识障碍及不同程度的致残性，为此老年病护理有其特殊性、复杂性及高难度，对护理有特殊的要求，需要更高个体化护理计划。实践证明，护理质量的高低直接影响愈后。为此，老年护理原则为四个必须：①必须是优质的基础整体化护理与专病、专科护理相结合。②必须是躯体与心理护理相结合。③必须是疾病治疗与康复相结合。④必须是训练有素、操作熟练与精心、悉心、细致、诚挚爱心相结合的呵护性护理。护理学是实践性极强的学科，老年病护理更是新兴的分支学科，无论是理论还是实践经验，我们知之甚少，急需通过长期大量对老年护理关照、支持的实践加以研究探索、发现、总结，不断完善，从而建立一套真正适合老年病，以科学理论为基础的，切实可行，能提高护理结果的各项护理规范。

（黄　玮）

第三节　老年病治疗及预后的特点

一、老年病治疗的特点

老年人由于长期患有多种慢性病及衰老等因素的影响，慢性病一般难以治愈，故老年医学治疗的目的主要是减轻患者的痛苦，尽可能恢复正常功能。虽然药物是最重要的治疗措施之一，但药物不能解决患者的所有问题。老年患者由于记忆力差，听视能力减退，多病共存需用多种药物等，半数以上老年患者不能按医嘱用药。老年人肝肾功能减退导致药物代谢和排泄降低，对药物的敏感性改变以及多药合用所致的药物相互作用等因素，使之较年轻人更容易发生药物不良反应，严重影响疗效。

（一）依从性差

依从性是指患者对医嘱执行的程度。由于老年患者缺乏护理人员，行动不便，记忆力差，视听能力减退，用药复杂，药物不良反应或用药不方便等，导致部分老年患者不能按医嘱用药。

（二）用药种类多

老年人因多病共存，常常需要多药治疗。

（三）治疗矛盾

老年患者是在老化的基础上患有多种慢性病，需接受多种药物长期治疗，造成治疗过程中的相互矛盾。

（四）药物疗效反应不一

由于老年人个体差异大，对药物反应性显著不同，且与年龄相关的规律性不明显，同龄的老年人用药剂量差异较大。

（五）药物不良反应多

老年人肝肾功能减退，药物代谢缓慢，半衰期延长，药物使用日益增多，致使药物不良反应明显增多。

二、老年病预后的特点

老年人发病后预后不良，主要表现为治愈率低和死亡率高。在老年人三大致死性疾病中，由动脉粥样硬化所致的心、脑血管病总趋势是随增龄而加重，当今的治疗只能缓解症状；恶性肿瘤病因不明，缺乏有效措施，更谈不上治愈；糖尿病和慢性阻塞性肺病只能控制而不能根治，所以老年人患病的病程长，治愈率低，随增龄而死亡率上升，乃至出现所谓的“老死”，即全身器官组织衰竭而死亡。病程长，老年人患病往往因病情复杂、并发症多，导致病程一般比非老年人长，且康复慢。

（黄　玮）

第二章 老年健康状况的综合评估

生命科学认为，衰老是不可抗拒的自然规律。从 35 岁开始，人体器官功能开始减退，其衰老速度随增龄而上升。在安静状态下，如果以 30 岁各器官功能为 100%，每增加一岁其功能衰老次序为：神经传导速度以 0.4%、心排血量以 0.8%、肾小球滤过率以 1.0%、最大呼吸能力以 1.1%下降。但是，通过科学措施可延缓衰老的进程，使人延年益寿。现代的科学研究证明，无论采用何种方法（如生长期测算法、性成熟期测算法或细胞分裂次数与分裂周期的乘积计算法）计算，人类自然寿命至少可以活到 100 ~ 140 岁，均比现在实际平均寿命（目前最长寿的前 10 位国家实际平均年龄均超过了 78 岁）长很多。因此，如何提高生命质量和生活质量，已成为人们日益关注的话题；尤其在我国人口老龄化发展趋势迅猛，老年人口规模大，城多乡少的倒置显著，老年女性数量多于男性，老龄化超前于国民经济发展，由东向西区域递减的地区发展不平衡等情况下，更需要采取多种措施加以延缓衰老的进程。

健康才能长寿。世界卫生组织（WHO）对健康定义为：健康不仅是指没有疾病和身体缺陷，还要有完整的生理、心理状况和良好的社会适应能力。这一定义揭示了人类健康的本质，指出了健康所涉及的若干方面。因此，对老年人进行健康状况综合评估（comprehensive geriatric assessment，CGA），是通过多学科的综合诊断，以确定个体在生活质量、躯体健康、心理健康、功能状态以及已患疾病病情等多维度整体健康状况的评价方法，有的研究也称其为老年综合健康功能评估（comprehensive functional assessment，CFA）。CGA 其特点是“多维度”评估和“多学科”团队合作实施。通过综合评估，及早发现潜在的功能缺陷、对医疗和护理的需求，制订切实可行的干预策略并及时调整治疗方案，以实现健康老龄化即保持精神、心理、社会关系、体能和功能的最佳状态。

第一节 生活质量的评估

维持良好的生活质量是保证健康老龄化的关键。WHO 对生活质量的定义是指不同文化和价值体系中的个体对他们的生存目标、期望、标准以及所关心的事情相关的生存状况的感受。中国老年医学会对老年人生活质量的定义是指 60 岁或 65 岁以上的老年人群对自我的身体、精神、家庭和社会生活满意的程度和老年人对生活的全面评价。

一、生活质量的主观评价

生活质量是一个带有个性的和易变的概念，老年人的生活质量不能单纯从躯体、心理、社会功能等方面获得，评估时最好以老年人的体验为基础，评估受试者生活的客观状态，进行主观评价。

1. 生活满意度　生活满意度是指个人对生活总的观点以及现在实际情况与希望之间、与他人之间的差距。生活满意度指数是用来评估老年人心情、兴趣、心理、生理主观完美状态的指标。生活满意度可从对生活的兴趣、决心和毅力、知足感、自我概念、情绪等方面进行评估。

2. 主观幸福感　主观幸福感是反映在社会中个体生活质量的重要心理学参数，包括认知和情感两个基本要素。

二、人类发展指数

人类发展指数是综合了人们的预期寿命、受教育的程度和经济发展等方面的指数，通过该指数可反映个体生活质量的水平。

三、经济状况

老年人的经济收入对物质和精神生活有着广泛的影响，是决定生活质量的重要因素，这是由于老年人因退休其固定收入减少、给予经济支持的配偶去世等所带来的经济不宽裕，可导致在家庭、社会或生活独立性的地位下降。绝对和相对贫困对健康都有明显的负面影响。经济状况的评定是通过个人收入是否能满足个人消费，是否需要他人支援等来衡量的。

通过询问被调查者的家庭经济来源，有无经济困难，是否定期或经常得到亲属或子女的经济资助，家庭中有无失业、待业人员，单位工资福利待遇如何，医疗费用的支付形式等进行经济状况的评估。对低收入者，询问其收入是否足够支付日常生活开销和部分医疗费用的开支等经济状况，尤其是独居或丧偶及没有其他经济来源的老年人，一旦发现生活困难应及时向有关部门反映加以解决。

四、文化水准

高水平的文化水准追求高水平的生活质量。生活质量具有文化依赖性，一个人的价值观、信念和信仰、习俗是文化的核心要素。文化水平决定着人们对健康、疾病、老化和死亡的看法及信念，是文化水平评估的主要内容。老年人文化水准评估重点对象是住院老年患者和独居老年人，尤其是文化水平较低且易产生孤独感而导致悲观情绪的老年人。

五、居住环境状况

环境因素的变化超过了老年人的调节范围和适应能力会产生不良影响。居住环境是老年人的生活场所，是学习、社交、娱乐、休息的地方，良好的居住条件可使老年人生活安逸、舒适，提高了生活质量，其中居家安全环境因素是评估生活质量的重点。

新房间入住要做到“三绿”：选好绿色装修材料，通风 2 个月后再入住到绿色环境中，室内空气达到绿色标准。

同时，注意身边化学品的污染，如空气清新剂含有的苯酚、漂白剂中的次氯酸钠、家用电器含有的溴耐燃剂、厕所清洁剂含的萘等对身体均有不同程度的危害性。

（单体茹）

第二节　躯体健康的评估

通过对老年人的病史采集及全面体格检查资料的全面评估，以了解身体的健康状况，为进一步制订保健计划提供依据。对老年人进行躯体健康评估时，除了生理功能以及疾病本身外，还要对日常生活的自理程度进行评估。

一、通过体格检查发现老年人躯体的一些特征性变化

老年人一般应 1～2 年进行一次健康身体检查。检查项目包括智力、意识形态，体位、步态，皮肤情况，生命体征（包括体温、脉搏、血压、呼吸等），测量身高、体重，以及各器官、系统等相关检查。通过体检可发现老年人身体的一些特征性变化。

1. 一般躯体状况　老年人身高缩短。正常人从 50 岁起身高可缩短，男性平均缩短 2.9 cm，女性缩短 4.9 cm。

皮肤干燥、皱纹多，弹性差，缺乏光泽；可见老年色素斑、老年疣、老年性白斑等；40 岁后常有浅表毛细血管扩张。

基础体温较低。70 岁以上轻度感染者常无发热表现，如果午后体温比清晨高 1 ℃以上，应视为发热。

高血压和直立性低血压在老年人中较常见，平卧 10 分钟后测量血压，再直立 1、3、5 分钟后各测量血压一次，如直立时任何一次收缩压比卧位降低≥20 mmHg 或舒张压降低≥10 mmHg，称为直立性低血压。

2. 眼、耳、鼻、喉及口腔　眼球可凹陷，眼睑下垂，瞳孔反应迟钝，眼干，角膜周围有类脂质浸润，角膜可出现白灰色云翳，易出现老视眼，区分色彩、暗适应能力有不同程度衰退；易患白内障，眼压增高或青光眼等。

耳垢干燥；随增龄听力逐渐减退，对高音量或噪声易产生焦虑，常有耳鸣，特别在安静环境下明显。

鼻腔黏膜萎缩、变薄、干燥。

口腔黏膜及牙龈苍白，黏膜干燥，味觉减低；多有牙列缺失；牙齿颜色发黄、变黑或不透明，牙齿易松动。

3. 胸腹部　胸部可出现桶状胸改变，肺部叩诊常示过清音，呼吸音强度减轻；在其他临床症状和体征出现之前呼吸 >25 次/分，提示存在下呼吸道感染、充血性心力衰竭或其他病变的信号。患过胸膜炎者可有胸壁坍陷。

心尖搏动可能出现在锁骨中线旁，搏动幅度减小。第一及第二心音减弱或可闻及第四心音。静息时心率变慢。主动脉瓣、二尖瓣钙化、纤维化及脂质堆积可导致瓣膜僵硬和关闭不全，听诊时可闻及异常的舒张期杂音，并可传导到颈动脉。

由于内脏下垂致肋缘下可触及肝脏。肠鸣音减少。

4. 泌尿生殖系统　膀胱容量减少，很难触诊到膨胀的膀胱。

老年女性阴毛稀疏，呈灰色；阴唇皱褶增多，阴蒂变小；阴道变窄，阴道壁干燥苍白，皱褶不明

显。子宫颈变小，子宫及卵巢缩小。

男性阴毛变稀、变灰，阴茎、睾丸变小，双阴囊变得无皱褶和晃动，前列腺组织增生导致排尿不畅或困难。

5. 脊柱与四肢　腰脊变平，颈部脊体变直致头部前倾。椎间盘退行性变使脊柱后凸；部分关节活动受限。

6. 神经系统　检查可发现神经传导速度变慢，对刺激反应的时间延长。

7. 精神状态　老年人精神活动能力逐渐下降，如记忆力减退，易疲劳，注意力不易集中，反应变慢，动作不协调，生理性睡眠缩短等。

二、老年人躯体健康状况的评估

通常根据三个方面判断躯体健康状况：①形体健康状况：是否具有标准体格指数，有无显著驼背或其他畸形。②从以下指标进行功能状况的评估：体力能力，肢体灵活性，步态平稳性，反应能力，相应的听、视能力，心、脑、肺、肝、肾、内分泌及神经－精神系统等功能是否异常。③有无严重疾病：根据临床症状，经物理及实验室检查、仪器测定等是否发现病理性改变，有无被确诊患有重要器质性疾病。

（单体茹）

第三节　心理健康的评估

心理健康是指心理行为能适应环境变化。WHO 提出个人心理健康的 10 项标准：①充分的安全感。②有自知之明，对自己的能力做出恰如其分的评价。③生活目标切合实际。④与周围环境保持良好接触。⑤保持自己人格的完整与和谐。⑥具有一定的学习能力。⑦能适度地表达和控制自己的情绪。⑧保持良好的人际关系。⑨有限度地发挥自己才能与兴趣爱好。⑩在允许范围内，个人的基本需求应得到一定程度的满足。

一、老年人认知功能的特点

1. 感觉与知觉　老年人的感觉器官随增龄而影响其感觉反应，知觉反应相对减慢。但人们对当前周围事物的感知是在过去经验基础上进行的，老年人经验丰富，其知觉的准确性一般仍较高。但老年人常发生定向力障碍，影响其对时间、人物的辨别，会出现诸如单独外出看朋友而找不到过去常去的老朋友家的情况。

2. 记忆　老年人记忆衰退个体差异很大。为延缓记忆衰退，老年人可坚持适当的脑力锻炼和记忆训练，提高记忆能力。

3. 思维　老年人的思维特点是常不能集中精力思考问题，思维迟钝，联想缓慢，计算速度减慢，计算能力减退，尤其是心算能力。

二、老年人情感变化的特点

情感是人对客观事物认识的内心体验的外在反映。老年人情感变化的特点：①不倾向于控制自己的情感，尤其表现在喜悦、悲伤、愤怒和厌恶情绪方面。②对害羞的控制以及对恐惧情绪的态度没有明显的年龄差异。③老年人在描述喜悦时用词少于中青年。④老年人的忧郁感更多的是对健康的关注。⑤就气愤而言，老年人取决于个人得失，其次才是不合心意和不愉快的遭遇。⑥老年女性的疑病倾向比男性强。

对情绪的评估包括焦虑和抑郁两个方面：焦虑表现为紧张、不安、急躁等，但又说不出具体明确的焦虑对象。情绪低落是抑郁的特征，典型症状为兴趣减退甚至消失，对前途悲观失望，无助感，感到精神疲惫，缺乏动力，自我评价低，严重的感到生命或生活本身没有意义，常伴有失眠、悲哀、自责、性欲减退等，严重者可出现自杀倾向。

三、心理健康的综合评估

WHO 提出良好心理健康的评价标准。

1. 具有良好的个性，情绪稳定，性格温和，意志坚强，感情丰富，具有坦荡的胸怀和豁达乐观的心境。具备良好意志品质的特点是目的性明确，学会调整自己的期望值和一些心态，培养自己的坚强性、自觉性、果断性和自制性。

2. 良好的处世能力，观察问题客观现实，具有较强的自我控制能力，能适应复杂的社会环境，对事物变迁能始终保持良好的情绪。

3. 具有良好的人际关系，待人接物大度和善，不过分计较，能助人为乐，与人为善。

（单体茹）

第四节　功能状态的评估

功能状态包括躯体功能和社会功能两个方面。

一、躯体功能状态

1. 功能状态评估的内容　老年人的躯体功能状态评估包括以下三个层面。

（1）日常生活能力：老年人最基本的日常自理能力是自我照顾及从事每天必需的日常生活的能力，如衣（穿脱衣、鞋、帽，修饰打扮）、食（进餐）、行（行走、变换体位、上下楼）、个人卫生（洗漱、沐浴、上厕、控制大小便）等，主要是确定老年人是否需要长期照顾。这一层次功能受限，将影响老年人基本生活需要的满足。

（2）功能性日常生活能力：此功能反映老年人自我活动的能力，包括购物、整理家务、打电话、付费、做饭、洗衣、服药、旅游等。这一层次的功能反映了老年人是否能独立生活并具备良好的日常生活功能。

（3）高级日常生活能力：高级日常生活能力包括主动参加社交、娱乐活动、工作承担力等。随着老年期生理变化或疾病的困扰，该层面的能力可能会逐渐减退。此能力的缺失比前两者出现得早，一旦发现老年人有此层面生活能力下降，则需进一步的功能检查和评估。

2. 常用的评估工具　在医院、社区、养老院、家庭病房、康复中心等开展的评估工具有多种标准化的评估量表。使用最广泛的是 Katz ADL 量表和 Lawton IADL 量表。

（1）Katz 日常生活功能指数评价：此量表可用于测量评价慢性疾病的严重程度、治疗效果及预测某些疾病的进展。

1）量表的结构和内容：此量表将日常生活能力功能分为进食、更衣、沐浴、移动、如厕和控制大小便等，以决定各项功能完成的独立程度。

2）评定方法：通过与被测者交谈或自填问卷，确定各项评分，计算总分值。

3）结果解释：总分值范围是 0 ~ 12 分，分值越高，提示被测者的日常生活能力越强。

（2）Lawton 功能性日常生活能力

1）量表的结构和内容：此量表将功能性日常生活能力分为 7 个方面，主要用于评定被测者的功能性日常生活能力。

2）评定方法：通过与被测者或家属等知情人交谈或自填问卷，确定各项评分，计算总分值。

3）结果解释：总分值范围是 0 ~ 14 分，分值越高，提示被测者功能性日常生活能力越高。

3. 跌倒风险因素的评估　跌倒常可导致老年人灾难性的后果，如跌倒引起骨折长期卧床产生肌肉萎缩、压疮等。

评估老年人跌倒发生的危险因素包括如下。

（1）内部因素：①身体衰弱，无力支撑失去平衡的躯体。②伴有肢体的神经、关节、肌肉疾病，灵活性降低。③视力、听力障碍，触觉及本体感觉功能下降，偏盲等。④步态紊乱及平衡功能下降。⑤认知功能障碍，反应力差。⑥晕厥、直立性低血压、糖尿病并发神经病变、电解质紊乱、感染、脱水等。⑦使用的药物，尤其是影响中枢神经系统的药物。⑧心理因素：沮丧、抑郁、焦虑及不佳的心理状态等均可使精力不易集中而发生跌倒。⑨害怕跌倒的老年人，容易使步态失去平衡而更易发生跌倒等。

（2）外部因素：①地面不平、湿滑。②照明差，灯光昏暗。③多重用药的影响。④碰到步行路途中的障碍物。⑤楼梯台阶、卫生间马桶没有扶栏、把手。⑥穿不合适的鞋、袜及行走的辅助工具。⑦社会因素：教育、收入、卫生保健水平，享受卫生服务的途径，独居环境等。

二、社会功能状态

社会功能是指人际关系及其参与社会活动的程度。测定社会功能的方法有三类：①承担各种社会活动的总能力。②承担 1 或 2 种特殊社会活动的能力。③社会支持的程度（人际关系）。老年人应着重评估个体参与社会活动的能力，与亲属、朋友、社区组织的关系等方面。

评估老年人参与社会活动的能力，其目的是明确对参与社会活动的感知度、满意度及适应度，以便及时发现问题采取干预措施，以免给老年人带来心理方面的不良影响。老年人由于老化及某些功能的退化而使参与社会活动的能力下降。老年人对参与社会活动能力的程度及适应性与性别、个性、文化背景、家庭背景、社会地位、经济状况等因素有关。

参与社会活动能力的评估包括以下几方面：

1. 一般活动能力　了解老人过去的职业、离退休时间和现在有无工作等，有助于了解是否由于离退休给老年人带来不良影响，也可以评估目前一般出去活动是否适应。

2. 家庭活动能力　离退休后家庭成了主要的生活场所，并常担当起照料第三代的任务；家庭成员之间和谐相处是高生活质量的反映，可使老年人参与更多的家庭活动。若丧偶则对参与家庭活动能力会产生一定影响。

3. 社会活动能力　收集老人日常社会活动资料，可提供有关自我概念和社会支持的信息。如果被评估者对每日活动不能明确表述，则提示社会活动能力的缺失或不能融合到社会活动中去；不明确的回答则提示有认知或其他精神障碍。

让老年人描述对自己承担的社会活动是否满意以及与自己的角色期望是否相符，观察有无角色适应不良的身心行为反应，如头痛、头晕、疲乏、睡眠障碍、焦虑、抑郁等，对评估老年人参与社会活动能力是一项很重要的指标。

（丁明利）

第五节　已患疾病病情的评估

老年患者需要有一套全面而详尽的疾病评估系统，才能找出老年患者潜在的问题。重点评估的人群包括：①60～65岁以上。②已有生活活动功能不全（尤其是最近恶化者）。③已有老年病综合征（如跌倒、活动力丧失、营养不良、大小便失禁、压疮等）。④同时患有多种慢性疾病。⑤同时服用多种药物。⑥有精神异常。⑦有支持系统的问题（如独居、缺乏社会支持、被疏于照顾或受虐）。⑧多次住院的老年患者等。

一、识别老年人群实验室检查结果的差异

老年人群实验检查结果出现差异有三种可能：①正常老年期变化。②疾病引起血液生化指标异常改变。③受服用某些药物的影响。因此，正确解读实验检查的结果，确认实验检查值是属于生理性老化或病理性改变对诊断和治疗非常重要。

1. 实验室常规检查的特点

（1）血常规：红细胞随增龄而降低，老年人减少10%。一般以红细胞 $<3.5\times10^{12}/L$，血红蛋白 $<110\ g/L$，血细胞比容 <0.35 作为老年人贫血的诊断标准。白细胞、血小板计数无增龄性变化，白细胞参考值为 $(3.0\sim8.9)\times10^{9}/L$；在白细胞分类中，T淋巴细胞减少，60岁时减少30%，B淋巴细胞则无增龄性变化。

（2）尿常规：老年人尿蛋白、尿胆原与成年人无明显差异。由于老年人肾糖阈值升高，即使血糖升高而尿糖也可呈阴性。老年人尿沉渣中白细胞 >20 个/HP 具有病理意义。老年男性的中段尿培养菌落计数 $\geq10^{3}/mL$、女性 $\geq10^{4}/mL$ 为判断真性菌尿的界限。

（3）血沉：健康老年人血沉变化范围很大（6.0～69.0 mm/h），从20岁起每增长10岁，血沉加快2.0 mm/h。有人认为老年男性血沉上限为24.1 mm/h，女性为34.4 mm/h，超出此值视为异常。一般血沉在30～40 mm/h之间无病理意义，如血沉超过65 mm/h应考虑有感染、肿瘤或结缔组织病等所致的可能性，需要进一步检查相关指标。

（4）凝血功能：老年人血小板功能亢进，表现为黏附功能增强、对肾上腺素和ADP诱导的聚集功能增强。目前认为老年人血小板膜上β受体减少而 α_2 受体增多是血小板功能亢进的主要原因。

2. 血液生化指标检查特点

（1）电解质：老年人血清 K^{+}、Na^{+}、Cl^{-} 及 Mg^{2+} 与非老年人无差别，Ca^{2+}、P^{3+} 随增龄而降低，老年男性血清 P^{3+} 参考范围为0.65～1.23 mmol/L，女性为0.85～1.33 mmol/L。血清铁和不饱和铁结合力较非老年人降低5%～10%或无变化。

（2）血脂：随增龄血脂先升高后降低。总胆固醇和低密度脂蛋白 - 胆固醇在 20 ~ 25 岁开始升高，60 ~ 70 岁达高峰，随后逐渐下降，但女性在绝经前低于男性。高密度脂蛋白 - 胆固醇在 20 ~ 60 岁保持稳定，此后稍有升高，70 岁后开始降低，但女性高于男性。三酰甘油在非老年期逐渐升高，男性 50 ~ 60 岁、女性 60 ~ 70 岁后开始降低。

（3）血糖：一般认为空腹血糖无年龄、性别差别，但有报道 50 岁后每增长 10 岁，空腹血糖升高 0.05 ~ 0.1 mmol/L。糖负荷后血糖随增龄而升高，50 岁后每增长 10 岁，餐后 1 小时血糖升高 0.56 mmol/L，餐后 2 小时及 3 小时血糖上升 0.28 mmol/L，即糖耐量随增龄而降低。

（4）尿素氮、肌酐及尿酸：肾小球滤过率（GFR）降低导致尿素氮、肌酐和尿酸随增龄而变化。

40 岁后尿素氮随增龄而增加，老年人尿素氮参考范围变宽（3.3 ~ 9.9 mmol/L），其中上限高出非老年人 40%。

个别报道血清肌酐随增龄而上升，多数学者认为无增龄性改变，因为老年人 GFR 降低可导致肌酐清除下降，但老年人肌肉萎缩与活动量减少，肌酐产生也减少，血清肌酐总量与非老年人相似，当老年人血清肌酐 > 133 μmol/L 时提示肾损害。

血清尿酸随增龄轻度升高或无变化，老年男、女性的上限分别为 422 μmol/L 和 381 μmol/L，另有报道老年人血清尿酸参考值为 148 ~ 461 μmol/L。

3. 器官功能性指标检查特点

（1）肝功能：血清白蛋白随增龄而降低，老年人一般降低 10%。α_1、α_2、β 和 γ 球蛋白有增龄性升高，以 γ 球蛋白为甚（升高 2% ~ 10%）；IgG 和 IgA 随增龄而升高，A/G 比值随增龄而减低。

门冬氨酸氨基转移酶、丙氨氨基酸转移酶、乳酸脱氢酶、碱性磷酸酶、γ - 谷氨酰转肽酶及胆红素等无增龄性变化。

（2）肾功能：老年人 GFR 随增龄而降低，30 岁后每增龄 10 岁，GFR 降低 10 mL/min。临床上常用肌酐清除率（Ccr）反映 GFR，若实际的 Ccr 低于计算值，提示病理因素所致，若实际的 Ccr 等于或高于计算值，表明是增龄因素所致。也有学者主张用白天和夜间 Ccr 变化来区别 GFR 降低是生理性（白天 Ccr 降低，夜间 Ccr 正常）或病理性（白天和夜间 Ccr 均降低）。

肾脏浓缩功能随增龄而减退，30 岁后每增长 10 岁尿浓缩功能减退 5%。无糖尿病的老年人其尿比重≥1.015，提示浓缩功能正常。

（3）肺功能：老年人肺换气功能降低，导致肺活量、1 秒率、1 秒通气量降低，但健康老年人肺活量 > 60%，1 秒率 > 50%。

由于肺弹性回缩发生增龄性减退，引起气道塌陷（肺灌注丰富处为甚），从而导致通气/血流比值（V/Q）随增龄而降低。目前认为老年人 PaO_2 正常下限是 70 mmHg，低于此值应视为异常，$PaCO_2$、pH 和 HCO_3^- 无增龄性变化。

（4）垂体：垂体分泌的促肾上腺皮质激素、生长激素、促甲状腺激素、泌乳素及抗利尿激素等的基础分泌无年龄差异；黄体生成素及卵泡生成素随增龄而升高，女性在 50 岁后急骤上升，男性在 60 ~ 70 岁后开始升高。

（5）甲状腺激素：甲状腺激素中的 T_3、T_4 无增龄性变化；但也有报道老年男性 T_4 随增龄而降低，老年男、女性 T_3 有增龄性降低。

（6）肾上腺：肾上腺皮质激素在老年人尿 17 - 酮类固醇降低，尿 17 - 羟皮质醇类固醇无明显变化。肾素和醛固酮随增龄而降低，对低盐饮食和利尿剂反应出现增龄性降低，高龄者血、尿醛固酮比非老年人减少 1/2 ~ 1/4。

肾上腺髓质分泌的激素在老年人中尿儿茶酚胺、肾上腺素及去甲肾上腺素均升高，后者是非老年人的 2 倍。

（7）性腺：男性 30 岁后雄性激素随增龄而下降，到 60 岁降低 50%；女性无年龄差异。50 岁后，女性雌二醇及黄体酮出现增龄性降低，到 80 岁降低 50%。老年人对促性腺激素反应降低，垂体对性激素的反馈调节作用也低下。

（8）甲状旁腺：甲状旁腺激素分泌无年龄差别。老年人对钙负荷的降钙素分泌比非老年人明显降低，并且可被雌激素纠正，这对老年人骨质疏松的治疗具有很大意义。

二、老年患者已患疾病病情的评估

1. 整体全面评估老年人所患疾病　老年患者常患多种疾病，按照传统的医疗模式要辗转去多个科室就诊，患者就要服用多学科医生开的多种药物，这样造成该停的药未停，形成“处方瀑布，药到病成”现象出现，药物的不良事件发生在所难免。CGA 通过老年医学综合门诊，从患者的整体全视角出发，对老年患者的健康状况进行整体评估，权衡用药的利弊，而不是只着眼于疾病本身和某个受损的器官，确保对患者所患的各种疾病均能做出全面的诊断和合理的治疗方案。

2. 应该重视老年常见异常问题的评估及其处治　老年人常见的异常问题包括体力衰弱、行动迟缓、反应力减退、记忆力下降、视力减弱、听力障碍、牙齿脱落、营养不良、头晕、不明原因的全身疼痛、食欲减退或亢进、腹胀、不明原因的下肢水肿、尿失禁、便秘等主诉，这些问题对身心健康和生活质量将产生更大的影响，如视力减弱不仅影响阅读，也可能增加跌倒的风险；营养不良使老年人抵抗力下降，是患多种疾病的基础，使衰弱、跌倒、压疮、感染等的发生率增加。这些异常也可能是某种疾病的信号，必须予以重视，绝不能掉以轻心。应该及时进行相关检查，以发现可能潜在的疾病。

3. 生前预嘱的评估　为了充分尊重患者的知情权和自主权，达到“帮助患者减少痛苦，有尊严地离开”的宗旨，并合理地利用医疗资源，对患重病或预后较差的老年患者，医务工作者需要了解患者对死亡的态度，关于使用高级生命维持治疗的意愿，是否需要进行有创抢救的措施等相关问题；同时，有必要时应该与患者或家属进行沟通，讨论延长生命与生活质量、生命支持治疗的利弊等问题，以便于取得家属的支持与谅解，以免事后发生不必要的纠纷。

对老年人常用的健康综合评估方法还有累积损害得分法、损害模式分析法、隶属度模型等各种评估方法，各有所长，不妨一试。

通过对老年人健康状况综合评估，可以改善老年人的生活质量和存活率。有报道，对老年人健康状况的综合评估，可减少住院率 26%、再住院率 12%、死亡率 14%，认知功能改善 47%、体能改善 72%，并且可减少出院后的损伤发生率和推迟残疾发生时间及降低医疗费用等。

（丁明利）

第三章 老年病患者的营养

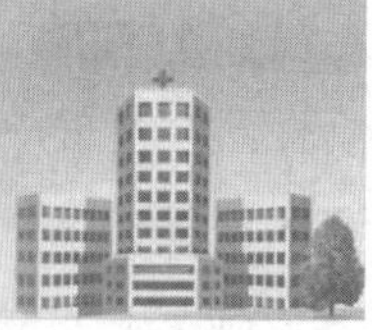

第一节　老年人的膳食与营养

衰老是人类生命进程中一个不可抗拒的客观规律。随着年龄增长及环境因素对其的影响，老年人在身体形态、结构与生理功能方面发生衰老，其中膳食营养因素在此过程中也起到重要的作用。近年来，国内外营养学领域针对营养与衰老、营养与老年常见慢性非传染性疾病的关系进行了大量研究。在营养与衰老成因学研究中，有人提出衰老的自由基学说。该学说认为受环境、疾病因素的影响以及机体正常代谢过程中所产生的自由基，可引起一系列氧化还原反应，导致脂质过氧化。大量自由基造成组织损伤，加速衰老。维生素 A、维生素 C、维生素 E、胡萝卜素类维生素以及微量元素硒等营养素是人体内抗氧化系统中的重要成员，具有抵抗自由基损伤的作用。研究发现许多慢性病的发生与上述抗氧化营养素有关，如癌症与硒、类胡萝卜素、维生素 C、维生素 E 有关；黄斑变性与叶黄素缺乏有关；心、脑血管疾病与叶酸、维生素 B_6、维生素 B_{12}缺乏有关。合理营养有助于延缓衰老，营养不良或营养过剩、紊乱则有可能加速衰老的进程。了解老年时期的营养需求特点，探讨衰老的机制，合理安排老年人膳食，对于增强老年人体质，提高生活质量，延年益寿具有十分重要的意义。

一、影响老年人营养需要的主要因素

影响老年人营养需要的因素很多，与处于其他生理阶段的人群相比，老年人是一个差异性较大的群体。这种差异表现在他们的衰老程度、社会地位、教育背景、健康状况、活动能力、经济状况、享有的医疗保健条件等多方面。许多老年人患有一种或多种慢性疾病；约有 1/3 的老年人身体活动受到不同程度限制，特别是那些年龄大于 85 岁的高龄老人；部分老人独居等多种因素都会不同程度地影响老年人的膳食与营养状况。

（一）生理改变的影响

1. 人体组成成分的改变　老年人人体成分改变主要表现为细胞量、总体水分和骨矿物质减少，而脂肪组织增多。细胞量减少以肌肉组织重量减少为主，伴随出现肌肉萎缩；总体水分减少以细胞内液减少为主，细胞外液变化不大；骨矿物质丢失最明显的是钙，因而出现骨密度降低；脂肪组织增加使脂肪在体内积聚和分布上有所改变。有报道称 70 ~ 80 岁健康男性瘦体组织比 20 岁时减少约 25%，其中近 50% 是骨骼肌。与中青年人相比，老年人的体脂可增加 35%，其中腹部、臀部及脏器周围脂肪增加显著，而面部、前臂及小腿的脂肪减少。

2. 代谢功能改变　肌肉减少、脂肪增加是老年人基础代谢降低的原因之一，使得老年人对能量的需求下降；而骨矿物质的丢失，增大了老年人对钙的需求。体内代谢功能改变，对营养素的消化、吸收、利用以及排泄均产生影响。由于体内分解代谢增强，合成代谢减弱，使得合成与分解代谢失去平衡，引起细胞功能下降。此外，无论男性还是女性，老年人各自所特有的性激素水平都会降低，从而引发机体代谢改变，促使某些营养素出现负平衡，如氮的负平衡、钙的负平衡等。

3. 器官功能改变

（1）消化功能：消化液、消化酶及胃酸分泌减少；胃扩张能力减弱，胃肠道蠕动功能降低，胃肠排空速度缓慢；加之牙齿脱落，咀嚼功能下降等原因，老年人容易发生消化吸收不良、胃动力不足、便秘等问题。

（2）免疫功能：免疫系统随年龄增长而老化，伴随免疫功能的降低，老年人易患感染性疾病。免疫功能与机体营养状况密不可分，营养是维护免疫功能的物质基础。

（3）感觉器官：随着味蕾的萎缩，老年人味觉敏感性下降，加之视觉、嗅觉、听觉的减弱，都在某种程度上影响老年人正常进食。

此外，老年人的心、肺、肝、肾、脑等器官功能也都逐渐减退，这些也都会不同程度地影响到营养物质的代谢过程。

（二）其他相关因素改变的影响

1. 疾病　老年人常患有一种或多种慢性疾病，如心血管疾病、肿瘤、糖尿病、痛风、慢性肾脏病等。这些疾病会限制某些食物的选择与利用，治疗疾病所用药物也会对营养物质的吸收与代谢产生干扰。

2. 饮食单调　现代家庭中成员变少、空巢老人增多，以及失去亲人等原因，使老年人对食物的选择、烹调加工等缺乏兴趣。一些老年人因离开工作岗位、失去劳动能力或机会，使得经济来源减少，间接影响食物购买力。膳食单一和孤独进餐干扰正常的摄食过程与摄食心态。食物摄入总量减少，易发生微量营养素缺乏，这种缺乏与产热营养素缺乏不同，因为没有饥饿感而被忽视，故被称为“隐性饥饿”，临床早期缺乏或亚临床缺乏不易察觉。

3. 饮酒　经常饮酒的老年人，由于过量摄入乙醇干扰水溶性维生素的吸收，且乙醇在产生能量的同时并不能提供其他营养素，“空能量”的增加容易导致膳食营养不均衡。

二、老年人对能量和营养素的需求

（一）能量

老年人的能量需求主要从维持基础代谢和身体活动两方面考虑。随年龄增长，基础代谢率下降，体力活动减少，从而使能量需要减少。但当出现创伤、手术、感染等应激状态时，能量需求又有所增加。老年人能量过剩可导致肥胖和代谢紊乱，增加慢性代谢性疾病的风险；能量不足体重下降，则易诱发营养不良，降低抵抗力，增加感染概率。

健康老年人的能量摄入可参考中国营养学会为老年人推荐的能量摄入标准。该推荐摄入量分为 60、70 及 80 岁以上三种标准，其中 60 及 70 岁年龄段又分为轻体力与中等体力活动两大类，但三者相差幅度不大。

疾病状态下老年人的能量摄入，应在考虑基础代谢、体力活动的基础上，结合不同疾病对代谢影响的特点，酌情调节能量摄入。临床上常用的能量需要计算方法如下。

能量需要 = BEE × 活动系数 × 体温系数 × 应激系数

BEE 可采用 Harris - Benedict 公式计算：

男性：BEE = 66.473 + 13.751 6W + 5.003 3H - 6.755A。

女性：BEE = 655.095 5 + 9.563 4W + 1.849 6H - 4.675 6A。

其中 W 为体重（kg），H 为身高（cm），A 为年龄。

活动系数：卧床 1.20，下床少量活动 1.25，正常活动 1.30。

体温系数：38 ℃为 1.10，39 ℃为 1.20，40 ℃为 1.30，41 ℃为 1.40。

应激系数：中等程度饥饿 0.85 ~ 1.00，术后（无并发症）1.00 ~ 1.05，腹膜炎 1.05 ~ 1.25，长骨骨折 1.15 ~ 1.30，严重感染 1.30 ~ 1.55。

对于极度危重患者短期内采取“允许的能量摄入不足”可能对病情控制有利，因为高能量摄入，常促使机体代谢处于高分解状态。

除需要减少体重的超重或肥胖患者外，应尽可能保持老年人能量摄入与能量消耗平衡，以维持体重处于合理状态。尽管适当限制能量的摄取可以延长寿命已经被多项研究证实，也是目前比较公认的有希望延长人类寿命的措施之一，但需注意的是当老年人能量供给低于 105 kJ/（kg · d）时，有可能存在蛋白质、维生素和钙、铁等矿物质的摄入不足，应注意及时补充。

（二）蛋白质

老年人的蛋白质的代谢特点是分解大于合成；加之胃蛋白酶及胃酸分泌减少，对蛋白质的消化吸收能力减弱，降低了蛋白质的利用率；他们更容易出现负氮平衡。若能量和蛋白质摄入同时存在不足，内脏器官的蛋白质合成与更新就面临威胁，从而加速脏器衰老和功能的损害。因此，为维持氮平衡的需要，老年人蛋白质的摄入量标准不应少于成年人，以 1.0 ~ 1.2 g/（kg · d）为宜。在膳食中应注意增加生物利用率高的优质蛋白质，优质蛋白质最好达到蛋白质总量的 50% 以上。优质蛋白质的食物来源包括鱼、虾、瘦肉、蛋、奶等动物性食物和大豆类食物。动物性蛋白质虽然质量好，利用率高，但也会含有相当量的动物脂肪和胆固醇。选择适量动物蛋白质，适当增加大豆蛋白，不仅可以在替代动物蛋白的同时减少动物脂肪和胆固醇摄入，还可增加植物甾醇、大豆低聚糖等有益于老年人血脂代谢的物质。

随年龄增加，老年人发生退行性疾病和与代谢相关性疾病的比例增加，对蛋白质的需求个体间差异增大。对于肝肾功能降低的老年人而言，过多给予蛋白质可加重脏器负担，加速脏器功能损害，需要根据病情适当限制蛋白质摄入，同时应提供充足的能量，以保证有限数量的蛋白质能被充分利用。

（三）脂肪

老年人胆汁酸减少，酶活性降低，对脂肪的消化能力有所下降，故膳食中脂肪不宜过多。血脂代谢异常在老年人中常见，膳食结构与血脂异常的患病危险密切相关。2002 年中国居民营养与健康状况调查结果显示，与脂肪供能比 < 20% 的人群组相比，随着膳食脂肪供能比的增加，人群患高胆固醇血症、高 LDL - C 血症的风险增加，当脂肪供能比 > 35% 时，高胆固醇血症患病风险增高 82%、高 LDL - C 血症患病风险增高 89%。不同膳食脂肪对血脂的影响不同，膳食中胆固醇摄入量过多可引起血浆胆固醇升高，但这并不是决定体内胆固醇合成速率和血浆总胆固醇、LDL - C 水平升高的最主要因素，膳食中脂肪的摄入量和膳食脂肪酸的饱和度对其影响更为明显。单不饱和脂肪酸有助于降低 TC，用单不饱和脂肪酸替代膳食中的饱和脂肪酸可在降低 TC、LDL - C 的同时，不降低 HDL - C 或使其略有增加。食物中常见的多不饱和脂肪酸包括亚油酸和亚麻酸。多不饱和脂肪酸中的ω－6脂肪酸可降低血清TC，但在降低LDL－C的同时也降低HDL－C，亚油酸属于ω－6脂肪酸。膳食中的ω－3多不饱和脂肪酸，如α亚麻酸、EPA和DHA，不仅能降低血清TC，还能降低TG，并可升高血清HDL－C。膳食中的反式脂肪酸多由植物油氢化而成，与饱和脂肪酸相似，反式脂肪酸可以升高LDL－C，同时降低HDL－C，从而增加心血管疾病的危险。反式脂肪酸还有可能取代必需脂肪酸在细胞膜中的地位，妨碍新陈代谢的进行，对人体正常的生理功能可造成不良影响。膳食脂肪过低也不利于老年人健康，脂肪可增加食物的风味与饱腹感，也有利于脂溶性维生素的吸收。

适当限制含胆固醇较高的食物，如动物内脏、鱼卵、蛋黄、蟹黄等，特别是患高胆固醇血症的患者。不过胆固醇的食物来源，也往往是优质蛋白质的主要来源，如果对这些食物过分限制，可导致蛋白质与其他营养素缺乏。

中国营养学会2000年修订的“中国居民膳食营养素参考摄入量”标准中关于60岁以上老年人脂肪的推荐量为：膳食脂肪占总能量的20%～30%，其中饱和脂肪酸6%～8%、单不饱和脂肪酸10%、多不饱和脂肪酸8%～10%，ω－6/ω－3为4∶1，胆固醇<300 mg。

（四）碳水化合物

碳水化合物对于老年人来说仍然是膳食能量的主体。膳食中缺乏碳水化合物，可造成膳食蛋白质的浪费和组织中蛋白质的分解加速，以及三酰甘油的分解与脂肪酸氧化作用增强，酮体积聚。考虑老年人的胰岛素受体敏感性降低，糖耐量下降，胰岛素分泌减少，对血糖调节能力减弱等因素，老年人膳食中的碳水化合物摄入不宜过高，但也不宜过分限制。营养学会推荐的我国老年人碳水化合物应占总能量的55%～60%。这些碳水化合物应有不同来源，包括淀粉、抗性淀粉、非淀粉多糖和低聚糖类等。尽量选择以多糖为主的粮谷类、薯类、杂豆类食物作为碳水化合物的主要来源，少吃含葡萄糖、蔗糖等简单糖的点心、饮料、糖果等食物。

（五）微量营养素

老年人对维生素、矿物质等微量营养素的需求与成年人相比并无明显差异，但由于他们摄取食物的总量较成年人明显减少，且消化吸收功能减弱，因此容易出现某些微量营养素缺乏。

1. 矿物质　矿物质是构成骨骼、牙齿的重要原料，调节酸碱平衡，维持组织细胞渗透压和神经、肌肉的兴奋性，还构成体内某些重要生物活性物质，如血红蛋白、甲状腺素等。

（1）钙：由于胃肠功能降低、胃酸分泌减少、肝肾功能减退，老年人对钙吸收能力下降；户外活动减少，缺乏日照使皮下7－脱氢胆固醇转变为维生素D_3减少，也影响钙吸收。膳食钙摄入不足，易使老年人出现钙负平衡，体力活动减少降低钙在骨骼沉积，故骨质疏松症在老年人中较多见。老年女性因雌激素水平下降，骨代谢呈负平衡状态，骨质疏松问题更加突出。因此，老年人在膳食中应注意增加钙的摄入，我国营养学会推荐50岁以上人群钙的适宜摄入量为1 000 mg/d。

（2）铁：铁是构成血红蛋白重要原料，参与体内氧的运输和利用，也是肌红蛋白、细胞色素酶、过氧化氢酶的组成成分，在组织呼吸、生物氧化过程中担负极为重要的作用。老年人胃酸分泌减少，影响铁的吸收；食欲下降使铁的摄入不足；蛋白质合成减少，维生素B_{12}、维生素B_6及叶酸缺乏也降低对铁的吸收和利用，所以老年人容易出现缺铁性贫血。我国50岁以上人群膳食铁的适宜摄入量为15 mg/d。

铁的食物来源广泛，动物性食物中的各种动物血、内脏（肝脏含铁最多）、红色瘦肉含铁丰富且利用率高，植物性食物中菠菜、芥菜等绿色蔬菜中铁含量较多，但利用率不如动物性食物。

（3）钠：老年人饮食中不宜摄入过多食盐，体内钠离子过多，可引起高血压。建议每天食盐摄入量应控制在6 g以下，对已患冠心病或高血压者来说，则以不超过5 g为宜。低钠血症在住在医院和养老院的老年人群中比较常见，此时应适当补充钠。

2. 维生素　人体对维生素需要量虽然很少，但多数维生素不能在体内合成，或不能大量贮存，必须由食物供给。

（1）维生素A与β－胡萝卜素：维生素A能作用于生物体内的上皮细胞，促进其分化，具有维持皮肤黏膜层完整、维持正常视觉、维护免疫功能、抗癌等作用。β－胡萝卜素作为维生素A的前体，除同样具有维生素A促进细胞分化的作用外，β－胡萝卜素与其他类胡萝卜素还具有抗氧化的功效。这种抗氧化作用能清除体内过多的自由基，抑制细胞膜的脂质过氧化，起到延缓衰老的效果。对于防治老年性白内障、肿瘤与心血管疾病可能有辅助作用。

由于老年人的生理功能降低，进食量减少，对食物的消化吸收和利用能力减弱，故维生素A的摄入量不应低于青壮年。但考虑到老年人肝脏对维生素A的廓清能力降低，过量补充容易在体内蓄积中毒，故不建议过量摄入。营养学会推荐的我国老年人维生素A的摄入量与成年人相同，男性800 μgRE，女性700 μg RE。

膳食中维生素A主要来源于动物性食物，如动物内脏（肝脏含量最多）、乳类、蛋类等。β－胡萝卜素主要来源于红、黄色果蔬和绿叶蔬菜等植物性食物。

（2）维生素D：维生素D是正常钙磷代谢的重要调节因子，利于钙吸收及骨质钙化，并通过甲状旁腺激素和降血钙素的调节作用而维持血钙水平正常，是维持正常骨骼矿化、肌肉收缩、神经传导功能不可缺少的重要物质。人类获得维生素D有两种途径，一是由膳食中获取，二是通过人体表皮和真皮内含有的7－脱氢胆固醇经阳光或紫外线照射形成。由于户外活动减少，体内维生素D的合成减少，肝、肾功能减退影响1，25－$(OH)_2D_3$活化，再加上胃肠吸收欠佳，老年人易出现维生素D缺乏。中国营养学会推荐50岁以后维生素D摄入量为10 μg/d，比中青年人增加一倍。过量摄入维生素D有潜在毒性，每日摄入量不宜超过20 μg。

鱼肝油、含脂肪高的海鱼、鱼卵、动物肝脏、蛋黄、奶油、奶酪等食物是维生素D的主要食物来源。除食物来源外，应鼓励老人到户外活动，通过皮肤接触阳光来获得维生素D。

（3）维生素B_1：维生素B_1具有构成辅酶，参与能量代谢、神经冲动传导，促进胃肠蠕动，调节心脏功能等生理功能。虽然老年人的能量消耗减少，对维生素B_1的需求量减少，但因其生物利用率降低，故维生素B_1的需要量并不减少。乙醇干扰维生素B_1的吸收和利用，有饮酒嗜好的老年人更应注意补充。维生素B_1推荐摄入量为男性1.4 mg/d，女性1.3 mg/d。

维生素B_1的主要食物来源为粗杂粮、瘦肉、动物内脏、豆类、坚果和经过酵母菌发酵的食物。

（4）维生素B_2：维生素B_2参与体内生物氧化和能量生成；作为谷胱甘肽还原酶的辅酶，参与抗氧化。考虑膳食模式、能量代谢、年龄等因素对B_2的影响，老年人维生素B_2的需要量与成年人相仿，男性1.4 mg/d，女性1.2 mg/d。

维生素B_2广泛存在于动、植物食物当中，如奶类、蛋类、肉类、动物内脏、未经精细加工的谷类、蔬菜与水果中。

（5）维生素B_6：维生素B_6参与糖原、脂肪酸、氨基酸和一碳单位的代谢；参与免疫系统、神经系统功能调节，参与烟酸的形成；在降低慢性心血管疾病风险方面也有一定作用。老年人中常见萎缩性胃炎，影响维生素 B_6 的吸收，嗜酒和肝病也是维生素 B_6 缺乏的危险因素。营养学会针对 50 岁以上人群要求的维生素 B_6 适宜摄入量为 1.5 mg/d，较成年人有所增加。

维生素 B_6 的主要食物来源为：白色肉类（鸡肉、鱼肉）、动物肝脏、豆类、蛋黄、未精细加工的谷物、坚果等。动物性食物中的维生素 B_6 的生物利用率要高于植物性来源的食物。

（6）维生素 C：抗氧化是维生素 C 的一个典型功能。此外它还具有促进组织胶原蛋白合成，保持毛细血管弹性，促进铁吸收和增强机体免疫等功能。我国维生素 C 的推荐量老年与成年人相同，为 100 mg/d。

新鲜蔬菜、水果是维生素 C 的主要食物来源，绿叶菜、辣椒、西红柿、鲜枣、柑橘、猕猴桃等都含有丰富的维生素 C。

三、老年人膳食指南

膳食指南是帮助人们合理选择和搭配食物的具有科学性的指导文件。制订膳食指南对于改善人群营养健康状况、防治慢性疾病、提高国民身体素质具有非常重要的意义。世界上很多国家都有属于自己的膳食指南，并定期对其进行必要的修订。我国卫健委委托中国营养学会组织专家制订的最近一版《中国居民膳食指南》是在 2022 年 4 月通过的，该指南既有一般人群指南，也包括针对老年人在内的特定人群指南。

一般人群膳食指南共有 10 条：

1. 食物多样，谷类为主，粗细搭配　每一种食物都具有自己独特的营养特点，只有选择多样化的食物，并将不同种类的食物进行合理搭配，才能更好地满足身体对各种营养素的需求。谷类是人体能量的主要食物来源，以谷类食物为主的膳食结构，符合平衡膳食的要求。粗杂粮与精细粮食相比，能更大限度地保存食物中原有的营养素，避免加工造成的流失。若能做到粗细搭配，就能更好地兼顾人体对食物营养与口感的需要。粗杂粮的升糖指数较低，且含有丰富的膳食纤维，适当吃一些粗杂粮有利于老年人控制体重，调节血糖、血脂。

2. 多吃蔬菜水果和薯类　蔬菜、水果和薯类富含多种维生素、矿物质和膳食纤维，还含有大量具有抗氧化功能的植物化学物质。这些营养素在冠心病、糖尿病等慢性病和癌症防治方面发挥重要作用。世界癌症研究基金会（WCRF）和美国癌症研究所（AICR）汇集了全球 7 000 余篇重要文献，总结分析各国研究材料，认为有充分证据表明蔬菜、水果能降低口腔、食管、胃、肺、大肠等多种癌症风险。蔬菜、水果含水分高、体积大、膳食纤维多，故能量密度低，有助于老年人控制体重和缓解便秘。

3. 每天吃奶类、大豆或其制品　奶类和大豆除富含优质蛋白质等营养素外，最大的特点是含钙较多，且钙的吸收利用率高，是很好的膳食钙来源。每天吃奶类、大豆或其制品有利于预防老年人的骨质疏松。

4. 常吃适量的鱼、禽、蛋和瘦肉　鱼、禽、蛋和瘦肉富含蛋白质，其蛋白质的氨基酸组成与人体需要相接近，是优质蛋白质的良好来源，建议“常吃”；考虑此类食物富含优质蛋白质的同时，也含有一定量的动物脂肪和胆固醇，过量摄入易造成能量及饱和脂肪、胆固醇超标，故强调“适量”。掌握好“常吃”和“适量”两个原则，既可满足老年人机体对蛋白质的需要，同时又可以避免能量及脂肪过剩对代谢造成的不良影响。

5. 减少烹调油用量，吃清淡少盐膳食　尽管烹调油是人体能量和脂肪来源的一部分，可提供必需脂肪酸，也有利于脂溶性维生素的消化吸收；但过量摄入可因能量过多导致肥胖，增加多种慢性疾病的发生风险。饮食中钠的摄入量与血压呈正相关，长期高盐饮食可增加高血压的患病风险。建议老年人每天烹调油用量20～25 g；食盐不超过6 g（包括酱油、各种调味酱、盐腌食品中的食盐）。

6. 食不过量，天天运动，保持健康体重　进食量与食物种类决定能量摄入，包括运动在内的体力活动是决定能量消耗的重要因素；能量摄入与能量消耗之间的平衡关系决定体重变化。正常情况下，能量摄入等于能量消耗时体重保持不变，能量摄入大于能量消耗则体重增加，反之体重减少。体重过高会增加多种慢性病风险，体重过低易发生营养不良，保持体重在合理状态有益于身体健康。建议老年人进食不宜过饱，在健康状况允许的情况下，选择适宜的运动（走路、太极、游泳、健身操等），循序渐进地增加运动量，最好每天能有30分钟以上的有氧运动。

7. 三餐分配要合理，零食要适当　一日三餐定时定量，将全日食物均衡合理地分配在一日三餐之中，有利于食物的消化吸收和利用。在食物总量不变的前提下，老年人可在早、午、晚三次正餐之间加餐。有研究显示将食物均匀分散食用比集中大量进食更有利于控制体重、减轻代谢负担。

8. 每天足量饮水，合理选择饮料　健康的成年人每日需要补充2 500 mL水分，主要通过饮水、食物中所含有的水和体内代谢生成的水三条途径获得。水的需要受年龄、环境温度、身体活动等因素影响。正常情况下，老年人对水的需求不少于（有时还略高于）中青年人，每日饮水最好能达到1 200 mL以上。因老年人对机体缺水的反应迟钝，故不应在感觉口渴时才饮水，而应定时有规律地主动饮水。此外，还要注意当老年人出现呕吐、腹泻、大量出汗时要注意及时补充所丢失的水分；而当肾脏、心脏、肝脏等脏器衰竭造成水的排出障碍时，需要视病情及尿量限制饮水。

饮用水可选择符合卫生要求的各种饮品，其中符合卫生要求的白开水、淡茶水是既经济实惠又适合老年人需求的饮用水。

9. 如饮酒应限量　酒是一种除了能量以外，几乎不含营养素的纯能量食品。长期大量饮酒可干扰多种营养素的摄取和代谢，影响肝脏功能，加重老年人骨质疏松、影响B族维生素的吸收利用等。尽管有研究证实，适量饮用含有白黎芦醇、原花青素、多酚等抗氧化植物化学物的葡萄酒对心血管系统有保护作用，但其机制尚待深入研究。不建议任何人出于预防心血管疾病的考虑开始或频繁饮酒。中国营养学会建议成年人一天内饮酒应不超过25 g/d，相当于750 mL啤酒，或250 mL葡萄酒，或50 mL高度白酒。

10. 吃新鲜卫生食物　符合卫生要求是食物应当具备的基本条件。“卫生”的含义既包括食物本身无毒无害，也包括食物在运输、贮存、加工过程中不被有害物质污染。选择新鲜卫生的食物，不仅能最大限度地减少食品污染导致的食源性疾病，还能避免长时间贮存造成的食物中营养素的损失。

考虑老年人群对营养需求的特殊性，以及他们患营养不良和慢性疾病的风险增大，营养学会针对老年人又增加了4条膳食指南。

（1）食物要粗细搭配，松软、易于消化吸收：老年人消化器官功能减退，咀嚼和胃肠蠕动功能减弱，松软和易于消化的食物更易于老年人接受，如馒头、面包、各种汤粥、馄饨、软烂的面条等主食；切碎、烹制软烂的蔬菜；蛋羹、牛奶、豆腐和各种剁碎的瘦肉等都非常适合老年人食用。

（2）合理安排饮食，提高生活质量：为老年人营造良好的进餐氛围，创造与家人、朋友共同进餐的环境。让他们在进食过程中心情愉悦，可起到增进食欲、促进消化的效果。

（3）重视预防营养不良和贫血：受生理、心理以及疾病的影响，老年人容易因摄入食物不足而发生营养不良和贫血。2002年中国居民营养与健康状况调查结果显示，在60岁以上的老年人中低体重（BMI＜18.5）发生率为17.6%，是45～59岁人群的2倍；贫血患病率为25.6%，明显高于中年人。

营养不良和贫血可导致抵抗力降低，增加感染概率，严重影响老年人健康状况，应予以足够重视。

（4）多做户外活动，维持标准体重：老年人适当增加户外活动，接受紫外线照射，有利于体内维生素 D 的合成、延缓骨钙流失；运动增加能量消耗，利于体重控制；通过运动结交朋友，有助于心理健康调节。

（丁立明）

第二节　老年患者的肠外肠内营养支持

亚太地区对老年人的定义为≥60 岁，按此标准，我国 2001 年已进入老龄化社会，到 2006 年年底，全国≥60 岁的老年人口数为 1.49 亿，占总人口比重的 11.3%，占全球老年人口的 21.4%，居世界首位，并以每年 3.2% 的速度增长。随着社会老龄化的发展，老年住院患者将逐渐增多，2008 年卫健委北京医院住院患者中老年人占 36.8%（按照 WHO 标准≥65 岁）。老年外科患者术后并发症的发生率和围术期死亡率明显高于年轻人，尤其是老年急诊手术患者。其原因主要是老年人生理储备功能不足和应激能力下降，以及伴有的各种急、慢性疾病。而与之关系最为密切的是老年人营养不良所致的贫血、免疫功能降低，使手术、创伤或感染后引起多器官功能障碍综合征的危险性明显增加。

老年人营养不良可以是原发性或继发性的。原发性营养不良多为进食不足所致，继发性营养不良多为器质性疾病导致能量和蛋白质消耗增加并摄入不足所致。临床上，老年患者的营养不良较为常见，但文献报告发生率有差别，一项国外研究显示：老年人营养不良的发生率为 15%，老年患者的发生率为 62%，需要护理的老年住院患者的发生率为 85%；Hill 等报告老年住院患者营养不良者为 45% ~50%；于康等用微型营养评估（MNA）方法筛查老年患者，结果外科老年住院患者营养不良率为 41.6%；孙建琴等报道上海老年住院患者营养不良率 20.3%，90 岁以上患者是 60 岁组的 1.75 倍。导致老年人营养不良的原因较多，如胃肠功能下降，伴随的慢性疾病、孤独、食欲降低、牙齿功能不佳、药物性因素（药物对营养吸收和利用的影响）、认知功能减退以及医源性因素等，其中器官功能减退和代谢能力下降是主要因素，伴随疾病尤其是消化道疾病，更会加重营养不良。

一、老年人器官功能的特点

随着年龄的增长，老年人主要器官工作尤其是储备功能下降或丧失，在分子生物学上表现为基因表达和基因调节能力下降或失去平衡，从而使机体代谢能力发生改变，细胞变形和功能减退，导致机体各系统器官功能下降。

（一）心脏功能

老年人心肌细胞内脂褐质沉积，心脏萎缩、心内膜增厚硬化、瓣膜变硬增厚；冠脉血管内膜增厚、管腔狭窄，大动脉内膜变厚，脂质钙量增加，弹性减退和顺应性下降；心肌弹性和胶原组织增生，脂肪浸润硬化，传导系统呈退行变。因此老年人易患各类心脏疾病，如冠心病、心肌梗死、高血压、心律失常等。在严重感染、手术创伤等诱因下，容易导致心脏功能异常，Goldman 的研究发现，年龄大于 70 岁，围术期心脏原因死亡危险增加 10 倍，老年患者若接受急诊手术，心脏并发症增加 4 倍。

（二）肺功能

随着年龄增长，大多数老年人不同程度地伴有慢性阻塞性肺部疾患（COPD），由于胸廓活动受限，呼吸肌脂肪增加，导致气道收缩率下降，小气道管壁狭窄（周围组织衰退、弹性纤维减弱），同时并发呼吸道黏膜萎缩、纤毛功能下降、咳嗽反射减弱，分泌物易潴留。肺容量在老年患者平均每平方米体表面积每年减少 4.5 mL，70 岁老年人的肺活量与青年人相比减少 25%。营养不良会导致呼吸肌变薄，肌力下降，这也是影响肺功能的重要原因。

（三）肝脏和胃肠道功能

老年人肝细胞数相对减少，功能易发生异常，尤其是并发慢性肝病（如乙肝）的老年人，肝脏的代偿功能进一步降低，严重感染和创伤后，易导致肝脏功能异常，进而影响营养素的代谢和加重营养不良。老年人的胃肠运动功能减退，蠕动少而且力量弱，各种消化酶分泌减少，直接导致消化功能下降。创伤后的肠黏膜屏障损害，会影响营养素的消化吸收，而且容易导致细菌和毒素移位，从而引发或加重感染。

（四）肾脏功能

肾脏重量随年龄增加而减轻，其中肾窦内脂肪增加和间质内纤维增生，替代部分肾实质。85 岁时肾单位减少原有的 30% ~40%；肾血流量 40 岁以后每年减少 10%，90 岁比 20 岁大约减少 53%；肾浓缩功能降低，表现为青年人尿比重高值为 1.032，80 岁降至 1.024。总体而言，对于 60 岁以上的老年人，其肾功能已趋于减退，70 岁以上的老年人肾功能较青年人减低 60% 左右。创伤本身和创伤后大量的药物应用，都会加重肾脏负担，严重者会导致肾衰竭。

（五）免疫功能

随着年龄增长，淋巴细胞总数减少，但 B 淋巴细胞相对增加，T 淋巴细胞减少明显。老年人全身淋巴结中的淋巴细胞和淋巴滤泡均减少，仅为中青年的 50% 左右。由于免疫细胞和 T、B 淋巴细胞的功能变化，使免疫监测作用降低，以致老年人的恶性疾病发病率增加；淋巴组织内部的功能紊乱，也使抗原激发的反应不能抑制，可能导致淋巴系统恶性肿瘤。感染和严重创伤带来的免疫抑制，加重了老年人的免疫损伤，导致并发症的发生率增加。

二、老年人的营养代谢特点

（一）能量代谢

老年人肌肉组织和机体细胞总数量的减少，Na^+-K^+-ATP 酶活性的下降，线粒体膜通透性的降低，导致基础代谢下降。文献报道：46 岁以后，每十年每公斤理想体重所需的能量下降 3% ~5%。Batimore等研究显示：20 ~30 岁平均基础热量为 11 300 kJ/d，75 ~79 岁平均基础热量为 8 790 kJ/d，基础代谢率下降三分之一。但老年人由于葡萄糖代谢和脂肪代谢能力的降低，导致维持其体细胞群所需的能量增加，年轻女性每增加 1 kg 体重需要7 500 cal，而营养不良的老年人则需要 8 856 ~22 626 cal（kcal ×4.184 = kJ）。

老年人总热能摄入一般比年轻人下降 20% ~30%。Brunov 等报道，老年人膳食营养能量在 104.6 ~125.5 kJ/（kg · d）时，其发病率和病死率比小于 104.6 kJ/（kg · d）或大于 125.5 kJ/（kg · d）时明显要低；如能量增至 167 kJ/（kg · d）［40 kcal/（kg · d）］以上时，氮平衡增加亦不显著。目前尚无大样本的关于老年患者能量需求的研究报道，对于老年患者来说，能量的需求除生理需要量外，尚应考虑感染、创伤等应激因素，如无并发症大手术 BEE 增加 5% ~10%，多发性创伤或并发有感染性并发症增加 20% ~30%，大面积烧伤增加 40% ~100%。目前的共识为，老年患者每日能量摄入一般为 84 ~126 kJ/kg (20 ~30 kcal/kg)。有学者的研究证实，对于中等创伤后老年外科患者而言，低热量 (<20 kcal/kg · d)的营养支持更符合其代谢特点，有利于应激反应的恢复，减少感染并发症的发生，缩短住院时间。

（二）碳水化合物的代谢

老年人葡萄糖的代谢率和耐受性随着年龄的增长而下降，其原因包括：

（1）胰岛素释放减少和释放高峰后移，胰岛素受体数目和活性降低，这与胰岛素样生长因子 -1（IGF -1）水平的降低有关。

（2）肝糖原分解增强，外周组织对胰岛素的敏感性降低。

（3）机体细胞总量减少，葡萄糖的氧化能力下降，表现为：空腹血糖可在正常范围，但餐后血糖却明显增高。糖浓度过高易导致老年人发生渗透性利尿、高渗性脱水，以致高糖、高渗、非酮性昏迷。对老年患者的营养支持来说，应适当减少葡萄糖的供给，一般为2 ~4 g/kg，提供所需非蛋白热量的 50% ~60%，宜从低浓度开始逐渐增加，并且应密切监测血糖水平。

果糖是一种左旋六碳糖，可在无胰岛素参与的情况下直接转化为糖原，适合于患有糖尿病和糖耐量异常的老年患者。有一项在 2004 年的 RCT 研究结果显示：老年外科患者术后输注果糖（50 g/d）对机体血糖和胰岛功能的影响明显小于同浓度的葡萄糖，应用小剂量果糖有益于老年患者的康复。肠内营养时应考虑使用含有纤维及果胶的摄入，膳食纤维有利于促进或刺激肠道蠕动、解毒及吸附和降低胆固醇等，但过量则影响钙、磷、镁等矿物质的吸收。一般膳食纤维每日供给 10 ~20 g。

（三）脂肪代谢

脂肪乳是重要的营养物质，除为机体提供高效的能量外，还是必需脂肪酸的来源，此外还有携带脂溶性维生素的作用。2001 年美国胃肠病学会（AGA）对肠外营养（PN）进行了系统评价，总结了 41 个随机对照研究，重点对比含脂肪乳的 PN 与不含脂肪乳的 PN，研究对象是围术期的患者，结果发现使用含脂肪乳的 PN 可显著降低术后并发症。临床上常用的脂肪乳有长链和中/长链两大类，从减少肝功能损害和快速代谢的角度考虑，后者有明显优势。鱼油脂肪乳的主要成分 ω -3 脂肪酸，可减少过度炎症反应和免疫抑制；橄榄油脂肪乳富含单不饱和脂肪酸和天然维生素 E，可明显减轻创伤后的脂质过氧化反应，保护肝功能。

老年人体内脂蛋白酶和核蛋白脂肪酶的水平及活性下降，使脂肪分解代谢和脂肪廓清能力降低，过量的脂肪供给，可使体内低密度脂蛋白及胆固醇水平升高，多余的脂肪在组织及血管中沉积，导致高脂血症和血管粥样硬化。因此，老年患者的脂肪供给要适度，在营养支持期间应定期监测血脂，根据血脂水平调整用量，脂肪供热占每日总热量供给的 30% ~40%。一般而言，每日 1 ~1.5 g/kg 可以满足对热量和必需脂肪酸的需求。

（四）蛋白质代谢

老年人胃肠道发生退行性变，功能降低，使蛋白质的消化、吸收和利用均明显低于年轻人。创伤后的老年患者蛋白质分解代谢增强，而合成代谢减弱，易发生负氮平衡。老年人血中氨基酸的模式发生变化，必需氨基酸的含量下降，聚合胶原上升。一般老年人蛋白质摄入应为每天 0.8 ~1.2 g/kg，如并发严重感染、创伤等应激情况，尤其是有大量的引流液丢失，而且肝肾功能基本正常，可适当增加蛋白质的摄入。肠内营养时，高生物效价蛋白质应占总供给量50%（奶蛋白、卵蛋白、瘦肉蛋白等），可提供生命过程所需要的全部氨基酸。

（五）维生素、矿物质和微量元素的代谢

维生素为某些酶的主要成分，而大多数维生素不能在人体内合成，须依靠食物供给。老年人胃肠和肝肾功能逐渐减退、进食量减少和饮食习惯改变，均可造成维生素的摄入量及利用不足，出现维生素缺乏状况。维生素缺乏的主要表现为厌食、疲劳及皮肤、口、头发变化等，与老年人中常见的一些生理或病理变化很难区别。维生素D缺乏在老年患者中较为常见，表现为骨痛和骨质疏松等。老年患者易发生维生素缺乏，营养支持时应特别注意补充。

老年人矿物质和微量元素的代谢也明显有别于年轻人，老年门诊和老年住院患者低钠血症的发生率分别为7%和11.3%，其中医源性原因占73%，主要是输液和药物的不当使用。引起低钠血症最常见的药物有利尿剂、氯丙嗪、氟西汀、盐酸阿密曲替林、硫酸长春碱和环磷酰胺等。Sunderam等的研究发现，发生低钠血症的老年外科患者的死亡率比对照组高2倍。Snyder等回顾分析15 148例老年住院患者，高钠血症的发生率为1%，血浆钠的平均浓度为154 mmol/L，发生高钠血症的老年外科患者的死亡率比对照组高7倍。低钠血症和高钠血症引起细胞容量的改变，造成脑组织的肿胀和皱缩，在老年患者中易出现精神症状，从轻微精神错乱到昏迷，而且恢复缓慢，并且在临床上钠离子水平已纠正在正常范围，其精神症状仍将持续一段时间。另外原发性高血压的老年患者对食盐负荷引起的升压反应随年龄增长而增强，且水钠潴留加重心肾负担。

老年患者易发生药物性高钾血症，易引起高血钾的药物包括：钾补充剂、盐的替代物、保钾利尿剂、非类固醇抗炎药物、血管紧张素转化酶抑制剂、β－受体阻断剂、肝素、过量洋地黄和硫酸钾氧苄酰胺等。手术、创伤或其他原因引起的组织破坏，也能引起血钾明显升高。老年患者也易发生低钾血症，如服用洋地黄和处于创伤诱导的儿茶酚胺应激释放状态等情况，低血钾可诱发快速型心律失常。

有研究发现，术后老年危重患者中超过52.8%伴有低磷、低镁、低钙，严重低磷可影响维生素和酶的活性，以及红细胞功能下降，携氧能力降低，产生低氧血症等。此外，微量元素铬和镁具有防止脂代谢失常和动脉粥样硬化的作用，临场营养应注意补充。一般说来，营养支持尤其是肠外营养支持持续7～10天后，应适量补充矿物质和微量元素。

（六）影响老年人营养代谢的其他因素

老年患者常并发有其他多种疾病，在60～69岁的老年患者中，并发有其他疾病的占44%；75岁以上的老年人中，并发有其他疾病的占65%。这些老年患者常服用多种药物，这些药物对营养代谢的影响是医源性营养不良的原因之一。

三、老年患者的营养支持策略

对于评估有中、重度营养不良的老年患者，先维持机体内环境的稳定，然后再选择合适的营养支持。有诸多证据表明，合理的营养支持能改善营养状况，维护脏器、组织和免疫功能，促进脏器组织的修复，提高对手术的耐受能力，减少并发症、缩短住院时间和节省医疗费用。

对于没有营养风险的患者，不加选择地给予营养支持（尤其是肠外营养），可增加其并发症（如感

染性并发症）和住院时间。2002 年欧洲肠外肠内营养学会（ESPEN）发表了一种新的营养评定工具“营养风险筛查”（nutrition risk screening，NRS），用以反映营养风险的核心指标来源于 128 个 RCT，通过对这些 RCT 进行系统评价发现，采用这些指标进行营养评定且达到营养风险标准的患者，其使用营养支持后的临床结局好于未达到营养风险标准的患者。2002 年以后发表的一个多中心临床研究（有 212 个中心参加）表明，NRS 在预测营养风险和患者对营养治疗的反应方面，具有其他工具所不可比拟的优势。蒋朱明等率先在国内 13 个大城市的大医院内外科 6 个专业开展营养风险筛查，入组患者 15 089 例，其中顺应性达 99.2%，总营养不足率 12.0%，营养风险率 35.5%，与国外同期研究结果相近。因此，中华医学会肠外肠内营养学分会（CSPEN）推荐“NRS”为住院患者营养不良风险评定的首选工具，将 NRS2002 评分≥3 分作为应用营养支持的标准，现有的国内外的研究显示，NRS 同样适合于老年住院患者。

微型营养评定（MNA）是一种联合的营养状况筛查方法和评定工具，在欧洲和美洲常用来监测老年患者，尤其是社区老人营养不良的状况和出现营养不良的风险。MNA 内容包括了影响老年人营养状态的生理、精神因素，还有饮食调查问卷，所以对于老年人中孱弱的群体，MNA 易于筛查出现营养不良情况的风险。MNA 的预测效度可以通过其与不良健康结局、社会功能、死亡率和就诊率的关联程度来进行评估。在一组对老年人用 MNA 的筛查营养风险的随机试验中，那些经口给予营养的患者体重增加，但是握力没有随之增加，在一所疗养院另一个相似的随机实验（样本较小）中，干预组饮食增加但是生理功能和临床结局未见报道。MNA 筛评可靠性较好，不到 10 分钟就可以完成，并且在大样本研究中可行性较高。因此，欧洲肠外肠内营养学会也推荐使用 MNA 的方法作为老年患者营养状况的筛查工具。

老年患者在接受营养支持前，应纠正低血容量以及酸中毒、低钠、低钾等水、电解质及酸碱平衡紊乱等情况，将各器官功能调理到较稳定状态。根据年龄、营养风险、是否禁食、原发病及同一疾病的不同病程、引流量和是否伴随其他心、肺、肾疾病，选择合适的营养支持途径、适量的热量和营养物质，制订个体化营养支持方案。肠内营养是有胃肠道功能的老年患者首选的营养支持手段，只有肠道不能耐受或无法进行肠内营养时，才考虑选用肠外营养。纠正老年患者的营养不良不能操之过急，尤其是严重营养不良时，应循序渐进，如先给所需营养量的半量，再逐渐增加至全量。在营养支持过程中，应随时监测，评价营养支持效果及重要脏器的功能状态，及时调整营养支持方案。

对于不可治愈、无存活希望、临终和不可逆转的昏迷，或是需急诊手术的术前老年患者，不宜进行任何营养支持。

老年患者肠内营养支持的适用证、禁忌证和成年人基本相同。标准的整蛋白配方适合大部分患者的需要，氨基酸和短肽类的肠内营养制剂适合胃肠功能不全（如胰腺炎等）的老年患者。由于老年患者乳糖酶的分泌量减少，易出现乳糖不耐受，造成腹泻，应选择不含乳糖的制剂；脂肪种类上，应尽量减少饱和脂肪酸的摄入量，以免增加机体的过氧化或促进动脉粥样硬化的发生。对于存在营养风险的患者，大手术前应给予 10～14 天营养支持；肠内营养无法满足老年患者能量需要（小于 60%）时，应考虑联合应用 PN。

ESPEN 关于老年患者肠内营养的指南中认为，营养不良或者有营养不良风险的老年患者应首选肠内营养，推荐经口营养摄入来增加患者的能量、蛋白和微量营养素，维持和改善营养状况，以增加营养不良或者有营养不良风险的患者的生存率，特别是孱弱的患者、髋部骨折和骨科术后患者。管饲对孱弱的老年患者是有益的，只要他们的基本状况稳定（不处于疾病的终末期）。严重神经性吞咽困难的老年患者推荐肠内营养来保证营养的供给，并且维持和改善其营养状况，并应尽早实施，肠内营养应配合强化吞咽治疗直至患者经口获得正常饮食成为可能。肠内营养在抑郁症的患者中推荐应用，以便于度过严重的厌食症和缺乏兴趣时期。经口营养摄入和管饲都可以改善痴呆患者的营养状态，早期中度的痴呆患者，经口摄入配合偶尔的管饲有助于保证足够的能量和营养供应，可以预防患者发展为营养不良；那些终末期痴呆患者，管饲不推荐。吞咽困难的患者用管饲预防误吸性肺炎未得到证实，经口摄食，尤其是经口高蛋白摄食，可以减少发展为应激性溃疡的风险。肠内营养推荐应用并可以加快应激性溃疡的恢复。研究显示在老年管饲患者中添加膳食纤维有助于肠功能的维护，经口摄入方面无相关研究证实。

各种途径的管饲方法，是老年患者有效实施肠内营养的保障。鼻胃管适用于接受肠内营养时间少于 2 ~ 3 周的患者；管饲时，头部抬高 30° ~ 45°可以减少吸入性肺炎的发生。接受腹部手术且术后需要较长时间肠内营养的患者，建议术中放置空肠造瘘管。当施行了近端胃肠道的吻合后，通过放置在吻合口远端的空肠营养管进行肠内营养。非腹部手术患者，若需要接受大于 2 ~ 3 周的肠内营养，如严重头部外伤患者，首选内镜下胃造口术（PEG）作为管饲途径，老年患者管饲可以在 PEG 放置 3 小时后开始。

目前肠外营养的主要适应证包括：①胃肠功能严重障碍，如短肠综合征、肠瘘、各种原因的肠梗阻、重症胰腺炎早期，腹腔严重感染等。②胃肠功能正常或基本正常，但肠内营养输注困难，或营养素供给不足。③进食不足，不愿接受管饲的患者。中华医学会肠外肠内营养学分会（CSPEN）推荐使用“拇指法则”计算患者每日能量需求，即每日非蛋白热量需要量为 105 ~ 126 kJ/（kg・d），其中脂肪供热 25% ~ 50%，氮热比为 1 ： 100 ~ 1 ： 150；肠外营养的输注模式推荐“全合一”（all in one），即把每日患者所需要的各种营养素，包括氨基酸、葡萄糖、脂肪乳、维生素（水溶性和脂溶性）、微量元素、水和矿物质等，按照一定混合顺序，在符合要求的超净配液中心，配制成肠外营养混合液，也可使用工业化生成的“多腔袋”肠外营养混合液。老年患者的肠外营养输注途径首选经肘静脉中心静脉置管（PICC），短期（少于 5 天）的低热量肠外营养液，也可经外周静脉给予，中心静脉导管使用建议不超过 30 天。配制好的肠外营养混合液或混合后的“多腔袋”建议在 24 小时内均匀输注，静脉输液泵是推荐的控制输注速度的方法。

ESPEN 关于老年患者肠外营养的指南中认为，肠外营养适用于任何年龄；能为通过肠内途径不能满足其营养需求的患者提供充足的营养；老年患者不能经口或肠内途径给予营养 3 天以上，或者是在肠内营养不能提供充足的能量超过 7 ~ 10 天时，就应该给予肠外营养；通过药物镇静或者物理制动的方法来实施肠外营养是不可取的；对营养不良的老年患者而言，肠外营养是有效的，但是老年患者还是提倡优先肠内营养或者是经口给予营养支持；无论住院或家庭治疗，肠外营养的指征在老年患者和在年轻患者的情况下相同。老年创伤后患者发生的胰岛素抵抗，可导致葡萄糖利用率降低和高血糖，并损害心脏、肾脏功能，此类患者可在肠外营养处方中适量增加脂肪比例；要重视肠外营养中维生素、微量元素和矿物质等的补充。老年患者营养支持对受损体细胞的恢复效果比年轻人要差，但脂肪乳剂的氧化能力与年龄无负相关。通过周围静脉输注的营养液渗透压不应高于 850 mOsm/L，周围静脉途径输液可以用来缓解轻到中度脱水，但不能满足其对其他营养物质的需要。肠外营养能改善老年患者的营养状况，积极的物理康复对肌力的恢复是必需的；肠外营养能降低老年患者和中年患者的死亡率和并发症发生率。没有关于肠外营养是否能降低老年患者住院时间的研究；关于肠外营养是否能改善老年患者的生活质量亦没有相关的数据，但是肠外营养对老年患者的影响与年轻患者并无大的差别。老年患者肠外营养相对于其他年龄段患者的肠外营养没有特别的并发症，但是由并存疾病引发的并发症会增多。

老年患者的营养支持过程中，应注重发挥特殊营养素的代谢调理作用，如谷氨酰胺、ω－3脂肪酸、精氨酸和生长激素等。无论是肠外营养还是肠内营养，应根据老年患者的营养状况、病情变化、器官功能等，适时、适量添加特殊营养素，目的是进一步减少并发症，改善预后。

（丁立明）

第四章 老年合理用药

随着老年人口的迅速增长，发达国家和发展中国家均面临着人口老龄化的问题。因为逐渐衰老的人通常处于依赖他人和不健康状态，所以需要更高水平的医疗保健。老年人患病多，患慢性病多，需长期用药的多；住院比例高，住院时间长，住院费用高；而且 60 岁以上的老年人群药物不良反应的发生率为 15.4%，而 60 岁以下的仅为 6.3%。据调查，美国医疗保健系统每年在老年药物不良反应上花费至少 301 亿美元。因此我们急需提高对老年人合理用药问题的认识。

第一节 老年人生理和药物代谢/药物疗效动力学改变

随着年龄的增长，老年人各脏器的组织结构和生理功能逐渐出现退行性改变，从而影响机体对药物的吸收、分布、代谢和排泄。这些药代动力学的改变，又直接影响着组织中，特别是靶器官中药物浓度及有效药物浓度维持的时间，从而影响药物的疗效和药物不良反应的发生。因此，在制订老年人的给药方案时，应考虑其生理和药物代谢/药物疗效动力学的特点，因人施药，以期达到最佳的疗效和最少的不良反应。

一、老年人生理特点与药物作用的关系

老年人出现药物相关问题的主要原因是生理上增加了对药物不良反应的敏感性以及对药物引起损伤的恢复能力降低。每个器官系统在面对应激时保持内环境稳定的能力逐渐减弱是生理衰老的标志。

（一）神经系统

老年人神经系统生理变化可见脑细胞逐渐凋亡、大脑血流量下降、脑血流阻力增加和神经冲动传导速度减慢，导致中枢神经系统对一些体液和化学物质的敏感性增加。当机体出现应激状态或使用对中枢神经系统有影响的药物时，极易出现中枢神经系统症状。如老年人大剂量使用青霉素，可发生神经毒性反应，表现为神经肌肉兴奋性增强，肌肉痉挛、抽搐，甚至导致昏迷。

（二）心血管系统

老年人心血管系统变化可见心功能减退，心排血量减少，使各器官血流灌注减少导致药物的肝肾清除率发生变化。大剂量的青霉素钠盐可引起高血钠和低血钾，对于心功能不良的老年人来说还可引起水钠潴留和心力衰竭。另外，老年人血管弹性减弱，对血压的反射性调节功能降低，使老年人中体位性低血压相当常见。

（三）消化系统

老年人消化系统变化可见胃肠道黏膜变薄，腺体和小肠绒毛萎缩，使胃酸、胃蛋白酶、淀粉酶、胰脂肪酶分泌减少，从而导致消化功能减退。硫酸亚铁、富马酸亚铁等铁剂，均因老年患者胃液分泌减少，胃酸缺乏，铁自肠黏膜吸收减少，故可适当增加口服铁剂的剂量。食管和胃的蠕动减弱，使胃排空延缓，使药物的生物利用度下降，吸收功能减弱。老年人肝脏实质细胞减少，再生功能减退，纤维组织增生，使肝细胞酶的活性减弱。同时，肝血流量减少，使肝脏的解毒功能减弱，合成和储存蛋白质的能力减弱。

（四）泌尿系统

老年人泌尿系统变化可见肾动脉内膜增厚，加之心搏出量下降，使肾血流量减少，75 岁以下老年人肾血流量下降 50%。肾小球囊基底膜增厚，肾单位萎缩，肾单位的数目随年龄的增加而减少，使肾功能全面减退。如地高辛约 60% ~80% 以原形经肾排除，在肾功能降低，肾脏清除率下降时，半衰期延长，分布容积减少，中毒的潜在危险增加。当血尿素氮（BUN）9.5 mmol/L [正常值为（3.2 ~ 7.1）mmol/L]时，易出现中毒现象，使用地高辛应密切注意其血药浓度的变化。

二、老年人药代动力学特点

（一）吸收

与成年人相比，老年人胃酸分泌减少，胃排空时间延长，肠蠕动减弱，血流量减少。这些改变对于被动扩散方式吸收的药物几乎没有影响，如阿司匹林、对乙酰氨基酚等；对按照主动转运方式，需载体参与吸收的药物则吸收减少，营养素吸收也减少，如 $VitB_1$、$VitB_6$、$VitB_{12}$、VitC、铁剂、钙剂等。故老年人常需补充多种维生素。另外，因老年人饮水较少或胃液酸度下降，胃液 pH 值发生变化，影响药物的溶解度，尤其影响难溶解的碱性药物的吸收，如碳酸氢钠、甘草流浸膏、硫代硫酸钠、远志糖浆等。同时，也增加了药物与黏膜的接触时间，导致某些刺激性药物引起胃出血、炎症、溃疡，甚至恶性病变，如非甾体抗炎药。至于那些需要在胃的酸性环境水解而生效的前体药物，在老年人缺乏胃酸时，则其生物利用度大大降低。还有一点需要特别注意的是，老年人常用泻药，它可使药物在肠道的吸收减少。这些变化虽可影响药物的吸收，但经研究表明，大多数药物在老年人中无论其吸收速率或吸收量方面，与成年人并无显著差异。

（二）分布

影响药物在体内分布的因素包括：血流量、机体的组分、体液的 pH、药物与血浆蛋白的结合及药物与组织的结合等。在血流量方面，老年人的心输出量每年递减 1%，血流量的减少可影响药物到达组织器官的浓度，从而影响药物的效应。体液总量和非脂肪成分随年龄增大而减少，但脂肪含量增加。因此，主要分布在体液和非脂肪成分中的药物（如锂、地高辛）的分布量在老年人中减少，需要相应地调整剂量，否则可引起血药浓度升高。相反，高脂溶性药物如长效苯二氮䓬类药物（地西泮）的分布量将增加，从而药物的最大作用效果将延迟，且连续用药可引起药物的蓄积。老年人血浆蛋白含量随年龄增长而有所降低，许多药物因运载时结合部位减少而引起游离型药物增多，使游离药物浓度升高（如抗癫痫药物苯妥英钠），作用增强，药物不良反应增多。在老年人同时应用几种蛋白结合率高的药物时，由于竞争性结合，易发生药物间的置换，导致结合力弱的药物游离型增多，容易产生药物不良反应。

（三）代谢

肝脏对药物的代谢具有重要的作用。老年人随增龄肝重量减少，70 岁比 30 岁时肝重量减少 28%，组织学上出现变性细胞。老年人肝血流量和细胞量比成年人降低 40% ~65%。肝脏微粒体酶系统的活性也随之下降，肝脏代谢速度只有年轻人的 65%。已证实肝微粒体酶系活性降低，使得老年患者使用利多卡因、咖啡因、普萘洛尔和异戊巴比妥时，血中药物浓度增高，半衰期延长。如普萘洛尔，中青年在肝脏中要分解 60%，老年人分解能力明显下降，药物浓度升高，其抑制心脏的作用增强，心排血量减少，脑供血量减少，可发生头晕（低血压所致）、心率过慢（<50 次/分钟）等症状。而肝脏的血流量的减少也对药物代谢和清除有重要意义，主要表现为肝脏代谢药物的能力下降，使大多数药物在年老者半衰期较年轻者延长而不良反应较多，尤其见于首过效应明显的药物中。

遗憾的是，目前还没有行之有效的评价肝脏代谢功能与年龄相关性的临床方法。不过，给老年人应用在肝脏代谢的药物，如硝酸盐、巴比妥酸盐、利多卡因和普萘洛尔时，可导致血药浓度增高或消除延缓而出现更多的不良反应，故需适当调整剂量。

（四）排泄

肾脏是药物排泄的重要器官。年龄相关的肾功能的改变可能是导致药物蓄积中毒和不良反应的最重要的生理因素。65 岁老年人的肾血流量仅及青年人的 40% ~50%，并且伴随着肾小球滤过率和尿素清除率的降低，前者在 50 ~90 岁间可能下降 50%。尿浓缩功能、肾储钠能力、肾小管分泌能力和肌酐清除率也随着衰老而减少。老年人肾脏的上述巨大变化，大大地影响药物自肾脏的排泄，使药物的血浆浓度增高或延缓药物自机体的消除，许多经肾脏排泄的药物的血浆半衰期延长。这些主要经肾脏清除的高风险药物包括：乙酰唑胺、阿昔洛韦、别嘌醇、金刚烷胺、氨基糖苷、两性霉素 B、氨曲南、卡托普利、头孢菌素、氟康唑、氟喹诺酮、地高辛、呋塞米、H_2 受体阻滞剂和万古霉素等。

一项对 5 类 9 种抗菌药物在老年健康志愿者和年轻健康志愿者的体内过程进行的对照研究结果显示：青霉素、哌拉西林、头孢唑林、头孢他啶、庆大霉素、阿米卡星及氧氟沙星 7 种主要经肾排泄的抗菌药物单剂给药后在老年组中的血清半衰期较年轻组者平均延长 31.5% ~64.5%，肾清除率平均降低 28.2% ~82.4%，血药浓度时间曲线下面积（AUC）增高 12.1% ~74.3%。在两组中的平均血消除半衰期（$T_{1/2\beta}$）、肾清除率（CL）、AUC 以及尿排出率间的差异均具极显著（$P<0.01$）或显著($P<0.05$)的统计学意义，而血清药物峰浓度（peak concentration，Cmax）和表观分布容积（apparent volume of distribution，V_d）等参数相似，两组间差异无统计学意义（表 4－1）。老年组口服氧氟沙星 300 mg，q12h 连续 7 日后的 Cmax 和 AUC 较单剂者明显增高（$P<0.05$），Cmax 增高 52.4%，AUC 增大 51.4%。环丙沙星可经肝肾两种途径排出，其口服后仅 26% ~44% 的给药量经肾排出，肾功能减退对其血清半衰期的影响并不明显。老年组和年轻组单剂口服环丙沙星 500 mg 后的药动学参数间差异无显著性。总之，老年人药代动力学与成年人相比存在较大的差异，给老年人用药时，要根据其肾功能（肾清除率）调整用药剂量或调整给药的间隔时间。

表 4-1 9 种抗菌药物在老年组和年轻组中的药代动力学比较

	$T_{1/2\beta}$（h）			CL（mL/min）			AUC（h·mg/L）		
	老年组	年轻组	老/年	老年组	年轻组	老/年	老年组	年轻组	老/年
青霉素	1.22	0.77	1.58	257.3	429.4	0.60	43.50	31.40	1.39
哌拉西林	1.70	1.10	1.55	105.2	145.9	0.72	94.20	79.40	1.19
头孢唑林	2.50	1.90	1.32	34.70	44.50	0.78	380.7	339.6	1.12
头孢他啶	2.40	1.70	1.41	62.90	105.3	0.60	244.3	139.8	1.75
庆大霉素	3.50	2.40	1.46	44.40	79.20	0.56	31.00	22.10	1.40
阿米卡星	3.10	2.10	1.48	46.50	78.80	0.59	99.90	76.50	1.31
红霉素	2.55	2.12	1.20	25.81	38.23	0.68	14.58	9.50	1.53
氧氟沙星	7.10	5.00	1.42	95.90	139.1	0.69	32.60	27.50	1.19
环丙沙星	3.30	2.80	1.18	231.4	256.9	0.90	17.70	15.90	1.11

三、老年人药效学特点

老年人的药效学改变很复杂，与老年人各个器官结构的老化、适应力减退和内环境稳定调节机制能力下降有关。药动学改变带来浓度-效应关系、受体数目和敏感性的改变。一般来说老年人对药物的敏感性增加而耐受性降低，但有较大的个体差异，老年人用药的有效剂量可相差几倍甚至十几倍，但目前还没有与老年人年龄相关的规律可循。

（一）神经、精神系统功能改变与药效学之间的关系

老年人的脑血流量减少，脑内某些酶的活性减弱，一些受体数目的减少和结合力的减弱，都会影响药效的发挥。随着中枢神经系统功能的改变，老年人对某些药物的敏感性有所加强，容易发生血压变化、脑缺血和精神紊乱，如老年人对催眠药和镇静药特别敏感，服用苯二氮䓬类药物后容易在体内蓄积，因此镇静作用增强且有潜在的精神运动性损害，使跌倒的发生风险增加。刚开始使用及大剂量使用苯二氮䓬类药物可使老年人髋关节骨折的发生率增加 50%。可能是由于苯二氮䓬类药物引起认知功能损害、步态不稳及平衡受损等不良反应，导致跌倒的风险增加，停止服用苯二氮䓬类药物 14 周后的老年人跌倒发生率则降低 66%。老年人自然睡眠时间短且睡眠浅，常不断地醒来，因此应严格评估于睡眠时应用的药物。故美国、加拿大、德国等多国都把苯二氮䓬类药物列为老年人高风险药物，须慎重使用。

体位性低血压（postural hypotension 或 orthostatic hypotension 直立性低血压，简称 OH）在老年人中的患病率可高达 30%，其发生率高是因为压力感受器的功能受损和脑血流量自动调节的失败。在理论上抗高血压治疗可诱发或加重老年患者潜在的轻度或没有症状的体位性低血压，但许多研究显示降压药物治疗与体位性低血压发病危险无关。有研究发现应用 β 受体阻滞剂、血管紧张素转换酶抑制剂和利尿剂治疗 13 年后体位性低血压患病率无变化，应用钙拮抗剂（CCB 类）者体位性低血压患病率有升高的趋势，但无统计学意义。英国女性心脏与健康研究中心在对 3 775 例 60～80 岁女性的调查中发现，体位性低血压的患病率是 28%，在这些人群中，用 3 种或 3 种以上降压药物的患者体位性低血压的患病率大大增高，差异有统计学意义。结果表明，应用 3 种以上降压药物是体位性低血压的独立危险因素。降压药物与体位性低血压关系到目前为止仍存在争议，可能与所用降压药物的种类、剂量、合用药物及药物间相互作用、衰老等多种因素有关，单纯的降压药物治疗可能不足以诱发体位性低血压。

（二）神经递质受体敏感性改变与药效学之间的关系

老年人神经递质受体改变，对药物的耐受性明显降低，容易因药物作用过强及不良反应而发生危险，女性及并发用药时发生这种现象的程度尤为严重。例如对一些药物［如硝西泮、肝素（女性）和华法林］反应过度则反映了对受体敏感性内在的、年龄相关的改变。常规剂量硝西泮（硝基安定）容易发生脑功能紊乱就说明了这一点。另外，中枢神经系统中抑制和兴奋通道与认知功能和行为的调节保持微妙的平衡关系。随着年龄的老化，一些旁路选择性减少，而另一些保留。例如老年人新皮质和海马区中胆碱能神经元通常减少。病理的胆碱能缺乏与记忆衰退、意识错乱和其他认知功能的损害有关。抗胆碱能药物对神志模糊和意识错乱的老年人特别有害。可引起老年人意识障碍的抗胆碱药物主要包括：抗震颤麻痹药物（苯海索、甲磺酸苯扎托品）、抗组织胺药物（苯海拉明、氯苯那敏）、抗抑郁药物（阿米替林、丙米嗪）、抗心律失常药物（奎尼丁）等。

四、老年人临床用药中存在的实际问题

当前，老年人用药主要存在多重用药、选药不当、用药不足和顺应性差四方面的问题。

（一）多重用药问题

多种药物的应用是老年人药物使用出现问题的主要原因。国内某三级甲等医院的调查显示，426 名内科老年住院患者平均用药种类 8 种，最多的达 23 种。约有 1/4 的老年患者需服用 4 ~ 6 种的药品。一项研究发现在社区年龄超过 75 岁的患者服用的药物为 7.9 种。北京市 22 家医院 50 多万张老年处方用药现状调查显示：平均药物品种数为 2.42 ~ 2.50 种。其中 1/4 的老年患者使用 4 种以上药物；2/3 使用 2 种以上；使用一种药物的比例仅为 31.8% ~ 32.5%。使用多种药物治疗的后果是可能导致药物的适应证不明确、药物相互作用增加、不良反应增加。薛自立等研究发现：老年人随着用药种类的增多，药品不良反应增多，服用 5 种以下药物、服用 6 ~ 9 种药物及服用 10 种以上药物的老年人药品不良反应发生率分别为 7.32%、10.78% 和 22.12%。美国联合用药和不良反应发生率的关系也有类似的研究结果：5 种以下为 4.2%，6 ~ 10 种为 7.4%，11 ~ 15 种为 24.0%，16 ~ 20 种为 40.0%，20 种以上为 45.0%。因此，如果把用药品种减下来，就可以减少对患者造成的不必要的伤害。

老年人常同时患有多种疾病从而联合使用多种药物。这些药物之间容易发生相互作用，从而引起严重不良反应。如普萘洛尔与降糖药合用，可加重低血糖反应，而且普萘洛尔能掩盖急性低血糖症状，危险性更大。地高辛与利舍平合用可导致严重心动过缓易诱发异位节律。其他临床上出现的高血压危象、心律失常、严重的低血压、出血、呼吸麻痹、肾功能损害等，这些不良反应对老年患者来说通常是非常严重的。一些用于老年人的药物，由于药物监测力度的增加，不良反应逐渐显露出来。例如 2008 年 1 月被撤市的药物甲磺酸培高利特（协良行），因治疗帕金森病存在增加心脏瓣膜损害的风险而被停止使用。甲磺酸培高利特主要是老年人用药，由于心血管及心脏瓣膜病是老年人常见病和多发病，因此甲磺酸培高利特在此人群中的风险性较高。

（二）不适当用药问题

有研究表明，欧洲有 20% 居家护理的老年患者使用了至少 1 种不适当药物。美国的一项研究显示：493 971 名住院患者中 49% 的患者至少使用了老年高风险目录 Beers 标准中的一种药物，6% 的患者使用了 3 种或 3 种以上，最常使用的药物是异丙嗪、苯海拉明和丙氧酚。临床医生或患者对一些老年患者处方或购买非处方的感冒药时，需要规避一些复方感冒药，而采用一些单一成分的解热镇痛药，如阿司匹

林、乙酰水杨酸、布洛芬等。此外，由于很多老年人存在营养不良、血浆蛋白水平较低问题，因此在他们体内游离药物也相对较多，医生在给患者处方药物时需要考虑这些因素。曾有某院接连发生 3 例老年患者注射头孢吡肟后引起的精神障碍的不良反应，患者出现兴奋、躁动甚至谵妄。经调查发现，他们都被明确诊断为尿毒症，应该根据肾功能计算肌酐清除率，适当减少剂量或减少给药次数，而不能按照常规剂量用药。一项关于老年人使用氧氟沙星、左氧氟沙星注射剂安全性评价的研究显示：在氧氟沙星和左氧氟沙星的使用中，老年组的不良反应发生率均高于非老年组，氧氟沙皇组老年人不良反应为 11.73%，非老年组为 6.96%；左氧氟沙星组老年人为 4.86%，非老年组为 2.48%（$P = 0.000$）。美国的统计显示：50 岁以下药物不良反应的发生率为 3.3%，70 ~ 79 岁发生率为 6.5%。28% 的老年人是因为 ADEs 和不能坚持用药而住院。在社区治疗的老年人中发生的药物不良反应高达 35%。估计每年有 3.2 万例髋骨骨折的患者、16.3 万例药物引起的认知功能障碍，以及 6.1 万例精神安定药引发的帕金森综合征。

另外，老年患者的用药不当也与药品说明书中相关信息不足有关。药品说明书是医生和患者用药的依据，其内容全面与否成为老年人能否合理用药的关键。蒋正立等对 991 份药品说明书中进行调查分析，结果显示：药品说明书中老年人用药信息缺陷比较严重，注射剂、口服剂型及外用剂型的药品说明书中老年用药项为未标注或标注“尚不明确”的分别为 42.7%、57.6% 和 80.5%。虽然大多数医生知道老年人的用药剂量应适当减少，但由于大多数药品说明书中的药代动力学数据主要来自健康受试者，其规定的剂量一般是指 18 ~ 60 岁的成年人一次用药平均用量或用量范围，而对老年人的用法用量常常缺乏明确说明。在 991 份药品说明书中标注老年人“需调整剂量”“用量酌减”等信息的药品仅占 13.5%，这些药品由于受到老年人肝肾功能降低的影响，需要调整剂量，但是基本都没有注明需要调整或减量的具体剂量，用词比较含糊，不能正确指导医务人员和老年人合理用药。

（三）用药不足问题

50% 的患者存在用药不足的现象，最常见的问题是对使用解热镇痛药（NSAIDs）的高危患者没有同时使用胃黏膜保护剂（如奥美拉唑、西咪替丁等）对并发糖尿病和蛋白尿的高血压患者没有使用血管紧张素转化酶抑制剂（卡托普利、培哚普利等）。美国公布的相关调查结果也特别强调了用药不足现象，如对骨质疏松症患者没有给予钙、维生素 D 制剂或阿仑磷酸盐类治疗药物等。另外，在确有感染的抗生素治疗中，用药不足情况尤其明显。如抗菌药物的标准疗程是一周，然而有些患者只服药两天即自行停药。

（四）顺应性不良

药物顺应性（即药物依从性）是药物治疗效果的一个非常重要的影响因素。而用药顺应性问题在老年人中尤为突出和普遍。研究显示，40% ~ 80%（平均 50%）的老年患者用药顺应性较差。2001 年，我院曾经对老年不同人群用药依从性进行调查研究，结果显示多数患者以每日服药 3 次，每天服用 3 种以上药物为主。凡是服药次数少、用药简单的依从性就好，反之则差。特别是已经退休的人群用药依从性较差，他们常常自行减少剂量，自行停药。因此，给老年慢性患者选用每日一次的给药方法可以大大提高依从性，同时，普及药品知识是提高用药依从性的最好办法。医护人员需要花费更多的时间和精力向患者讲清楚药物到底应该怎么坚持服用药物，也需要老年人及其家属、子女共同协助。

五、老年人潜在不适当用药

老年人潜在不适当用药的概念最早由美国学者 Beers 等人在 1991 年提出，后来也被人称为 Beers 标准，其定义为：药物有效性尚未确立和/或药物不良事件的风险（ADE）超过预期的临床获益，尤其是当有不良反应较少的可替代药物存在时。经过 1997、2003 和 2012 年的三次修改，目前已被世界各国广泛用于老年患者的药物利用调查，为评价医师处方质量提供了一个有用且操作性强的工具。在识别老年人不适当用药问题、降低不合理用药引起的相关问题和治疗费用等方面发挥了积极作用。赵欢等基于 Beers 准则对石家庄市 416 例社区多重用药的老年非住院患者的潜在用药风险进行综合评价，结果表明 416 名患者平均用药 4.9 ± 1.6 种，药物不良反应发生率 24.5%，潜在性不适当用药的发生率为 14.7%，用药数量、服用潜在性不适当用药和发生药物不良反应呈正相关，不适当用药包括苯二氮䓬类药、抗凝药、多沙唑嗪、非甾体抗炎药等。沈杰等对老年住院患者潜在性不适当用药的调查结果是：接受调查的 436 名老年患者中，用药总数 1 ~ 4 种占 25.0%，5 ~ 9 种占 43.2%，用药总数 ≥ 10 种占 31.8%，使用中药的患者为 38.6%，平均用药数量为 8 种，最高达 23 种（包括长期医嘱和临时医嘱），潜在性不适当用药的发生率为 13.6%。与疾病或状态相关的潜在性不适当用药的发生率为 11.0%。潜在性不适当用药频度最高的药物分别为苯二氮䓬类药物、多沙唑嗪和非甾体抗炎药（NSAIDs）。

老年人合理用药应掌握以下基本原则。

（一）采取小剂量给药的原则

安全性是合理用药的基本要求，稳妥起见，提倡老年人用药从小剂量开始。目前药品说明书的剂量多为成人剂量，并不完全适合老年人。一般来说老年人的服药剂量应该按年龄调整，即根据老年患者的年龄和健康状态、体重、肝肾功能、临床情况等具体分析，能用较小剂量达到治疗目的，就没有必要使用大剂量。对于大多数药物来说小剂量原则主要体现在开始用药阶段，从成人剂量的 1/2 开始。如不知采取何种用药量时，应按药品说明书提示的最小剂量使用。从小剂量开始治疗是使老年人尽可能避免发生不良反应的重要途径，但另一方面从小剂量开始治疗也是造成不能及时获得预期疗效的因素。因此需要权衡利弊，严密观察，及时调整用药剂量和给药途径，保证用药个体化。

（二）根据肝肾功能调整给药方案

肝肾脏功能直接影响药物的疗效和毒性，老年人肝肾功能存在不同程度的减退，因此临床用药时应根据肝肾功能调整给药方案。肝脏有疾病时，药物代谢减弱，消除时间延长，第一关卡效应下降，使药物代谢和毒性发生改变。如正常人给予泼尼松和泼尼松龙均能达到同样的血药浓度。因泼尼松需在肝脏还原为泼尼松龙而起效，因此老年人肝功能较差时，尤其是肝功能不全时，宜选用泼尼松龙，因为无须转化就能直接起作用。

肾功能直接影响药物的疗效和毒性。如肾功能衰竭，排钾减少，出现高钾血症等各种类型的电解质紊乱，使洋地黄、奎尼丁、普鲁卡因胺等对心脏的传导系统发生不同于正常的作用；另一方面，肾脏功能不全患者常有低蛋白血症，与蛋白结合的药物减少，而游离的、有活性的药物就会相应地增加。因此，临床上给老年人用药时必须考虑老年人的肾功能状况。由于肾脏滤过功能与药物剂量的关系更为密切，可用测定肌酐清除率将肾功能损害程度分为轻度、中度和重度，然后调整用药剂量。根据肾功能调整用药，如由于肾功能的损害，药物的半衰期延长，就应当延长用药的间隔时间；另一方法为改变剂量，利用剂量的调整，使药物浓度达到治疗所需。

（三）其他

老年人用药的原则还包括：

（1）用药前要充分了解患者过去用药史（包括家族用药不良反应史）。

（2）用药前要严格明确诊断、用药适应证和可能发生的不良反应。

（3）要有完整而精练的治疗方案，随时根据病情及药物疗效调整治疗方案。

（4）细致观察用药反应，注意鉴别与疾病本身相混淆的药物所致不良反应症状群。

（5）对用药目的、用药规律宜对老年患者（或其家属）交代清楚，争取患者的合作和其顺应性。

（6）了解用药的费用，尽可能争取符合患者经济承受能力。

（吕　艳）

第二节　药物相互作用

一、药物相互作用的定义

药物相互作用指一种药物因受联合应用其他药物、食物或饮料的影响，其原来的效应发生的变化。包括效应强度的变化和作用性质的变化。可以分为药效学相互作用和药动学相互作用。药效学相互作用如，氨基糖苷类和呋塞米合用导致耳毒性增加，VitK 拮抗口服抗凝药的作用。药动学相互作用，如质子泵抑制剂升高消化道 pH 值，使喹诺酮类等药物的吸收减少。这其中最常见的是有关肝药酶的诱导或抑制的药物相互作用。

二、药物相互作用的历史事件

历史上一些严重的药物相互作用危害事件已经给我们敲响了警钟。1992 年英国报道了阿司咪唑和特非那丁合用引起心脏病的事件；1993 年日本发生了 5 - 氟尿嘧啶（5 - Fu）和索立夫定联用导致 15 例并发带状疱疹的癌症患者死于 5 - Fu 中毒的事件；降脂药西立伐他汀与吉非贝齐合用导致严重的横纹肌溶解，使得拜耳制药公司于 2001 年 8 月将该药撤出市场。

在临床实践中，多药治疗很常见。而且除了医生开具的处方药外，患者通常还会自行购买多种非处方药（如维生素类）、草药类以及一些保健食品。这就为药物相互作用的发生提供了条件。两篇综述回顾显示，在 639 位老年患者中的相互作用发生率为 37%；在 236 名老年患者中，有临床意义的相互作用发生率高达 88%，并且有 22% 是潜在的威胁生命的。老年人中相互作用的发生率比正常情况高，可能是由于肝、肾功能随年龄的增长而下降使得药物从机体内清除变慢。

就肝药酶相关的药物相互作用来说，临床实践中评价有意义的潜在的药物相互作用时需要综合考虑以下几点：自然状态下每种药物在酶位点的活性（包括底物、抑制剂或诱导剂）；抑制剂或诱导剂的效能；酶位点的抑制剂或诱导剂的浓度；酶饱和程度；底物通过酶代谢的程度；底物的活性代谢产物；底物的治疗窗；每种酶的内在活性以及基因型和表型信息；个体发生不良事件的危险程度（如老年人）；并发用药的概率等。

此外，有关草药与西药间相互作用的研究，近年来也逐渐增多，并且多在药物代谢环节特别是对肝药酶的影响。

三、药物相互作用的展望

药物相互作用虽然在临床上需要我们引起足够重视，但是我们也面临许多问题。首先，虽然药品说明书上列举了很多药物相互作用，但是有临床意义的相互作用可能只是说明书所列举的一部分；也有一些药物相互作用是未在说明书上阐明的，类似这样的相互作用我们如何去评价，也是临床上很重要的问题。其次，有些情况下，我们怎么判断到底是药物间的相互作用，还是某一药物的使用过量引起了不良反应。再次，面对药物不良反应，作为将来的药物的处方者以及药房的调配者，我们该如何共同面对。最后，现有的监测药物相互作用的软件能否为我们提供真实的有意义的信息。

现阶段有关药物相互作用的研究热点，一方面是如何把体外的药物相互作用研究数据运用到体内，通过建立模拟药物体内过程的模型来预测药物相互作用发生的潜在可能。另一方面，关于相互作用机制的研究也逐渐增多，如研究 P-糖蛋白影响药物相互作用的机制等。

（吕　艳）

第三节　治疗药物监测与群体药代动力学

一、治疗药物监测

治疗药物监测（therapeutic drug monitoring，TDM）是 20 世纪 70 年代在治疗医学领域内崛起的一门边缘学科，是指通过各种现代测试手段，测定血液或其他体液中的药物及其代谢物的浓度，探讨患者体内血药浓度与疗效及毒性反应的关系，从而确定有效及毒性血药浓度范围。应用药代动力学原理调整给药方案，包括最适合的剂量、给药间隔及给药途径，提高疗效和减少不良反应，达到安全、有效的治疗目的。

现已公认，许多药物的疗效和不良反应与血药浓度相关的程度明显大于与药物剂量相关的程度。TDM 的适用范围包括安全范围较窄的药物、药动学呈非线性特征的药物、需长期使用的药物、一些中毒症状与原疾病本身症状类似的药物，对于有肝、肾、心脏和胃肠道等脏器疾病的患者来说，由于药物在这类患者体内的药动学参数可发生显著改变，如胃肠道疾病可影响口服药物的吸收；心力衰竭患者由于肝、肾血流量减少而影响药物的消除；肝功能不良者可使药物的代谢速率降低，并减少与血浆蛋白的结合；肾功能不良时可影响药物的排泄。因此，这些患者也应进行血药浓度监测，随时调整给药方案。另外，并发使用多种药物的患者，由于药物的相互作用可能引起药物的吸收、分布或消除的改变，通过血药浓度的监测，可以有效地作出校正。

老年人药代动力学的改变、肝肾功能的衰退，以及多病性造成的多种药物并发使用都直接影响着组织，特别是靶器官中药物的浓度及有效药物浓度维持的时间，从而影响药物的疗效和药物不良反应的发生。氨基糖苷类抗生素是浓度依赖性的，要求较高的峰浓度以提高抗菌活性，较低的谷浓度以减少毒性。实施了 TDM 后，由于将药物浓度控制在适当范围内，使药物使用量减少，疗程和住院时间缩短，亦使费用降低。近年来，考虑到氨基糖苷类抗生素抗菌活性和毒性与血药浓度的关系，氨基糖苷类抗生素的每天一次给药法得到逐步推广。虽然最佳剂量没有完全统一，但是一般认为，庆大霉素、妥布霉素、奈替米星 1 次剂量宜 5~7 mg/（kg·24h），阿米卡星剂量宜 20 mg/（kg·d）（峰浓度、8 小时浓度、24 小时浓度分别为 61 mg/L，5.9 mg/L，1.3 mg/L）。因此，氨基糖苷类抗生素的 TDM 随着新的给药方案的实施也要作相应调整。阿米卡星、妥布霉素与万古霉素联用治疗严重感染或治疗肾功能不全患者时，TDM 亦十分必要。

因此，在制订老年人的用药方案时，可以利用治疗药物监测获得血药浓度，同时考虑老年人药代动力学的特点，因人施药，减少用药的盲目性，以期达到最佳的疗效和最少的不良反应。目前最常进行 TDM 的药物如下（表 4－2）。

表 4－2　最常进行血药浓度监测的药物

类别	药物
强心苷类	地高辛、洋地黄毒苷
抗心律失常药	奎尼丁、普鲁卡因胺、利多卡因、胺碘酮、普萘洛尔
抗癫痫药	苯妥英钠、苯巴比妥、卡马西平、丙戊酸钠
抗精神病药	锂盐、阿米替林、丙米嗪、去甲丙米嗪、普罗替林、多塞平
抗哮喘药	氨茶碱
免疫抑制剂	环孢霉素 A
抗恶性肿瘤药	氨甲蝶呤、顺铂
解热镇痛药	对乙酰氨基酚、非那西丁、阿司匹林、水杨酸钠
抗菌药	氨基糖苷类、氯霉素、万古霉素、磺胺类

二、群体药代动力学

传统的 TDM 主要是通过测定患者的血药浓度，并应用各种药物动力学方法计算最佳剂量及给药间隔时间等，使血药浓度波动在有效范围内，从而使用药安全、有效和经济。但血药浓度与药物效应之间的定量关系受多种因素影响，这时药物的血药浓度往往不能完全真实地反映治疗效果，为此在药动学的基础上发展起来群体药动学（PPK）。群体药动学是将经典的药动学模型与群体统计学模型结合起来的新型药动学研究方法，它定量地考察患者群体中药物浓度的决定因素，即群体药动学参数，包括群体典型值、固定效应参数、个体间变异和个体内变异，研究给予标准剂量方案时的药动学特征个体间的变异性，使临床给药方案更加方便、合理、有效，从而提高疗效，减少不良反应。

应用群体药动学方法进行药代动学/药效学（PPK/PD）结合的研究是目前 TDM 的发展方向之一。将 PPK 和 PD 数据结合起来加以模型化分析，便可由 PD 分析测出在靶部位引起所需治疗作用的药物浓度，而由 PPK 分析则可测知为了保证靶部位达到所需药物浓度的剂量方案，对临床用药更具指导意义。群体药动学进行 PPK－PD 研究时，可以应用临床常规监测数据，并且建立多中心合作，使得实验的限制条件减少，易于在实际工作中使用，随着数据量的增加，所估算结果更加准确可靠，对评价临床用药的安全性和有效性十分重要。以监测药物浓度、药效为指标的反馈治疗方法将会比单纯监测药物浓度的 Bayesian 反馈方法更直接，更能接近临床实际。

群体药动学一个最大的优点在于可以定量地考察不同生理、病理等因素对药物体内过程的影响，使影响药物药动学过程的因素明确化。即可以将对药代动力学产生影响的因素进行定量化分析，把不同影响因素作为固定效应，以方程式的形式把固定效应对药代动力学参数产生的影响表达出来，固定效应因人而异，因此可以得到不同个体药代动力学参数的差异，为 TDM 服务。这些影响因素可以是年龄、身高、体重等生理因素，也可以是不同疾病状态等病理因素，例如同样是肝肾损害的患者，但损害程度不同可能对药物的药代动力学影响也不同，利用群体药代动力学这一工具就可以分析不同病理生理条件对药物代谢的影响。同样，老年人不同年龄药代动力学的改变也存在差别，也可利用群体药代动力学这一工具分析年龄、不同衰老程度对药物代谢的影响。

鉴于老年人对药物的敏感性与成年人不同，相同的血药浓度水平时老年人产生的药效也与成年人有所差别，因此仅仅通过 PPK 的研究方法，把血药浓度调整到治疗范围内，还难以达到安全、有效的个体化给药目的。只有将群体药代动学/药效学（PPK/PD）结合起来，明确血药浓度和疗效的定量关系，根据预期的疗效而不是血药浓度调整给药方案，才是个体化给药的最佳途径。目前国际上已采用非线性混合效应模型（NONMEM）法进行有关 PPK/PD 的研究，国内这方面的研究尚处于起步阶段，如仇向华等进行的加替沙星对老年慢性阻塞性肺病患者茶碱群体药代动力学的影响研究，用非线性混合效应模型（non－linear mixed effects modeling，NONMEM）软件一步法评价了茶碱缓释片的群体药代动力学（PPK）特征以及加替沙星对茶碱缓释片药代动力学（PK）参数的影响，对调整用药方案有一定的指导作用。

（徐艳玲）

第四节　老年人用药安全及其防治策略

一、老年患者的用药依从性

（一）老年患者的用药依从性问题

用药的依从性是影响药物治疗结果的一个非常重要的影响因素。依从性影响各个年龄阶段的药物治疗，但在老年患者中的问题尤为突出。我国已经步入老龄化社会，2010 年第六次人口普查数据显示，我国目前人口总数为 13.71 亿，其中 60 岁及以上人口为 1.78 亿，占总人口数的 13.26%；65 岁及以上人口为 1.19 亿人，占总人口数的 8.8%。同 2000 年第五次全国人口普查相比，60 岁及以上人口的比重上升 2.93%，65 岁及以上人口的比重上升 1.91%。美国、英国等发达国家均将 65 岁作为老年标准，而 WHO 建议亚太地区和发展中国家使用 60 岁为老年标准。

一项三级医院老年住院患者疾病谱研究表明：60 岁及以上老年患者占总患者数的 39.79%，男女性别比为 1.26 ∶ 1。每个患者疾病种数为 1～11 种不等，平均为 4.41 种。全部诊断累积系统共 18 类，前 7 类疾病依次为循环系统疾病，内分泌、营养和代谢疾病，消化系统疾病，呼吸系统疾病，泌尿生殖系统疾病，肿瘤，神经系统疾病，累积构成比为 83.4%；主要诊断累积系统共 18 类，前 5 类疾病依次为循环系统疾病、肿瘤、消化系统疾病、呼吸系统疾病、神经系统疾病，累积构成比为 68.8%。循环系统疾病中，前 6 位疾病依次为脑梗死、入脑前动脉的闭塞和狭窄（未造成脑梗死）、心绞痛、急性心肌梗死、动脉粥样硬化症、慢性缺血性心脏病，累积构成比为 69.8%。并发用药的种数与 ADR 成明显的正相关，并发用药 0～5 种，ADR 的发生率为 4.2%；并发用药 5～10 种，ADR 的发生率为 7.4%。美国研究人员在统计老年人药品不良反应时还发现，超过 90% 的老年人每周至少使用一种处方药。超过 40% 的老年人每周使用 5 种以上不同药物；超过 12% 的老年人每周使用 10 种以上不同药物；而每 1 000 名老年患者中常见药物不良反应的发生人数是 50.1 人，远远高出其他人群。另有研究显示，在老年人常见药物不良反应中，有 28% 的不良反应是可以预防的。

老年人的用药依从性差会导致不良反应、治疗失败等问题的出现。Col N 等通过对 315 名急诊住院的老年患者研究发现，11.4% 的患者因用药依从性差再次住院治疗。32.7% 的患者既往用药依从性差。有一项研究表明在对 578 名老年患者的调查中，7.6% 的患者由于依从性差发生不良反应而在急诊住院治疗，33.2% 的患者既往用药依从性差。因此老年患者用药依从性的问题一直以来是研究的热点问题。

（二）影响老年依从性的因素

影响老年患者用药依从性的因素较多，主要有：记忆力改变、多科处方、女性、中等收入者、使用多种药物、疗程长、药品费用较高等。一项中国香港的研究表明年龄超过 65 岁的老年患者中不依从用药率为 37%，影响依从性的因素主要有认为药物有不良反应而拒绝服用、服用呼吸系统的药物、复杂的药物治疗方案、需要将药物切开分次服用等；也有一些保护性因素，如：医务人员提供可分次服用的切开后的药物、使用小药盒等。

（三）用药依从性的研究方法

1. 计算用药量法　计算用药量用于住院患者的调查，方法是计算患者剩余的药片、胶囊数目。为提高准确性，应注意患者是否把药物放在别处。

2. 建立调查问卷和随访的研究方法　主要用于社区老年人的横断面研究方法。一项研究培训研究员以对老年患者的用药情况进行调查和分析，利用神志状态量表评价老年人的智力及理解力情况，对老年人的药物进行分类，并教育有关药物使用后可能发生的问题。随访 3 个月观察患者报告的用药情况和实际发生的药物相关性问题。

3. 依从性的循证医学研究　有关于依从性的循证医学的研究较多，一项系统评价回顾了 1999—2005 年发表的 38 篇系统评价。其中有四个方法对提高依从性有较好的作用，分别是技术性方法、行为学方法、教育性方法和多方面或复杂性的干预措施。

4. 针对单一疾病进行依从性研究　老年人患有慢性病较多，因此应首先针对单一慢性病如糖尿病、高血压等进行依从性的研究。一项研究分析了药师对 50 岁及以上低收入的心力衰竭患者进行用药干预后患者用药依从性的改善情况。结果显示在 9 个月的干预期间和干预结束后 3 个月中，干预组患者的依从性明显高于对照组。

5. 药物浓度监测　通过对体内药物的定期监测，医生可以掌握老年患者的用药情况，及时改变用药方案。该方法准确有效，但是只能掌握最近几次的用药情况，且费用较高，一般只适用于个体差异大、治疗窗窄的药物。

（四）老年人依从性的干预措施

1. 加强健康教育活动　宣传老年患者的用药原则，开展用药咨询、发放宣传小册、团体指导等活动，讲解治疗方案、药物不良反应等，通过对老年患者的教育来提高用药的依从性。在 Winland - Brown 等的研究中，通过对三种干预措施的比较研究发现，患者自身用药管理来提高依从性效果较差，明显不如使用辅助设备和药盒提醒组。

2. 简化治疗方案　提倡使用药品不良反应少、价廉、长效的药剂，用药方案力求简单易懂，减少服药次数，统一服药时间，使老年患者容易理解、记忆和规范自己的遵医嘱用药行为。

3. 帮助建立各种提醒装置　要求患者做好服药记录，自我病情记录，药物分成不同颜色、大小的小瓶，一次一瓶，容易记忆，应用电子钟、手表、手机等现代工具帮助提醒服药。

4. 家庭治疗　促进家庭和社会的与老年患者的沟通，通过对家庭的教育来提高老年人用药的依从性。

5. 完善随访工作，加强督导　老年患者的依从性必须持续不间断地强化，因此做好出院后的跟踪、随访工作尤其重要。定期的电话随访是必要而有成效的，预约随访、医患联络的方式可提高老年患者的服药依从性。

（五）老年人的用药教育

提高老年人用药的依从性是提高其疾病治愈率、减少用药风险的前提。加强用药教育、普及药品知识，是提高老年人用药依从性的最好办法。通过在门诊开设的药物咨询窗口，使药师与患者及其家属进行面对面的用药指导；或发放合理用药小册子、宣传页；或进行网上及电话咨询；定期举行合理用药讲座等多种形式和方法，使老年患者及其家属能正确执行医嘱，发挥药物的最佳效应；同时教育老年患者不能轻信广告的宣传自行用药，不能滥用所谓的秘方及滋补品，以最大限度减少药物不良反应和药源性疾病，提高老年人的生活质量。

一项研究分析了老年人参加的教育计划，研究表明参加教育计划的老年人依从性明显优于不进行用药教育的患者。用药教育可很好地提高老年人依从性。

疾病知识积累是影响药物治疗依从性的重要因素。健康教育能增加患者对疾病的认识，提高服药依从性，特别是教育程度较低的患者。在住院期间，护士首先与患者多接触，尊重关爱患者，采取有效的护理措施，以取得患者的信任，这是健康教育成功的第一步。老年患者是一个特殊的群体，在进行健康教育时应根据老年患者的特点进行交流。对高龄、高职务、高级别的患者，应重视称呼，使对方得到心理上的满足，并注意提问的技巧。对爱唠叨、听力和记忆力下降的患者，不能流露出不耐烦的表情，护士在进行宣教时，应反复讲解，将需要患者了解的知识写在纸上，以达到强化的效果。对性格内向、沉默寡言的患者，以亲切的语言，耐心地引导、鼓励患者说话，向患者重点讲解疾病病因、症状、危害，药物治疗的目的、注意事项，并与患者及家属一起制订服药计划。建立健康的行为方式与遵医嘱用药的行为。出院时做好出院宣教，发放医患联系卡及用药知识手册。

提高老年人药物治疗的管理和依从性的干预措施较多，然而通过循证医学的研究发现目前还没有哪一种干预措施是最有效的。因此，对老年人的用药依从性，应结合多种干预措施，同时设计大规模的随机双盲对照试验来进一步研究如何提高老年人依从性。目前研究提高老年人依从性的方法可将长期和短期药物治疗的患者分开。对于短期药物治疗的老年患者可以通过咨询、书写药物信息和电话通知的方法提高依从性；对于长期使用药物的患者，提高依从性的方法较为复杂，而且是多种方法的相互结合，包括提供老年人药物不良反应的信息、提醒装置、自身监测、药物咨询、家庭治疗、心理治疗、风险干预、电话随访以及支持性护理等。

二、老年人潜在用药风险与老年人高风险药品目录

（一）美国 Beers 标准比尔斯标准

Beers 标准最初是由美国老年医学、临床药学、精神药理学等专家于 1991 年在文献回顾的基础上，运用德尔菲法（delphi method，也称专家咨询法）形成的专家共识。其最早用于需护理的家庭患者以及老年患者的用药合理性评价。以往的研究已表明这一标准对于降低老年人的用药问题行之有效。目前比尔斯标准已经被广泛应用于调查临床药物使用、分析计算机化用药数据系统（computerized administrative data sets）以及评估减少老年人药物相关问题的干预性研究。比尔斯标准于 1999 年 7 月还被纳入由

美国医疗保险和医疗救助服务中心颁布的疗养院条例当中。可是，随着新药的不断上市、对已上市的药物深入了解以及已上市药物的撤市，这个标准必须定期更新以保证其实用性。1991 年的 Beers 标准建议避免将 19 种药用于老年患者；1997 年，该标准中建议避免用于老年患者的药物增加到 28 种；该标准还将老年高风险药品划分为高、中、低三类。2012 年 4 月新版目录再次修订发表。

美国老年医学会（American Geriatrics Society，AGS）发布的 2012 版最新 Beers 标准包括三部分内容，包括基于药物本身风险的老年患者不适当用药、与老年患者疾病状态相关的潜在不适当用药物及老年患者慎用的药物，每部分不仅列出药品名称，同时给予了使用建议。

（二）其他国家的老年人潜在不适当用药目录

比尔斯标准已被世界各国广泛用于老年患者的药物利用调查，为评价医师处方质量提供了一个有用且操作性强的工具。在识别老年人不适当用药问题、降低不合理用药引起的相关问题和治疗费用等方面发挥了积极作用。因此，世界各国诸如加拿大于 1997 年，日本于 2005 年，法国于 2007 年，奥地利于 2009 年，德国和韩国于 2010 年，挪威于 2011 年，也纷纷仿照美国，采用德尔菲法建立了各自的老年人潜在不适当用药目录，用以规范本国老年人合理用药，减少药品对老年人的不良影响。

目前建立老年人潜在不适当用药目录的国家和地区有 13 个（含美国），各个国家和地区的潜在不适当药品目录在内容和形式上并不完全一致。最具代表性，同时也常被其他国家借鉴和参考的除美国版目录外，就是加拿大版和德国版的目录。加拿大 1997 版目录列出了以下 4 个不适当的处方行为。

1. 治疗心血管疾病的处方。

2. 精神药品的处方。

3. 非甾体抗炎药和其他止痛药处方。

4. 其他药物处方。

每个处方行为后面同样阐述了各自的风险点，此外还增加了替代治疗的方案，使其具有更强的临床操作性。风险的严重程度使用了专家 1 ~4 评分均值表示。其余国家和地区的目录与美国和加拿大目录无太大差异。德国目录除列出了风险点、替代药物外，还增加了防范措施项目，包括使用保护剂、临床随诊、重点监测项目、剂量调整、必要的检查等，是对潜在不适当药品目录在内容和形式上一个很好的补充。

（三）中国老年人潜在不适当药品目录

世界上很多国家都已制定老年人潜在不适当用药目录，但是，中国尚未出台此类目录。为此，首都医科大学宣武医院药剂科在卫健委行业基金老年专项课题资助下开展了中国老年人潜在不适当药品目录的遴选和制定。

中国老年人潜在不适当药品目录的遴选和制订采用了文献研究和实证研究相结合的方法，最终通过德尔菲专家咨询确定最终目录。

1. 文献研究　通过文献检索，获得国外老年人潜在不适当药品目录及风险点；比较国外老年人潜在不适当药品研究的研究方法及内容上的异同点；评价国外老年人潜在不适当药品在我国的使用情况，筛选出我国批准生产或销售的药品目录。

2. 实证研究　从国家 ADR 中心数据库中调取老年患者严重 ADR 病历，筛选出药品关联性评价结果为可能、很可能和肯定病历，并将引发 ADR 的药品按发生率进行排序。

3. 目录草案形成　将上述两种药品目录进行比较，两者中重合的药品作为中国老年人潜在不适当药品目录草案中的初始药品。

4. 德尔菲咨询　由39位来自全国14省市19家三级甲等医院的临床和药学专家组成咨询小组，对中国老年人潜在不适当药品目录草案中的初始药品进行评价，通过两轮专家咨询，初步遴选出13类72种老年人潜在不适当药品进入中国老年人潜在不适当药品目录。

三、小结

用药安全问题不仅是医药学科的问题，很大程度上也是一个社会问题。老年人作为用药最频繁、最复杂的一个群体，其用药安全问题理应受医药界乃至全社会的高度关注和重视，只有经过社会各界的共同努力，其防范风险的能力才能提高。

（徐艳玲）

第五节　特殊剂型药品的使用

剂型是将药物制成适合于医疗用途和患者使用的给药形式，任何一种药物在临床应用之前都必须制成与一定给药途径相适应的剂型。为了满足高效、低毒、定时、定量和定位治疗的目的，许多新的剂型相继问世。新剂型在临床应用中向着发挥高效、速效、延长作用时间和减少不良反应的方向发展。现代药物制剂的发展可分为4个时代，虽然各个时代不能截然不同，但基本反映了制剂发展的阶段性和层次特点：

第一代：传统的片剂、胶囊剂、注射剂等，约在1960年前建立。第二代：缓释制剂、肠溶制剂等，以控制释放速度为目的的第一代药物传递系统（drug delicery systems，DDS）。第三代：控释制剂，利用单克隆抗体、脂质体、微球等药物载体制备的靶向给药制剂，为第二代DDS。第四代：由体内反馈情报靶向于细胞水平的给药系统，为第三代DDS。

各种剂型都是针对临床治疗过程中需要治疗的不同疾病和用药部位的需要而制成的，相同药物的剂型可能有多种。按给药途径分为经胃肠道给药剂型和非经胃肠道给药剂型。胃肠道给药剂型指药物制剂经口服后进入胃肠道，起局部或经吸收后发挥全身作用的剂型，常用的有散剂、片剂、颗粒剂、胶囊剂、溶液剂、乳剂、混悬剂等。容易受胃肠道中的酸或酶破坏的药物一般不能采用这类简单剂型。非经胃肠道给药剂型指除口服给药途径以外的所有其他剂型，这些剂型可在给药部位起局部作用或被吸收后发挥全身作用：

1. 注射给药剂型　如注射剂，包括静脉注射、肌内注射、皮下注射、皮内注射及腔内注射等多种注射途径。

2. 呼吸道给药剂型　如喷雾剂、气雾剂、粉雾剂等。

3. 皮肤给药剂型　如外用溶液剂、洗剂、搽剂、软膏剂、硬膏剂、糊剂、贴剂等。

4. 黏膜给药剂型　如滴眼剂、滴鼻剂、眼用软膏剂、含漱剂、舌下片剂、粘贴片及贴膜剂等。

5. 腔道给药剂型　如栓剂、气雾剂、泡腾片、滴剂及滴丸剂等，用于直肠、阴道、尿道、鼻腔、耳道等。

由于老年人身体条件的变化，药物在体内的吸收、分布、代谢、排泄与成年人有所不同，所以在剂型选择方面，老年患者也和年轻患者存在很大不同。许多老年人吞咽片剂或胶囊困难，尤其量较大时，故老年患者宜选用颗粒剂、口服液或喷雾剂，病情紧急者可静注或静滴给药。一般老年人尽量少用肌内或皮下注射，因为老年人的肌肉对药物的吸收能力较差，注射后疼痛较显著且易形成硬结。由于老年人胃肠功能减退和不稳定，将影响缓释、控释药物制剂的释放，如胃排空及肠道运动的减慢，使其释放增加，提高吸收量而产生不良反应。所以，也须慎重使用缓、控释药物制剂。

近年来随着各种剂型的发展，一些能够避过肝脏代谢的药物剂型受到老年患者的喜爱，例如经肺给药、经皮给药、经直肠给药等。

一、经肺给药

（一）肺部给药

具有吸收表面积大、吸收部位血流丰富、可避免肝脏的首过效应，酶活性较低、上皮屏障较薄及膜通透性高、避免肝肾损害等优点。但是肺作为一个气体交换器官，常为多种疾病和环境危害所影响。年龄、呼吸系统疾病、生活方式等生理、病理因素均会对吸入给药的药效造成一定的影响。另外，含有氟氯烷烃类抛射剂在动物或人体内达一定浓度都可致敏心脏，造成心律失常，故治疗用的气雾剂对心脏病患者不适宜。目前临床常用的剂型，包括定量吸入气雾剂（metered dose inhaler，MDI）、吸入粉雾剂/干粉吸入剂（dry powder inhaler，DPI）和吸入喷雾剂（nebulizer）。

老年人哮喘发病率高，口服药物一般都要经过肝脏的首过效应，静脉注射又会增加不良反应，一般建议采用局部吸入给药，一则直接作用于肺部，二则避过肝脏的首过效应从而避免肝损害。目前，吸入给药方式治疗哮喘普遍为广大医生和患者所接受。常用的治疗哮喘的吸入剂有激素和β受体激动剂。

（二）吸入给药

吸入型胰岛素因安全性和可使用性等相继退出研发，但是经肺给药途径依然备受重视。如临床多采用肝素雾化吸入预防和治疗支气管哮喘和慢性阻塞性肺炎。许多公司正在致力于抗生素的吸入剂型的研发，如阿米卡星、万古霉素、妥布霉素、环丙沙星、氨曲南等。双氢麦角胺吸入剂可以快速缓解偏头痛，目前处于临床试验阶段，用于治疗严重的偏头痛，可以避免静脉滴注引发的恶心和心血管问题。

二、经皮给药

经皮传递系统或称经皮治疗制剂（transdermal delivery system，TDDS）系指经皮给药的新制剂，常用的剂型为贴剂（patch）。经皮给药系统除贴剂外还可以包括软膏剂、硬膏剂、涂剂和气雾剂等。该制剂经皮肤敷贴方式给药，药物透过皮肤由毛细血管吸收进入全身血液循环达到有效血药浓度，并在各组织或病变部位起治疗或预防疾病的作用。经皮吸收制剂既可以起局部治疗作用也可以起全身治疗作用，为一些慢性疾病和局部镇痛的治疗及预防提供了一种简单、方便和行之有效的给药方式。与口服给药相比，经皮给药有很多优点：它可以避免肝脏的首过效应及胃肠道灭活，减少胃肠给药的不良反应；延长有效作用时间，减少用药次数；通过改变给药面积调节给药剂量，减少个体间差异，且患者可以自主用药，也可以随时停止用药；降低血药峰浓度引起的不良反应从而增加患者依从性。同其他给药途径相比，经皮给药感染的危险性更低。TDDS 作为一种全身用药的新剂型具有许多优点，但 TDDS 也有其局限性。皮肤是限制体外物质吸收进入体内的生理屏障，大多数药物透过该屏障的速度都很小，一般给药后几小时才能起效，且多数药物不能达到有效治疗浓度，尤其是水溶性药物的皮肤透过率非常低。

老年人经常同时使用多种药物，经皮给药简单易操作，是一个不错的选择。例如，利斯的明透皮控释贴片1日1次给药，用于治疗轻–中度早老性痴呆和轻–中度帕金森病痴呆。还有用于镇痛的芬太尼贴剂，用于戒烟的尼古丁贴剂等。

三、直肠给药

直肠给药是指通过肛门将药物送入肠管，通过直肠黏膜的迅速吸收进入大循环，避免肝脏的首过效应，发挥药效以治疗全身或局部疾病的给药方法。直肠吸收比口服吸收慢，可延长药物作用时间。直肠给药可起到局部和（或）全身作用。对特殊患者，如老年人或胃肠病患者，可作为常规用药的替代剂型。其主要方法有三：①保留灌肠法。②直肠点滴法。③栓剂塞入法。直肠吸收影响因素较多。药物的溶解度、脂溶性和离解度、粒径均影响药物的溶出和吸收。栓剂放置部位的差异、直肠的状况也会对吸收产生影响。基质的种类和性质，直接影响药物释放和吸收。

例如，一位患有前列腺癌 D_2 期的72岁老年男性患者，因为口服吗啡不能很好地控制疼痛且出现恶心，于是改用12 mg/h硫酸吗啡皮下注射，疼痛以及恶心症状缓解，但是注射部位出现红斑并且疼痛，后来多次更换注射部位，红斑以及疼痛均出现并且不可耐受；改用直肠给药，可以避过肝脏首过效应而同时疼痛症状缓解并不伴有恶心症状。

四、不可避免的注射给药

有一些药物因为其本身的性质，不能做成口服剂型，必须采用注射剂。注射剂俗称针剂，是指专供注入机体内的一种制剂。其中包括灭菌或无菌溶液、乳浊液、混悬液及临用前配成液体的无菌粉末等类型。注射剂由药物、溶剂、附加剂及特制的容器所组成，是临床应用最广泛的剂型之一。注射给药是一种不可替代的临床给药途径，对抢救用药尤为重要。注射给药途径有：皮内注射、皮下注射、肌内注射、静脉注射、脊椎腔注射、动脉内注射等。近年来，新型注射制剂技术的研究取得了较大的突破，脂质体、微球、微囊等新型注射给药系统已上市，无针注射剂亦即将面市。

注射给药应该尽量求简单，如临床上流行使用的治疗糖尿病的胰岛素。胰岛素笔是一种胰岛素注射装置，比钢笔略大，使用的胰岛素是专门的笔芯式胰岛素，笔芯用完之后更换继续再用。易教、易学的注射方式，避免了抽取的剂量误差，同时使患者更容易接受并迅速准确地完成注射，不受时间、地点限制；方便的注射方式可提高患者顺应性。剂量可精确到1个单位，减少注射剂量，使注射仿若无痛，减轻患者注射时的恐惧感。不同种类的胰岛素各有其特点。但在使用胰岛素时仍须注意以下事项。只有普通短效的正规胰岛素可以静脉注射或在溶液中静脉滴注，其余各类胰岛素仅能从皮下或肌内注射，不能静注或静滴。正规胰岛素近年已制成中性，pH = 7.2 ~ 7.4，可与任何其他胰岛素混合使用，以便调整其作用时间，灵活使用。胰岛素制剂于高温环境下易于分解失效，故须在2 ~ 8 ℃冷藏保存。

（徐艳玲）

第五章 老年呼吸系统疾病

第一节　呼吸系统结构和功能的老化改变

人体呼吸系统约在25～30岁时生成发育成熟，肺功能达峰值。30岁以后呼吸系统随着增龄组织结构逐渐出现退行性改变，各项功能也开始减退。

一、呼吸系统的组织结构改变

1. 鼻　老年人鼻黏膜变薄，腺体萎缩，分泌功能减退，上呼吸道的加温和湿化作用明显减弱，呼吸道变得比较干燥，防御功能减退。

2. 咽、喉　老年人咽黏膜及淋巴组织萎缩，尤其是扁桃体萎缩最明显，故老年人易患上呼吸道感染，乃至感染波及下呼吸道。喉黏膜随年龄变薄，甲状软骨钙化，防御反射变得迟钝，因此，老年人吸入性肺炎比年轻人多见。

3. 气管、支气管　老年人气管内径增大，以横径增大为主，呼吸性细支气管口径可大于1.0 mm而无破坏性改变。气管和支气管黏膜上皮萎缩、增生、鳞状上皮化生、纤毛倒伏、杯状细胞减少，黏膜弹性组织减少、纤维组织增生；黏膜下腺体萎缩；外膜中软骨随增龄而逐渐发生退行性改变。老年人小气道杯状细胞数量增多，分泌亢进，黏液滞留，部分管腔变窄，气流阻力增大，容易发生呼气性呼吸困难。老年人支气管内由浆细胞与上皮细胞共同合成释放的分泌性免疫球蛋白比青年人少，使细菌容易在呼吸道内黏附、定植、侵入而发生感染。

4. 肺　"老年肺"是肺组织结构老化的概括，主要表现为：①肺组织呈灰黑色，乃是长期吸入的尘粒沉积在肺组织所致。②剖开胸腔时，肺组织回缩速度慢且回缩程度小，表明肺组织顺应性差。③肺体积变小，重量变轻，质地松软，这是肺实质减少而含气量相对较多的缘故。④肺泡壁断裂，肺泡互相融合，肺泡数减少但肺泡腔变大呈现为"老年肺气肿"。⑤由于肺泡壁周围弹性组织退变和长期过度通气，肺泡壁变薄，壁间毛细血管床及血流量减少。⑥肺泡管及呼吸性支气管增大。"老年肺"的以上改变必然引起肺功能的降低。

5. 胸廓　老年人胸廓最典型的改变是由青年时的扁圆形变为桶形，即胸廓的前后径增大，横径变小，前后径与横径的比值增大，此乃由于老年人椎骨退行性变和骨质疏松，且椎骨前端的压缩大于后部，形成胸椎后凸，胸骨前凸。椎骨变形引起肋骨走向改变，由青年时的从后上方向前下方斜行变成老年时的从后向前的水平走向。肋软骨钙化甚至骨化，胸廓的顺应性降低，活动度减弱。呼吸肌肌纤维数量随增龄减少，肌肉萎缩，导致呼吸肌肌力下降，呼吸频率降低。老年人膈肌本身退行性变，膈收缩时的下降度每减少 1 cm 可使肺容量减少 250 mL。

二、呼吸系统的生理功能改变

老年人呼吸系统组织结构上的变化必然导致功能的降低，且随增龄而加速。如以 20 岁的肺功能为 100%，60 岁的肺功能则为 75%，到 80 岁时降到 60%。呼吸储备功能变化最早而且受损最为明显。

1. 肺通气功能

（1）肺容量：潮气量（TV）是指在平静呼吸时一次吸入或呼出的气量，不随增龄而改变。补吸气量（IRV）是指在平静吸气末，再用力吸气所增加的最大气量，代表吸气的储备能力，随增龄逐渐减少，主要原因是呼吸肌肌力以及胸廓和肺顺应性的减弱。补呼气量（ERV）是指平静呼气末尽力呼气所增加的气量，表示呼气的储备能力，老年人 ERV 随增龄逐渐减少，且补呼气量更容易受到损害。肺活量（VC）是指一次深吸气后能呼出的最大气量，反映一次呼吸中肺的最大通气能力，是静态肺通气功能的最重要指标，在进入老年期随增龄而降低，有资料报告：男性随增龄的年减少值为 17.5 mL/m^2。70～80 岁老人 VC 只有年轻人的 40% 左右。残气量（RV）和功能残气量（FRV）：RV 是指尽力呼气后肺内残留的气量，FRV 是指平静呼气末在肺内残留的气量，亦随增龄降低。肺总量（TLC）即肺能容纳的最大气量，TLC = TV + IRV + ERV + RV，TLC 是判断肺是否存在限制性损害及其程度的指标之一。上述数值的下降必然带来 TLC 的降低。

（2）肺通气量：每分通气量（MV）、最大随意通气量（MVV）和肺泡通气量（AVV）均随增龄有不同程度的降低，表明老年人肺通气及通气储备能力均降低。

2. 肺换气功能

（1）动脉血氧分压（PAO_2）和二氧化碳分压（$PaCO_2$）：安静时 PCO_2 和肺泡氧分压基本上不随增龄而改变，PAO_2 却随增龄而减少。表明 CO_2 在肺内的弥散不受增龄的影响，而氧在肺内的弥散则随增龄而降低。

（2）呼吸膜的厚度和有效面积：老年肺气肿可使肺泡管至肺泡壁的距离增大到 7.0 mm，肺泡气均匀混合的时间延长到 0.38 秒左右；老年人呼吸膜的最大有效面积减少，30 岁为 75 m^2，70 岁为 60 m^2。

（3）肺通气量与肺血流量的比值（V/Q）：主要由于老年人心排血量的减少使肺上、下区血流量不均匀分布加大，肺最大通气量减少，且各肺区通气分布也不均匀，必然导致 V/Q 的失调。一般而言，老年人肺上区通气量减少比血流减少幅度小，故 V/Q 增大，而肺下区 V/Q 减小，结果均使肺换气的效能降低。V/Q 失调以及它在各肺区分布的不均匀性扩大是老年肺内氧弥散降低的主要原因。

（李汝林）

第二节　老年肺炎

肺炎是老年人的常见病，占老年感染性疾病的 54%，一般病死率为 5.6%～23.3%，为青壮年肺炎的 10～20 倍。而且，因本病患病率高，病情进展快，临床症状多不典型，故生前“漏诊率”可达 34%。因此，如何做到早期诊断，及时治疗，降低死亡率，是老年病学的重要研究课题之一。

一、病因特点

1. 革兰阴性杆菌多见　在20世纪50年代，肺炎双球菌是肺炎的主要致病菌（90%）。但随着青霉素及部分合成青霉素的问世，减少了该菌种肺炎的患病率和危害性。近十年来，革兰阴性杆菌感染明显增多（82%），多为大肠杆菌、克雷白杆菌、绿脓杆菌、流感杆菌等。尽管新型抗生素不断问世，但目前仍没有改变这种趋势。

2. 呼吸道条件致病菌感染逐渐增多　老年人由于机体抵抗力降低，口咽部的常存菌（真菌、厌氧菌等）可引起肺炎。口咽部正常菌丛中厌氧菌比需氧菌多10～20倍，吸入性肺炎的1/3～1/2为厌氧菌感染，由于常规培养不能生长，易被忽视，因此在送检标本时应常规厌氧菌培养。口咽部革兰阴性杆菌居住与否，与机体健康状况有关。正常人口咽部革兰阴性杆菌仅占2%，门诊患者约占20%，住院患者增加到30%～40%，危重病人高达75%。这可能是造成老年人革兰阴性杆菌肺炎的主要原因。

3. 混合感染多见　老年人由于免疫功能低下，常表现多种病原体所致的混合感染。如细菌加病毒、细菌加真菌、需氧菌加厌氧菌等。

4. 耐药菌增多　由于抗生素的大量及广泛使用，造成致病微生物的基因发生改变而产生耐药，其中以革兰阴性杆菌最为突出。

二、老年肺炎的临床特点及类型

（一）临床特点

老年肺炎常缺乏明显呼吸系统症状，症状多不典型，病情进展快，易发生漏诊、误诊。据文献报道，病理证实为肺炎但临床未能诊断的“漏诊率”为3.3%～61.4%；而临床诊断为肺炎但无相应病理所见的“误诊率”为10.8%～39.3%。老年肺炎大致有如下临床特点。

1. 多无发热、胸痛、咯铁锈色痰等典型症状，有症状者仅占35%左右。

2. 首发症状常以非呼吸道症状突出　老年肺炎患者可首先表现为腹痛、腹泻、恶心、呕吐及食欲减退等消化道症状，或心悸、气促等心血管症状，或表情淡漠、嗜睡、谵妄、躁动、意识障碍等神经精神症状。高龄者常以典型的老年病五联症（尿失禁、精神恍惚、不想活动、跌倒、丧失生活能力等）之一或多项而表现之。

3. 缺乏典型体征　极少出现典型肺炎的语颤增强、支气管呼吸音等肺实变体征，可出现脉速、呼吸快，呼吸音减弱，肺底部可闻及湿性啰音等症状，但容易与并存的慢性支气管炎、心衰等相混淆。

4. 实验室检查结果不典型

（1）血液检查：血常规检查白细胞总数可增高或不高，但50%以上可见核左移、C反应蛋白阳性、血沉增快等炎症表现。

（2）动脉血气分析：可出现PAO_2下降、$PaCO_2$下降，但合并慢性阻塞性肺疾病时，因肺泡换气不良可出现$PaCO_2$升高。

（3）胸片：呈支气管肺炎形态者比大叶性肺炎更多见，病灶多呈斑片状、网状、条索状阴影。应注意的是老年人常因病情严重或意识障碍，难以摄出满意的吸气相胸片，从而影响病灶的显示。另外，又因肺组织弹性差、支气管张力低、肺通气不足、淋巴回流障碍等，致使病灶吸收缓慢，多数需4～6周才能完全吸收。

（4）基础疾病多，易发生多脏器功能衰竭。

（5）并发症多而重：老年肺炎易发生水电解质及酸碱平衡紊乱、呼吸衰竭、低蛋白血症、心律失常及休克等严重并发症，死亡率高。

（二）常见类型

1. 社区获得性肺炎（CAP） 是指在医院外罹患的感染性肺实质（含肺泡壁即广义上的肺间质）炎症，包括具有明确潜伏期的病原体感染而在入院后平均潜伏期内发病的肺炎。

临床诊断依据：①新近出现的咳嗽、咳痰，或原有呼吸道疾病症状加重，并出现脓性痰，伴或不伴胸痛。②发热。③肺实变体征和（或）湿性啰音。④WBC $>10\times10^9/L$ 或 $<4\times10^9/L$，伴或不伴核左移。⑤胸部X线检查显示片状、斑片状浸润性阴影或间质性改变，伴或不伴胸腔积液。以上①～④项中任何一款加第⑤项，并除外肺结核、肺部肿瘤、非感染性肺间质性疾病、肺水肿、肺不张、肺栓塞、肺嗜酸性粒细胞浸润症、肺血管炎等，可建立临床诊断。

具备下列情形之一，尤其是两种情形并存时，若条件允许建议住院治疗：①年龄>65岁。②存在基础疾病或相关因素：如慢性阻塞性肺疾病、糖尿病、慢性心、肾功能不全；吸入或易致吸入因素；近1年内因CAP住院史；精神状态改变；脾切除术后状态；慢性酗酒或营养不良。③体征异常：呼吸频率>30/min、脉搏≥120/min、血压<90/60 mmHg（1 mmHg=0.133 kPa）、体温≥40 ℃或<35 ℃、意识障碍、存在肺外感染病灶如败血症、脑膜炎。④实验室和影像学异常：WBC $>20\times10^9/L$，或 $<4\times10^9/L$，或中性粒细胞计数 $<1\times10^9/L$；呼吸空气时 $PaCO_2<60$ mmHg；$PAO_2/FiO_2<300$，或 $PaCO_2>50$ mmHg；血肌酐 Scr >106 μmol/L 或血尿素氮（BUN）7.1 mmol/L；Hb <90 g/L 红细胞比容（HCT）<30%；血浆白蛋白<2.5 g/L；败血症或弥漫性血管内凝血（DIC）的证据，如血培养阳性、代谢性酸中毒、凝血酶原时间（PT）和部分凝血活酶时间（PTT）延长、血小板减少；X线胸片病变累及一个肺叶以上、出现空洞、病灶迅速扩散或出现胸腔积液。

下列病征多为重症肺炎的表现，须密切观察，积极救治：①意识障碍。②呼吸频率>30/min。③$PAO_2<60$ mmHg、$PAO_2/FiO_2<300$，须行机械通气治疗。④血压<90/60 mmHg。⑤胸片显示双侧或多肺叶受累，或入院48小时内病变扩大≥50%。⑥少尿，尿量<20 mL/h，或<80 mL/4h 或急性肾衰竭需要透析治疗。

2. 医院获得性肺炎（HAP） 指入院后48小时以上发生的肺炎。在老年人中的发生率明显高于年轻人，发病率达0.5%～15%，占医院内各种感染的第1～3位。病原学复杂，常见的病原菌是需氧革兰阴性菌，占68%～80%，如铜绿假单胞菌、肺炎克雷伯菌和不动杆菌属；革兰阳性菌占24%，如金黄色葡萄球菌（大多为耐甲氧西林金黄色葡萄球菌，MRSA）；真菌约占5%。HAP的临床诊断应包括两层含义：一方面确定是否患有肺炎；另一方面确定肺炎的病原学。影像学见肺部浸润影加两项临床表现（发热、白细胞增高、脓性痰）是目前最准确的临床诊断标准。HAP病原学的诊断往往需要获得下呼吸道分泌物，可以通过纤维支气管镜或非支气管镜的方法获得。痰涂片革兰染色直接镜检，通过仔细检查多形核白细胞及细菌形态，并与细菌培养结果比较，可提高HAP诊断的准确性。

确定属于本类肺炎的标准：①发生肺炎前至少住院已48小时以上。②肺炎症状和体征出现于出院后8天内。③患病前至少48小时，每天在医院停留数小时的门诊患者或住院患者的探视者。④因肺部炎症而住院，经治疗一度好转，但以后再现发热及肺炎症状，体征更明显，白细胞再度升高，胸部X线检查发现新的浸润影。⑤痰培养连续2次分离出相同病原菌。

医疗机构相关性肺炎（HCAP）：指具有以下特点的肺炎患者，本次感染前 90 天内因急性病住院治疗，且住院时间超过 2 天者；住在养老院和康复机构中者；本次感染前 30 天内接受过静脉抗生素治疗、化疗或伤口护理者；到医院或透析门诊定期接受血液透析者。

3. 吸入性肺炎　是指吸入食物、口咽分泌物、胃内容物及其他液体或固体物质引起的肺化学性或合并细菌性炎症。由于老年人咽喉腔黏膜萎缩、变薄，喉的感觉减退，咽缩肌活动作用减弱，或意识障碍等产生吞咽困难，使食物、胃液及寄生于咽喉部的细菌进入下呼吸道，引起吸入性肺炎。根据吸入的物体不同可分为三种。①吸入固体食物：吸入大的固体食物可阻塞气管，引起突然呼吸困难、剧烈咳嗽、发绀等类似肺梗死的症状；吸入小的固体食物颗粒可阻塞支气管，导致严重呼吸困难、喘鸣等类似支气管哮喘的表现。②吸入胃液：若吸入 pH < 2.5 的胃液超过 50 mL，可引起胃酸性肺炎（Mendelson 综合征），表现为吸入2 ~ 12 小时发生急性呼吸困难、发绀、呼吸衰竭等 ARDS 的表现。③吸入致病菌：表现为低热、干咳等症状，长期卧床者常侵犯上叶后段和下叶背段。

4. 革兰阴性杆菌肺炎　院外感染的肺炎中占 20%，而院内感染中占 15% ~ 80%。死亡率可达 50% 以上。病原菌主要有大肠杆菌、变形杆菌、肺炎杆菌、绿脓杆菌、克雷伯肺炎杆菌等。可分为社区获得性肺炎和医院获得性肺炎。后者多为由吸入咽部分泌物所致（内源性感染），从空气飞沫传播者（外源性感染）少见。

5. 支原体肺炎（mycoplasma pneumonia，MP）　支原体肺炎在老年肺部感染中占 20%。起病隐匿，主要临床表现为刺激性干咳，不规则发热，头痛，胸闷，恶心，胸部 X 线片下部炎症、呈斑片或点状阴影、多形性，右肺多于左肺，可并有少量胸腔积液。临床上难与病毒或轻度细菌性感染区别，误诊率高达 55%。因此如有以下情况：①有类似病毒感染的临床表现，经抗生素（红霉素、四环素除外）治疗效果不佳者。②病情与胸片病灶不相称（即胸片炎性病灶明显，而症状不重）者。③肺下部炎症并有少量胸腔积液，难以肺结核解释者。应进一步作血清支原体抗体检查，血清特异性补体结合试验（+）1 ∶ 40 ~ 1 ∶ 80，冷凝试验（+），有助于诊断。

6. 终末期肺炎　是指患者临终前发生的肺炎，常继发于其他疾病的晚期，与一般肺炎不尽相同，病理资料显示高达 30% ~ 60%。目前尚未列入独立疾病。临床特点，早期往往无明显体征，随病情加重可有以下特点：①不能用原发病解释的发热或寒战。②出现呼吸困难或发绀与原发病不相称。③不能用原发病或其他原因解释的低血压、休克或昏迷加重。④脓血症。⑤多发生皮疹或脓疱疹。⑥肺部呼吸音减弱或消失，湿性啰音不受体位改变而变化。

三、治疗要点

1. 控制感染

（1）抗生素的选择：社区获得性肺炎以革兰阳性球菌感染多见，首选青霉素类或第一代头孢菌素。对青霉素过敏者可用红霉素、罗红霉素、林可霉素等。中度以上感染者，可选用强的抗生素，如第二、三代头孢菌素，第三代喹诺酮类抗生素等。对于医院获得性肺炎，开始经验性抗生素的选择，一方面要根据当地细菌流行病学监测的结果，另一方面要取决于有无 MDR 感染的危险［90 天前的抗生素治疗史、住院时间 Sd 以上、当地 MDR 分离率高、存在 HCAP 危险（本次感染前 90 天内在医院住院 > 2 天、住养老院或康复医院、本次感染前 30 天接受过静脉抗生素、化疗或伤口护理、定期到医院接受血液透析）、免疫缺陷或接受免疫抑制剂治疗］。在没有 MDR 感染危险的 HAP 可选择窄谱抗生素治疗（表 5 - 1），反之则需要选择广谱抗生素，甚至多药联合使用（表 5 - 2）。吸入性肺炎应选用甲硝唑等药物。

表 5-1 没有 MDR 感染危险的 HAP 经验性抗生素的选择

可能致病菌	推荐抗生素
MSSA 肺炎链球菌 流感嗜血杆菌 革兰阴性肠杆菌 （不包括铜绿假单胞菌） 肠杆菌属 大肠杆菌 克雷伯菌属 变形杆菌属 黏质沙雷菌属	头孢曲松，或左氧氟沙星，莫西沙星，或环丙沙星，或氨苄西林/舒巴坦，或厄他培南

注：MSSA：对甲氧西林敏感的金黄色葡萄球菌。

表 5-2 需要覆盖 MDR 感染的 HAP 经验性抗生素治疗

可能致病菌	抗生素联合治疗
表 5-1 中的致病菌，加上 MDR 病原菌铜绿假单胞菌 肺炎克雷伯菌（产超广谱 β 内酰胺酶） 不动杆菌属 甲氧西林耐药的金黄色葡萄球菌（MRSA） 嗜肺军团菌*	有抗绿脓活性的头孢菌素（头孢他啶、头孢吡肟），或有抗绿脓活性的碳青霉烯类（伊米配能、卡巴培能），或 β-内酰胺类和（或）β-内酰胺酶抑制剂（哌拉西林/三唑巴坦）加有抗绿脓活性的氟喹诺酮类（环丙沙星、左氧氟沙星），或氨基糖苷类（阿米卡星、庆大霉素、妥布霉素）加利奈唑胺或万古霉素

注：*：如果怀疑嗜肺军团菌感染，抗生素的联合治疗应包括一种大环内酯类（如阿奇霉素）或氟喹诺酮类（如环丙沙星或左氧氟沙星）药物。

（2）治疗策略：HAP 治疗的原则是一旦获得呼吸道细菌培养结果和有治疗反应时，应考虑抗生素的降阶梯治疗。通常在用药后 48~72 小时出现临床改善，除非临床迅速恶化，一般不应改变治疗方案。正确的初始治疗，具有很好的临床反应，无非发酵革兰阴性杆菌感染的证据，且无并发症的 HAP、VAP 或 HCAP，推荐短期（7~8 天）的抗生素治疗。而气管插管患者气道内定植菌是十分常见的，若无临床感染征象，则不需要用抗生素治疗，或者不作诊断评价。治疗策略见图 5-1。

临床上要想获得最佳的治疗效果，不但要选择合适的抗生素，还要有合适的剂量及合适的给药方式。为此，必须了解常用抗生素的药代动力学及药效学。大多数 β-内酰胺类抗生素的肺组织浓度可达到血浆浓度的一半，而氟喹诺酮类与利奈唑胺的肺组织浓度可达到甚至超过血浆浓度。氨基糖苷类与氟喹诺酮类药物是浓度依赖的杀菌剂，万古霉素与 β-内酰胺类抗生素也是杀菌剂，但属于时间依赖抗生素。氨基糖苷类与氟喹诺酮类对革兰阴性杆菌有明显的抗生素后效应，而 β-内酰胺类抗生素对革兰阴性杆菌就没有明显的抗生素后效应（卡巴培能除外）。时间依赖性抗生素要求一天多次给药，甚至持续静脉点滴；而浓度依赖性抗生素则要求一天一次给药。

气管内滴药与雾化吸入给药只在多粘菌素 B 和氨基糖苷类药物有研究。虽然局部给药（妥布霉素）并不降低病死率，但是细菌清除率有所升高。局部给药的顾虑在于这种给药方式不是用于治疗而是用于预防，这样可能增加耐药菌感染的危险。雾化吸入抗生素的另一个副反应是可能引起支气管痉挛。

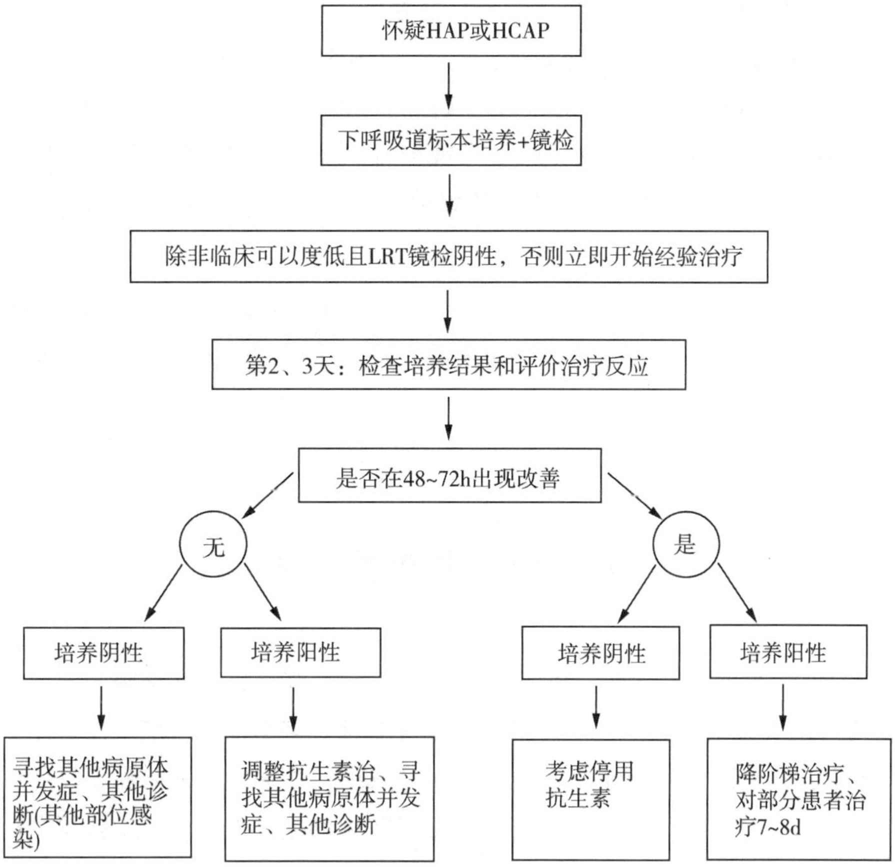

图 5－1　HAP 和 HCAP 的治疗策略

（3）抗菌药物的合理应用：如何合理应用抗生素，防止滥用，尽量减少不良反应及耐药菌的产生，应掌握以下原则。

1）熟悉选用药物的适应证、抗微生物活性、药动学、药效学和副作用。

2）根据患者的生理、病理、免疫状态合理用药。老年人血浆白蛋白减少，肾功能减退，肝脏酶活力下降，用药后血药浓度较青年人高，半衰期延长，易发生毒副作用，故用药量应小，为成人用药量的50%～70%（1/2～2/3），并应根据肾功能情况选择用药，慎用氨基糖苷类。

3）老年人胃酸分泌减少，胃排空时间长，肠蠕动减弱，易影响药物的吸收，对中、重症患者，应采用静脉给药为主，病情好转后改口服。

4）及早确定病原学诊断，根据致病菌及药物敏感度测定，选择用药。

5）掌握给药方案及疗程：因老年人多伴有其他基础疾病，故给药方法途径选择要适当。用药时间应长，防止反复。一般体温下降，症状消退后 7～14 天停用，特殊情况，如军团菌肺炎用药时间可达 3～4周。急性期用药 48～72 小时无效者应考虑换药。

6）治疗中应严密观察不良反应：老年人易发生菌群失调、假膜性肠炎、二重感染，应及时防治。

7）熟悉药物间的相互作用，避免增加毒副作用，发挥协同作用。

2. 促进排痰　老年人咳嗽无力、失水等原因使痰液黏稠，容易阻塞支气管，加重感染。口服和静脉补充水分是稀化痰液最有效的方法，但应注意适量。还可通过鼓励咳嗽，深呼吸，翻身拍背，使用祛痰剂、超声雾化等促进排痰。

3. 纠正缺氧　生理状态下的 PAO_2 随增龄而降低，老年人 PaO_2 的正常参考值为≥9.33 kPa

(70 mmHg)。因此，约半数的老年肺炎患者伴有低氧血症。纠正缺氧，使血氧饱和度保持在85%～90%以上，可以降低并发症。一般采用鼻导管或面罩给予较高浓度（40%～60%）氧；伴有二氧化碳潴留者应采取低浓度（<30%）给氧；Mendelson综合征应采用呼气末正压给氧。

4. 防止误吸　吸入性肺炎患者应谨慎进食，头部抬高，以防再次误吸。平卧位时头部抬高60°；侧卧位时抬高头部15°。对于假性延髓性麻痹所致吞咽困难者，应插胃管鼻饲。另外，应加强口腔护理，防止口腔内的细菌不断进入肺内。

5. 重视并发症和并存病的处理　经上述处理后，病情不改善或改善缓慢，除了重新考虑诊断外，应特别警惕并发症的发生。另外，老年人发生肺炎后，原有慢性疾病（并存病）可能恶化。因此，应重视并发症和并存病的处理。

（李汝林）

第三节　老年肺栓塞

肺栓塞（pulmonary embolism，PE）是以各种栓子阻塞肺动脉系统为其发病原因的一组疾病或临床综合征的总称，包括肺血栓栓塞症（PTE）、脂肪栓塞综合征、羊水栓塞、空气栓塞等。肺血栓栓塞症（PTE）为来自静脉系统或右心的血栓阻塞肺动脉或其分支所致疾病，以肺循环和呼吸功能障碍为其主要临床和病理生理特征。PTE为PE的最常见类型，占PE中的绝大多数。肺动脉发生栓塞后，若其支配区的肺组织因血流受阻或中断而发生坏死，称为肺梗死（PI）。引起PTE的血栓主要来源于深静脉血栓形成（DVT），PTE常为DVT的并发症。由于肺组织有肺动脉—支气管动脉双重血液供应，而且肺组织与肺泡气体间还可以直接进行气体交换，所以大部分肺栓塞不一定形成梗死，而没有明显的临床表现。

在老年人中肺栓塞是常见病，且危害严重，诊断困难，但可有效治疗。在我国尚无PE患病率的确切数据，据美国资料，在美国每年有200万例深静脉血栓形成（DVT）患者，60万例PE患者。据PE的前瞻性研究（PIOPED）结果显示：住院患者中1%患急性PE，老年患者患病率更高。已有多个研究表明，随年龄增加DVT和PE均呈指数增加。在老年人群中，60～69岁老年人患病率每年为1.8%，85岁以上老年人群增高到3.1%，而且在男性中更高。在美国，肺栓塞的死亡占所有人群死亡的5%，而在老年人中占12%。从长期和短期生存率来看，70岁以及70岁以上老年人中，肺栓塞是一个非常重要的危险预后因子。肺栓塞被认为是老年患者急性死亡的可疑因素之一，在尸体剖检时发现40%的肺栓塞老年患者生前没有被怀疑患肺栓塞。

一、病因和发病机制

肺栓塞的病因和发病机制大致上可以包括三个环节。

1. 肺外嵌塞物（栓子）的形成　绝大多数的栓子来自下肢深静脉，约占90%，因此，现在普遍认为肺栓塞实际上是下肢静脉系血栓的并发症。其次，栓子来源于心脏病，并多发于合并房颤患者，有报道称瘤栓在老年人中可高达35%。

2. 肺动脉或分支的机械性阻断及其直接引起的肺血流动力学障碍　一般认为，肺血管床阻塞≥30%时，肺动脉平均压开始升高；阻塞≥35%时，右心房压升高；≥50%时，肺动脉压及肺血管阻力显著增高，出现肺动脉高压表现。

3. 栓塞后体液－反射机制引起的肺血液和呼吸动力学变化　肺栓塞时5－羟色胺、血栓素、白三烯、血小板活化因子等细胞因子的释放会加重肺血流动力学障碍。

二、危险因素

老年PE患者最常见的危险因素是制动，其他的危险因素依次为深静脉血栓和PE史、心衰、长期下肢水肿等。而脑卒中、肥胖（体重指数>27 kg/m^2）、外伤（近3个月）、手术（近6周）、恶性肿瘤、慢性阻塞性肺疾病等PE危险因素，在老年人与非老年人间没有明显区别。

三、肺栓塞的诊断

（一）临床表现

PE的临床症状多种多样，不同病例常有不同的症状组合，但均缺乏特异性。各病例所表现症状的严重程度亦有很大差别，可以从无症状到血流动力学不稳定，甚或发生猝死。以下根据国内外对PE症状学的描述性研究，列出各临床症状、体征及其出现的比率。

1. 症状　①呼吸困难及气促（80%～90%），是最常见的症状，尤以活动后明显。②胸痛，包括胸膜炎性胸痛（40%～70%）或心绞痛样疼痛（4%～12%）。③晕厥（11%～20%），可为PE的唯一或首发症状。④烦躁不安、惊恐甚至濒死感（55%）。⑤咯血（11%～30%），常为小量咯血，大咯血少见。⑥咳嗽（20%～37%）。⑦心悸（10%～18%）。须注意临床上出现所谓“肺梗死三联症”（呼吸困难、胸痛及咯血）者不足30%。

2. 体征　①呼吸急促（70%），呼吸频率>20/min，是最常见的体征。②心动过速（30%～40%）。③血压变化，严重时可出现血压下降甚至休克。④发绀（11%～16%）。⑤发热（43%），多为低热，少数患者可有中度以上的发热（7%）。⑥颈静脉充盈或搏动（12%）。⑦肺部可闻及哮鸣音（5%）和（或）细湿啰音（18%～51%），偶可闻及血管杂音。⑧胸腔积液的相应体征（24%～30%）。⑨肺动脉瓣区第二音亢进或分裂（23%），$P_2>A_2$，三尖瓣区收缩期杂音。

3. 深静脉血栓的症状与体征　注意PTE的相关症状和体征，并考虑PTE诊断的同时，要注意发现是否存在DVT，特别是下肢DVT。下肢DVT主要表现为患肢肿胀、周径增粗、疼痛或压痛、浅静脉扩张、皮肤色素沉着、行走后患肢易疲劳或肿胀加重。约半数或以上的下肢深静脉血栓患者无自觉临床症状和明显体征。

（二）实验室检查

1. 动脉血气分析　常表现为低氧血症、低碳酸血症、肺泡－动脉血氧分压差［$P(A-a)O_2$］增大。部分患者的结果可以正常。

2. 心电图　大多数病例表现有非特异性的心电图异常。较为多见的表现包括V_1～V_4的T波改变和ST段异常；其他心电图改变包括完全或不完全右束支传导阻滞；肺型P波；电轴右偏，顺钟向转位等。心电图改变多在发病后即刻开始出现，以后随病程的发展演变而呈动态变化。观察到心电图的动态改变较之静态异常对于提示PTE具有更大意义。

3. 胸部X线平片　多有异常表现，但缺乏特异性。可表现为：区域性肺血管纹理变细、稀疏或消失，肺野透亮度增加；肺野局部浸润性阴影；尖端指向肺门的楔形阴影；肺不张或膨胀不全；右下肺动脉干增宽或伴截断征；肺动脉段膨隆以及右心室扩大征；患侧横膈抬高；少至中等量胸腔积液征等。仅凭X线胸片不能确诊或排除PTE，但在提供疑似PTE线索和除外其他疾病方面，X线胸片具有重要作用。

4. 超声心动图　在提示诊断和除外其他心血管疾患方面有重要价值。对于严重的PTE病例，超声心动图检查可以发现右室壁局部运动幅度降低；右心室和（或）右心房扩大；室间隔左移和运动异常；近端肺动脉扩张；三尖瓣反流速度增快；下腔静脉扩张，吸气时不萎陷。这些征象说明肺动脉高压、右室高负荷和肺源性心脏病，提示或高度怀疑PTE，但尚不能作为PTE的确定诊断标准。超声心动图为划分次大面积PTE的依据。检查时应同时注意右心室壁的厚度，如果增厚，提示慢性肺源性心脏病，对于明确该病例存在慢性栓塞过程有重要意义。若在右房或右室发现血栓，同时患者临床表现符合PTE，可以作出诊断。超声检查偶可因发现肺动脉近端的血栓而确定诊断。

5. 血浆D－二聚体（D－dimer）检测　D－二聚体是交联纤维蛋白在纤溶系统作用下产生的可溶性降解产物，为一个特异性的纤溶过程标记物。在血栓栓塞时因血栓纤维蛋白溶解使其血中浓度升高。D－二聚体对PTE诊断的敏感性为92%～100%，但其特异性较低，仅为40%～43%。手术、肿瘤、炎症、感染、组织坏死等情况均可使D－二聚体升高。在临床应用中，D－二聚体对急性PTE有较大的排除诊断价值，若其含量低于500ug/L，可基本除外急性PTE。酶联免疫吸附法（ELISA）是较为可靠的检测方法，建议采用。

6. 核素肺通气/灌注扫描　是PTE重要的诊断方法。典型征象是呈肺段分布的肺灌注缺损，并与通气显像不匹配。但是由于许多疾病可以同时影响患者的肺通气和血流状况，致使通气/灌注扫描在结果判定上较为复杂，需密切结合临床进行判读。一般可将扫描结果分为三类：①高度可能：其征象为至少一个或更多叶段的局部灌注缺损而该部位通气良好或X线胸片无异常。②正常或接近正常。③非诊断性异常：其征象介于高度可能与正常之间。

7. 螺旋CT和电子束CT造影　能够发现段以上肺动脉内的栓子，是PTE的确诊手段之一。PTE的直接征象为肺动脉内的低密度充盈缺损，部分或完全包围在不透光的血流之间（轨道征），或者呈完全充盈缺损，远端血管不显影（敏感性为53%～89%，特异性为78%～100%）；间接征象包括肺野楔形密度增高影，条带状的高密度区或盘状肺不张，中心肺动脉扩张及远端血管分支减少或消失等。CT对亚段PTE的诊断价值有限。CT扫描还可以同时显示肺及肺外的其他胸部疾患。电子束CT扫描速度更快，可在很大程度上避免因心跳和呼吸的影响而产生的伪影。

8. 磁共振成像（MRI）　对段以上肺动脉内栓子诊断的敏感性和特异性均较高，避免了注射碘造影剂的缺点，与肺血管造影相比，患者更易于接受，适用于碘造影剂过敏的患者。MRI具有潜在的识别新旧血栓的能力，有可能为将来确定溶栓方案提供依据。

9. 肺动脉造影　为PTE诊断的参比方法。其敏感性约为98%，特异性为95%～98%。PTE的直接征象有肺血管内造影剂充盈缺损，伴或不伴轨道征的血流阻断；间接征象有肺动脉造影剂流动缓慢，局部低灌注，静脉回流延迟等。如缺乏PTE的直接征象，不能诊断PTE。肺动脉造影是一种有创性检查，发生致命性或严重并发症的可能性分别为0.1%和1.5%，应严格掌握其适应证。如果其他无创性检查手段能够确诊PTE，而且临床上拟仅采取内科治疗时，则不必进行此项检查。

10. 深静脉血栓的辅助检查

（1）超声技术：通过直接观察血栓、探头压迫观察或挤压远侧肢体试验和多普勒血流探测等技术，可以发现95%以上的近端下肢静脉内的血栓。静脉不能被压陷或静脉腔内无血流信号为DVT的特定征象和诊断依据。对腓静脉和无症状的下肢深静脉血栓，其检查阳性率较低。

（2）MRI：对有症状的急性DVT诊断的敏感性和特异性可达90%～100%，部分研究提示，MRI可用于检测无症状的下肢DVT。MRI在检出盆腔和上肢深静脉血栓方面有优势，但对腓静脉血栓其敏感性不如静脉造影。

（3）肢体阻抗容积图（IPG）：可间接提示静脉血栓形成。对有症状的近端DVT具有很高的敏感性和特异性，对无症状的下肢静脉血栓敏感性低。

（4）放射性核素静脉造影：属无创性DVT检测方法，常与肺灌注扫描联合进行。另适用于对造影剂过敏者。

（5）静脉造影：是诊断DVT的"金标准"，可显示静脉堵塞的部位、范围、程度及侧支循环和静脉功能状态，其诊断敏感性和特异性均接近100%。

PE的临床表现无特异性，在老年患者中，呼吸急促（呼吸频率>16/min）、胸膜炎性胸痛、心动过速是最常见的症状和体征，在所有患者中均单独或合并存在。肺栓塞受累的动脉数目、栓塞程度，有无造成肺组织坏死决定了患者的症状。只有20%的老年患者表现为呼吸困难、胸痛和咯血。如果呼吸困难不存在，肺栓塞诊断则难以成立。如果患者在表现为极度呼吸困难时并存在晕厥或休克，多提示大块PE致肺梗死的存在。大约33%老年患者有胸膜渗出，通常是单侧的。大概67%的渗出液为血性的（红细胞计数>100 000/mL），必须与癌症和创伤区别。但是，不少老年肺栓塞患者的临床表现是非特异性症状，包括持续低热、精神状态变化，无呼吸道症状或类似呼吸道感染表现。老年人对症状的反应常迟钝和对症状的误解可能是导致老年人PE误诊漏诊率高的原因。

DVT与PE的关系密切，约50%的近端DVT患者可患PE但无临床症状，约80%DVT因缺乏症状而不能及时诊断。因此，对下肢肿胀、小腿痛等应高度重视并应做相关检查，这是诊断DVT和PE的重要线索。

四、诊断策略

1. 提高PE的诊断意识　根据Wells评分（表5-3）或Geneva评分（表5-4）进行基本评价，决定下一步诊疗措施。

表5-3　Wells评分

项目	评分	项目	评分
PE或DVT史	1.5	倾向PE诊断	3.0
HR>100次/min	1.5	咯血	1.0
制动	1.5	癌症	1.0
DVT临床表现	3.0		

注：临床可能性：0～1低；2～6中；≥7高。

表5-4　Geneva评分

项目	评分	项目	评分
PE或DVT史	2	$PaCO_2$（kPa）	
HR>100次/min	1	<4.8	2
制动	3	4.8～5.2	1

续 表

项目	评分	项目	评分
年龄（岁）		PaO_2（kPa）	
60～79	1	<6.5	4
≥80	2	6.5～7.99	3
胸片		8.0～9.49	2
肺不张	1	9.5～10.99	1
膈抬高	1		

注：临床可能性：0～4 低；5～8 中；≥9 高。

2. 合理选择辅助检查

（1）下肢静脉超声检查：随年龄增加，DVT 的患病率和与 PE 并存率增加，因此对老年 PE 应及早行下肢静脉超声检查。

（2）螺旋 CT 检查：因为不受年龄的影响，又具有无创、准确和简便的优点，优先选择螺旋 CT（尤其多层螺旋 CT）。静脉超声与螺旋 CT 联合应用，可以提高诊断 PE 的敏感性。碘过敏或肾功能受损时可考虑应用肺通气灌注扫描。

（3）肺动脉造影检查：临床高度怀疑 PE 而静脉超声和螺旋 CT 检查阴性时可考虑肺动脉造影。

五、治疗

1. 急性 PTE 的治疗

（1）一般处理：对高度可疑或确诊 PTE 的患者，应进行严密监护，监测呼吸、心率、血压、静脉压、心电图及血气的变化，对大面积 PTE 可收入重症监护治疗病房（ICU）。为防止栓子再次脱落，要求绝对卧床，保持大便通畅，避免用力；对于有焦虑和惊恐症状的患者应予安慰并可适当使用镇静剂；胸痛者可给予止痛剂；对于发热、咳嗽等症状可给予相应的对症治疗。

（2）呼吸循环支持治疗：对有低氧血症的患者，采用经鼻导管或面罩吸氧。当合并严重的呼吸衰竭时，可使用经鼻或面罩无创性机械通气或经气管插管行机械通气。应避免做气管切开，以免在抗凝或溶栓过程中局部大量出血。应用机械通气中须注意尽量减少正压通气对循环的不利影响。

（3）右心功能不全治疗：对于心排血量下降，但血压尚正常的病例，可给予具有一定肺血管扩张作用和正性肌力作用的多巴酚丁胺和多巴胺；若出现血压下降，可增大剂量或使用其他血管加压药物，如间羟胺、肾上腺素等。对于液体负荷疗法须持审慎态度，因过大的液体负荷可能会加重右室扩张并进而影响心排出量，一般所予负荷量限于 500 mL 之内。

（4）溶栓治疗：溶栓治疗可迅速溶解部分或全部血栓，恢复肺组织再灌注，减小肺动脉阻力，降低肺动脉压，改善右室功能，减少严重 PTE 患者的病死率和复发率。溶栓治疗主要适用于大面积 PTE 病例，即出现因栓塞所致休克和（或）低血压的病例；对于次大面积 PTE，即血压正常，但超声心动图显示右室运动功能减退，或临床上出现右心功能不全表现的病例，若无禁忌证，可以进行溶栓；对于血压和右室运动均正常的病例不推荐进行溶栓。溶栓治疗宜高度个体化。溶栓的时间窗一般定为 14 天以内，但鉴于可能存在血栓的动态形成过程，对溶栓的时间窗不作严格规定。溶栓应尽可能在 PTE 确诊的前提下慎重进行。对有溶栓指征的病例宜尽早开始溶栓。

溶栓治疗的主要并发症为出血。用药前应充分评估出血的危险与后果，必要时应配血，做好输血准备。溶栓前宜留置外周静脉套管针，以方便溶栓中取血监测，避免反复穿刺血管。溶栓治疗的绝对禁忌证有：活动性内出血、近期自发性颅内出血。相对禁忌证有：2 周内的大手术、分娩、器官活检或不能以压迫止血部位的血管穿刺、2 个月内的缺血性卒中、10 天内的胃肠道出血、15 天内的严重创伤、1 个月内的神经外科或眼科手术、难于控制的重度高血压（收缩压 > 180 mmHg，舒张压 > 110 mmHg）、近期曾接受心肺复苏、血小板计数 < 10 万/mm^3、妊娠、细菌性心内膜炎、严重肝肾功能不全、糖尿病出血性视网膜病变、出血性疾病等。对于大面积 PTE，因其对生命的威胁极大，上述绝对禁忌证亦应被视为相对禁忌证。

常用的溶栓药物有尿激酶（UK）、链激酶（SK）和重组组织型纤溶酶原激活剂（rtPA），三者溶栓效果相仿，临床上可根据条件选用。rtPA 可能对血栓有较快的溶解作用。目前尚未确定完全适用于国人的溶栓药物剂量。以下方案与剂量主要参照欧美的推荐方案，供参考使用。

尿激酶负荷量 4 400 U/kg，静注 10 分钟，随后以 2 200 U/(kg · h)持续静滴 12 小时；另可考虑 2 小时溶栓方案：2 万 U/kg 持续静滴 2 小时。

链激酶负荷量 25 万 U，静注 30 分钟，随后以 10 万 U/h 持续静滴 24 小时。链激酶具有抗原性，故用药前需肌注苯海拉明或地塞米松，以防止过敏反应。

rtPA 50 ~ 100 mg 持续静滴 2 小时。使用尿激酶、链激酶溶栓期间勿同用肝素。对以 rtPA 溶栓时是否须停用肝素无特殊要求。

溶栓治疗结束后，应每 24 小时测定一次凝血酶原时间（PT）或活化部分凝血激酶时间（APTT），当其水平低于正常值的 2 倍，即应重新开始规范的肝素治疗。溶栓后应注意对临床及相关辅助检查情况进行动态观察，评估溶栓疗效。

（5）抗凝治疗：为 PTE 和 DVT 的基本治疗方法，可以有效地防止血栓再形成和复发，同时，机体自身纤溶机制溶解已形成的血栓。目前临床上应用的抗凝药物主要有普通肝素（以下简称肝素）、低分子量肝素和华法林。一般认为，抗血小板药物的抗凝作用尚不能满足 PTE 或 DVT 的抗凝要求。临床疑诊 PTE 时，即可安排使用肝素或低分子量肝素进行有效的抗凝治疗。

应用肝素/低分子量肝素前，应测定基础 APTT、PT 及血常规（含血小板计数、血红蛋白），注意是否存在抗凝的禁忌证，如活动性出血、凝血功能障碍、血小板减少、未予控制的严重高血压等。对于确诊的 PTE 病例，大部分禁忌证属相对禁忌证。

1）肝素的推荐用法（供参考）：予 2 000 ~ 5 000 U 或按 80 U/kg 静注，继之以 18 U/(kg · h)持续静滴。在开始治疗后的最初 24 小时内每 4 ~ 6 小时测定 APTT，根据 APTT 调整剂量，尽快使 APTT 达到并维持于正常值的 1.5 ~ 2.5 倍。达稳定治疗水平后，改为每天上午测定 1 次 APTT。使用肝素抗凝务求达到有效水平。若抗凝不充分，将严重影响疗效并可导致血栓复发率的显著增高。肝素亦可用皮下注射方式给药。一般先予静注负荷量 2 000 ~ 5 000 U，然后按 250 U/kg 剂量，每 12 小时皮下注射 1 次。调整注射剂量使注射后 6 ~ 8 小时的 APTT 达到治疗水平。肝素治疗前常用的监测指标是 APTT。APTT 为一种普通凝血状况的检查，并不是总能可靠地反映血浆肝素水平或抗栓活性。对这一情况须加注意。若有条件测定血浆肝素水平，使之维持在 0.2 ~ 0.4 U/mL（鱼精蛋白硫酸盐测定法）或 0.3 ~ 0.6 U/mL（酰胺分解测定法），可能为一种更好的调整肝素治疗的方法。各单位实验室亦可预先测定在本实验室中与血浆肝素的上述治疗水平相对应的 APTT 值，作为调整肝素剂量的依据。

因可能出现肝素诱发的血小板减少症（HIT），故在使用肝素的第 3 ~ 5 天必须复查血小板计数。若较长时间使用肝素，尚应在第 7 ~ 10 天和 14 天复查。HIT 很少于肝素治疗的 2 周后出现。若出现血小板迅速或持续降低达30%以上，或血小板计数<10万/mm^3，应停用肝素。一般在停用肝素后10天内血小板开始逐渐恢复。须注意HIT可能会伴发PTE和DVT的进展或复发。当血栓复发的风险很大而又必须停用肝素时，可考虑放置下腔静脉滤器，但须警惕滤器处合并腔静脉血栓。

2）低分子量肝素（LMWH）的推荐用法：根据体重给药（anti－Xa，U/kg或mg/kg。不同低分子量肝素的剂量不同，详见下文），1～2/d，皮下注射。对于大多数病例，按体重给药是有效的，不需要监测APTT和调整剂量，但对过度肥胖者或妊娠妇女，宜监测血浆抗Xa因子活性，并据以调整剂量。由于不需要监测和出血的发生率较低，低分子量肝素尚可用于在院外治疗PTE和DVT。低分子量肝素与普通肝素的抗凝作用相仿，但低分子量肝素引起出血和HIT的发生率低。除无须常规监测APTT外，在应用低分子量肝素的前5～7天内亦无须监测血小板数量。当疗程长于7天时，须开始每隔2～3天检查血小板计数。

3）重组水蛭素和其他小分子血栓抑制剂：重组水蛭素较肝素抗凝作用更为有效。对合并有血小板减少的PTE病例，可使用重组水蛭素和其他小分子血栓抑制剂抗凝。一般先予重组水蛭素抗凝，直到血小板数升至10万/mm^3时再予华法林治疗。

4）华法林：在肝素和（或）低分子量肝素开始应用后的第1～3天内加用口服抗凝剂华法林，初始剂量为3.0～50 mg/d。由于华法林需要数天方能发挥全部作用，因此，与肝素须至少重叠应用4～5天，当连续2天测定的国际标准化比率（INR）达到2.5（2.0～3.0）时，或PT延长至1.5～2.5倍时，即可停止使用肝素和（或）低分子量肝素，单独口服华法林治疗。应根据INR或PT调节华法林的剂量。在达到治疗水平前，应每日测定INR，其后2周每周监测2～3次，以后根据INR的稳定情况每周监测1次或更少。若行长期治疗，约每4周测定INR并调整华法林剂量1次。

（6）肺动脉血栓摘除术：适用于经积极的保守治疗无效的紧急情况，要求医疗单位有施行手术的条件和经验。患者应符合以下标准：①大面积PTE，肺动脉主干或主要分支次全堵塞，不合并固定性肺动脉高压者（尽可能通过血管造影确诊）。②有溶栓禁忌证者。③经溶栓和其他积极的内科治疗无效者。

（7）经静脉导管碎解和抽吸血栓：用导管碎解和抽吸肺动脉内巨大血栓或行球囊血管成形，同时还可进行局部小剂量溶栓。适应证有肺动脉主干或主要分支大面积PTE并存在以下情况者：有溶栓和抗凝治疗禁忌、经溶栓或积极的内科治疗无效、缺乏手术条件。

（8）静脉滤器：为防止下肢深静脉大块血栓再次脱落阻塞肺动脉，可于下腔静脉安装滤器。适用于下肢近端静脉血栓，而抗凝治疗禁忌或有出血并发症；经充分抗凝而仍反复发生PTE伴血流动力学变化的大面积PTE；近端大块血栓溶栓治疗前；伴有肺动脉高压的慢性反复性PTE；行肺动脉血栓切除术或肺动脉血栓内膜剥脱术的病例。对于上肢DVT病例还可应用上腔静脉滤器。置入滤器后，如无禁忌证，宜长期口服华法林抗凝，定期复查有无滤器上血栓形成。

2. 慢性栓塞性肺动脉高压的治疗

（1）严重的慢性栓塞性肺动脉高压病例，若阻塞部位处于手术可及的肺动脉近端，可考虑行肺动脉血栓内膜剥脱术。

（2）介入治疗：球囊扩张肺动脉成形术，已有报道，但经验尚少。

（3）口服华法林可以防止肺动脉血栓再形成和抑制肺动脉高压进一步发展。使用方法为：3.0～5.0 mg/d，根据INR调整剂量，保持INR为2.0～3.0。

（4）存在反复下肢深静脉血栓脱落者，可放置下腔静脉滤器。

（5）使用血管扩张剂降低肺动脉压力，治疗心力衰竭。

六、预防

对存在发生 DVT－PTE 危险因素的病例，宜根据临床情况采用相应预防措施。采用的主要方法：机械预防措施，包括加压弹力袜、间歇序贯充气泵和下腔静脉滤器；药物预防措施，包括小剂量肝素皮下注射、低分子量肝素和华法林。对重点高危人群，包括普通外科、妇产科、泌尿外科、骨科（人工股骨头置换术、人工膝关节置换术、髋部骨折等）、神经外科、创伤、急性脊髓损伤、急性心肌梗死、缺血性卒中、肿瘤、长期卧床、严重肺部疾病（慢性阻塞性肺疾病、肺间质疾病、原发性肺动脉高压等）的患者，根据病情轻重、年龄、是否合并其他危险因素等，来评估发生 DVT－PTE 的危险，制订相应的预防方案。建议各医院制订对上述病例的 DVT－PTE 预防常规并切实付诸实施。

七、预后

65 岁以上住院的肺栓塞患者死亡率为 21%。65 岁以上患有慢性心力衰竭、慢性梗阻性肺部疾病（COPD）、癌症、心肌梗死、脑卒中、髋骨骨折老年人并发肺栓塞时，死亡率大大增加。尽管肝素治疗能防止再栓塞，但年龄大于 65 岁肺栓塞患者的第 1 年复发率仍为 8%，死亡率为 39%（第 1 年内 21% 为住院期间死亡，18% 为其他）。

（邢梦芸）

第四节　老年睡眠呼吸暂停综合征

睡眠呼吸暂停综合征（sleep apnea syndrome，SAS）是指每夜 7 小时睡眠中呼吸暂停反复发作 30 次以上，每次呼吸暂停超过 10 秒，或睡眠呼吸暂停低通气指数（apnea hypopnea index，AHI）又称呼吸紊乱指数（respiratory disturbance index，RDI）即平均每 h 睡眠中呼吸暂停/低通气或呼吸紊乱的次数≥5。根据患者发病时呼吸气流和呼吸运动的变化，睡眠呼吸暂停事件分为：①阻塞型睡眠呼吸暂停（obstructive sleep apnea，OSA）：指睡眠时无口鼻气流，但存在胸腹式呼吸运动。②中枢型睡眠呼吸暂停（centre sleep apnea，CSA）：睡眠中间断出现既无口鼻气流，又无胸腹式呼吸运动。③混合型睡眠呼吸暂停（mixed sleep apnea，MSA）：指一次呼吸暂停过程中，开始时出现中枢型呼吸暂停，继之出现阻塞型呼吸暂停。老年 SAS 临床表现往往多样化，常以心脑血管疾病症状就诊，致使病情被延误。因此，应该引起我们的高度重视。

一、流行病学及老年 SAS 的特点

睡眠呼吸暂停综合征是一种常见且具有潜在危险的疾患，但直至 20 世纪七八十年代才逐渐受到临床医师的足够重视。近二十年来的流行病学调查资料显示，发达国家 SAS 的人群患病率为 0.7%～10.9%，男性高于女性。其中主要是阻塞型睡眠呼吸暂停低通气综合征（obstructive sleep apnea hypopnea syndrome，OSAHS），它是指睡眠过程中反复发生上气道狭窄或塌陷，引起打鼾和呼吸暂停或通气不足，并伴有低氧血症、高碳酸血症、睡眠结构紊乱及其所导致的一系列临床表现。OSAHS 的患病率欧美国家为 2%～4%，日本为 1.3%～4.2%。我国尚缺乏该病大规模临床流行病学资料，不同地区的调

查表明 OSAHS 的患病率为 1.2% ~4.3%。在对 1 200 多例拟诊 SAS 患者进行多导睡眠图（polysomnography，PSG）监测后发现，95%以上确诊为 OSAHS，其中绝大多数为男性。国内外 SAS 患病率差异较大的原因，主要与调查方法、诊断标准及检测仪器有关，也受被调查患者年龄、种族、地区及其他疾病的影响。SAS 的死亡率也较高，Partinen 等的一项回顾性研究显示，未经治疗的 SAS 患者 5 年病死率为 11% ~13%。Hej 等对 385 例未经治疗的 SAS 患者进行了 8 年随访，发现 AHI >20 者死亡率为 37%，显著高于 AHI <20 的 4%，而经气管切开术或经鼻持续气道正压通气（nC - PAP）治疗后病死率明显降低，死亡的主要原因是并发心血管疾病。

老年睡眠呼吸暂停综合征的特点：①患病率高，国外报道老年人群中 SAS 的患病率为 25.0% ~37.5%；兹书平等的流行病学资料表明我国 60 岁以上老年 SAS 的患病率也高达 20.1%，还有人报道我国中老年女性 SAS 的患病率为 11.1%。②老年患者夜间打鼾及憋醒的发生率明显降低，而夜间尿频的发生率明显增高。③老年 SAS 患者心脑血管及呼吸系统并发症明显增加，症状常常相互掩盖，可能会忽略原发 SAS 的存在。④老年 SAS 的严重程度（AHI）较中青年患者降低，并随着年龄增加 SAS 病情程度减轻，且夜间猝死的发生率降低。⑤老年 SAS 患者总睡眠时间和睡眠效率明显低于中青年 SAS 患者，而夜间睡眠觉醒程度较中青年 SAS 患者明显提高。

二、病因与发病机制

睡眠呼吸暂停综合征的真正病因目前尚未完全阐明，但不同类型睡眠呼吸暂停确具有各自的基础条件。

1. 阻塞性睡眠呼吸暂停　病因复杂，头面和鼻咽部的结构或形态异常及全身疾病均可导致阻塞性睡眠呼吸暂停。常见原因包括：鼻炎及鼻甲肥大、鼻中隔偏曲、鼻息肉、鼻咽部肿瘤、扁桃体肥大、咽壁肥厚、腺样体增殖、咽腔狭小、舌体肥大或舌根后坠、小颌畸形、肥胖及颈短粗、肢端肥大症、甲状腺功能低下、颈部肿物的压迫、咽部的异常如会厌水肿和声带麻痹等。由于存在上气道解剖性狭窄及异常，患者睡眠时神经系统张力降低，对上气道肌肉如腭肌、翼状肌、颌舌肌、咽肌、舌骨肌、腭帆张肌等引起咽腔开放肌肉的控制作用减弱，导致上气道软组织松弛及塌陷，加之吸气胸腔负压的作用，软腭、舌根坠入咽腔并造成上气道阻塞。此外，体液和内分泌紊乱可能促进其发生。老年 OSA 的发生可能还与年龄增加，使局部解剖改变包括软腭变长、咽部脂肪垫增厚、咽腔松弛、咽部气道周围骨结构形状的改变以及颏舌肌肌群对气压刺激反应降低等有关。

2. 中枢性睡眠呼吸暂停　引起中枢性睡眠呼吸暂停的病因不明，可能与下列神经系统和全身性疾病有关。如脑外伤、脊髓前侧切断术、双侧后侧脊髓病变、家族自主神经功能异常、糖尿病性神经病变、脑脊髓异常、枕骨大孔发育畸形、脊髓灰质炎、外侧延髓综合征、Shy - Drager 综合征、肌强直性营养不良、膈肌的病变、充血性心力衰竭及发作性睡眠猝倒综合征等。中枢性睡眠呼吸暂停的发病机理不清楚，可能与下列因素有关：①呼吸中枢受抑制。即由觉醒转入睡眠时，呼吸中枢对各种不同刺激（如低氧和/或高碳酸血症等）的反应性减低。②睡眠时呼吸调控系统紊乱和呼吸神经肌肉器官失去控制。③呼气与吸气转换机制异常。④反射性呼吸中枢受抑制等。老年 CSA 的发生率明显增加，这可能与衰老使中枢神经系统兴奋性降低，致使对呼吸运动调节作用降低密切相关。

3. 混合性睡眠呼吸暂停　主要见于严重肥胖者，目前倾向于不将其单独分类。

三、病理生理

睡眠呼吸暂停综合征的特征是睡眠中反复发生呼吸暂停－窒息和觉醒。每夜呼吸暂停少则几十次，多者数百次，短者持续10～20秒，长则持续1～3分钟，严重者总呼吸暂停时间超过睡眠呼吸时间，短时间内甚至是后者的2倍以上。结果导致反复发作的低氧血症及高碳酸血症，血氧饱和度（SaO_2）最低可降至50%以下，持续时间达30～40秒。严重的低氧血症和持续的高碳酸血症及pH值改变产生一系列病理生理改变。如缺氧使交感神经兴奋性增强，儿茶酚胺、肾素－血管紧张素和内皮素分泌增加，血管收缩引起高血压、肺动脉高压和右心衰竭；心肌缺血和心肌兴奋性增强导致心律失常甚至猝死；反复缺氧产生继发性红细胞增多及血液黏稠度增加，引起血液流变学改变；缺氧引起的代谢紊乱易诱发糖尿病；肾脏缺氧影响其重吸收功能，导致夜尿增加；反复憋醒，使睡眠成片段，尤其是深睡眠明显减少或缺乏，导致精神神经行为异常。还可引起内分泌功能紊乱、神经调节功能失调继发全身多系统病变。

四、临床特点

1. 常见症状及体征

（1）夜间打鼾：是SAS尤其是OSAHS最常见的一种临床症状，发生率达100%。患者的鼾声为间断性，音调高低不一。表现为入睡－打鼾－呼吸暂停－憋醒。打鼾产生的原因，是患者上气道解剖狭窄或畸形、神经和肌肉病变，睡眠时气道某一部位出现塌陷或阻塞，吸气时阻力增高，负压增大形成涡流，导致软腭及其邻近组织震颤而发出的声音。

（2）白天嗜睡：也是OSAHS患者较突出的症状，中度以上OSAHS患者白天嗜睡的发生率达80%以上。这是由于患者夜间反复被憋醒，睡眠结构紊乱，浅睡眠时间延长，深睡眠时间减少或缺乏所致。正常人快动眼（REM）睡眠占20%～25%；非快动眼（NREM）睡眠占75%～80%，其中Ⅰ、Ⅱ期深睡眠占20%。SAS患者的突出表现为Ⅰ、Ⅱ期睡眠减少甚至为零。夜间睡眠质量差，真正睡眠时间不足，导致患者白天嗜睡。轻者长时间安静状态如乘车、看电视、读书阅报时打瞌睡，严重者与人谈话或白天活动时亦嗜睡，甚至丧失工作能力，还有人因嗜睡骑自行车摔倒，驾驶汽车发生车祸，操作机器出现事故。

（3）晨起头痛、头晕、乏力、记忆力下降、反应迟钝及性格急躁等。产生的原因：①睡眠不足。②夜间睡眠时低氧血症和高碳酸血症使脑血管扩张的结果。③长期缺氧对中枢神经系统的损害。

（4）肥胖、面色深红、口唇紫黑、眼睛充血、颈围粗、小颌，鼻甲、扁桃体及舌体肥大等。这些均是OSAHS患者的常见体征。

2. 呼吸系统表现　SAS患者呼吸中枢和呼吸肌功能失调，引起肺换气不足，可引起呼吸困难、发绀、抽搐、肺水肿、低氧血症和高碳酸血症；若呼吸暂停时间长或频率高，可出现急性呼吸衰竭；反复发生的呼吸暂停及缺氧易造成肺动脉高压，久而久之导致右心室肥厚而发生肺心病。OSAHS患者可并发夜间哮喘，且发作前常有严重打鼾和呼吸暂停症状，哮喘发作可能与呼吸暂停刺激喉、声门处的神经受体导致反射性支气管收缩和高反应性有关。还应注意重叠综合征（over－lap syndrome），即OSAHS与COPD并存。据报道大约40% COPD患者为重叠综合征。这类患者由于合并上气道阻塞，低氧血症往往更严重，夜间单纯鼻导管氧疗效果差。临床上如发现COPD患者睡眠时打鼾、白天嗜睡，应及早明确是否合并OSAHS。

3. 心血管系统表现　OSAHS患者常以心血管系统异常表现作为首发症状和体征。近年来很多研究表明，OSAHS 是高血压和冠心病的独立危险因素，还可导致心力衰竭、心律失常和夜间心源性猝死。老年 OSAHS 患者心血管疾病的患病率明显增加。

（1）高血压：国外研究表明 OSAHS 患者高血压的发生率为 40% ~60%，而高血压人群中 OSAHS 的发生率在 20% ~45%，OSAHS 是高血压病的独立危险因素。另外，OSAHS 患者血压失去正常昼夜节律，夜间血压呈“非勺型”改变。血压增高和昼夜节律改变的主要机制是：呼吸暂停所致的缺氧，使交感神经兴奋性增强，儿茶酚胺等收缩血管物质分泌增加，引起外周血管收缩，导致血压升高。这种特殊类型的高血压，常用降压药物治疗效果不佳，早期有效治疗 OSAHS 可使血压恢复正常。

（2）冠心病：OSAHS 患者易发生冠心病已被流行病学调查所证实。Maekawa 等报道，OSAHS 患冠心病的相对危险性是正常人的 1.2 ~6.9 倍，35% ~40% 冠心病者 AHI≥10。一项 5 年随访研究表明，AHI 是预测冠心病死亡的一项独立指标。OSAHS 患者易发生夜间心绞痛和心肌梗死。其机制是：①缺氧使冠状动脉内皮损伤，脂质易于沉积在内膜下。②OS - AHS 患者红细胞增多，血液黏度增加，血流缓慢，血小板易在受损内膜表面聚集产生血栓，引起冠脉狭窄和闭塞。③OSAHS 患者多数合并肥胖、脂质代谢紊乱、血压升高等冠心病易患因素。

（3）其他：OSAHS 患者心衰的发生率也增加，尤其是与许多原因不明的左右心力衰竭有关。OS-AHS 患者中 80% 有明显的心动过缓和室性早搏，10% 易发生房室传导阻滞。这可能与 OSAHS 患者夜间 SaO_2 降低有关。

4. 神经系统表现　国外研究发现，鼾症是脑中风的危险因素，而 OSAHS 的相关性更加显著。OS-AHS 易引起脑动脉硬化、血液黏度增高和血流缓慢；此外夜间反复发生的低氧使血小板聚集性增强，因此容易诱发夜间缺血性脑中风。痴呆症可能与呼吸暂停引起严重低氧血症，导致大脑半球特别是皮层和皮层下功能损害有关。我们已经观察到部分老年 OSAHS 患者首次住院的原因是脑出血。

5. 肾脏及内分泌表现　OSAHS 患者夜间肾肌酐清除率降低，肾浓缩功能减退，夜尿增多；还可引起糖代谢紊乱，糖耐量降低，非胰岛素依赖型糖尿病发病率增高。这可能是低氧使肝糖原释放增多，糖有氧酵解减少及肥胖使胰岛功能相对不足的缘故。此外，OSAHS 还可表现为性功能障碍，尤其是男性肥胖者更为突出。

五、诊断与鉴别诊断

1. 临床诊断　根据患者睡眠时打鼾伴呼吸暂停，白天嗜睡、身体肥胖、颈围粗及其他临床表现，即可以做出临床初步诊断。

2. 多导睡眠图　目前认为 PSG 是诊断 OSAHS 的“金标准”，并且能确定 SAS 程度和类型。2002 年中华医学会呼吸病学分会睡眠呼吸疾病学组颁布的 OSAHS 诊断标准：轻度 AHI 5 ~20，最低 SaO_2 85% ~89%；中度 AHI 21 ~40，最低 SaO_2 80% ~84%；重度 AHI >40，最低 SaO_2 <80%。一般认为老年 SAS 的诊断标准是 AHI >10。

3. 鉴别诊断　主要应与其他引起白天嗜睡的疾病相鉴别。如发作性睡病、不宁腿综合征和睡眠中周期性腿动综合征等。依据患病发病的年龄、病史和临床表现，结合查体及 PSG 监测结果可予以鉴别。

4. 病因诊断　对已确诊的 OSAHS，尚须进一步明确其病因，以便选择最佳治疗方案。如耳鼻咽喉及口腔检查，明确有无局部解剖和发育异常、增生和肿瘤及疾病。头颈部 X 线照片、CT 和 MRI 测定咽腔横断面积，了解上气道有无解剖性狭窄及其部位。纤维内窥镜能直接观察上气道是否狭窄、有无肿瘤及疾病。

六、治疗要点

睡眠呼吸暂停综合征的治疗目的：一是消除呼吸暂停，恢复夜间正常呼吸节律；二是预防和治疗并发症；三是改善临床表现，降低死亡率。治疗原则应根据睡眠呼吸暂停的原因、程度和类型采用相应的治疗方法。

1. 一般治疗　应减肥、戒酒、侧卧位休息及氧疗。减肥能使咽部脂肪沉积减少，增加咽腔的横截面积，因而能有效地减少呼吸暂停次数，提高血氧饱和度，改善临床症状。据报道，OSAHS 患者体重减轻 10%，睡眠呼吸暂停次数减少近 50%。大量饮酒能抑制呼吸中枢，使咽腔肌肉松弛和舌根后坠，加重呼吸暂停，甚至诱发夜间猝死。因此避免饮酒特别是睡前饮酒对 OSAHS 治疗起重要作用。体位与某些 OSAHS 患者关系密切，仰卧位时 AHI 显著增加，侧卧位休息能够减轻病情。夜间氧疗对 CSA 有一定的效果。

2. 药物治疗　甲状腺素片对甲状腺功能低下引起的 OSAHS 有较好的治疗作用。增加上气道开放，减低上气道阻力的药物，如鼻塞患者夜间睡前滴用血管收缩剂能够降低睡眠呼吸暂停的次数 6 服用神经呼吸刺激剂，如普罗替林 10 mg，1～2/d，安宫黄体酮 20 mg，3/d，乙酰唑胺 125～250 mg，2～4/d 也能减轻夜间呼吸暂停和缺氧。还有茶碱、烟碱、血管紧张素转换酶抑制剂等，这些药物对 CSA 和 MSA 有一定的效果。此外，还可采用中医中药治疗。但目前认为多数药物的治疗效果尚不肯定。

3. 经鼻持续气道内正压通气（nCPAP）治疗　睡眠呼吸暂停综合征发生的主要机制是各种原因所致的上气道阻塞，尤其是胸腔负压引起的咽腔塌陷。nCPAP 治疗是由呼吸机送出设定的持续正压气流，通过鼻腔进入咽部至患者的上呼吸道，持续而稳定的正压空气，能防止患者睡眠时气道塌陷，保证呼吸道通畅。nCPAP 治疗 1981 年由 Sullivan 首次用于临床，至今已有 20 余年的历史，它能够消除夜间打鼾和睡眠呼吸暂停，纠正低氧血症，显著改善临床症状及预后。目前认为它是治疗 OSAHS，特别是中重度 OSAHS 及中枢性呼吸暂停的最有效治疗方法，也是治疗 OSAHS 的内科首选措施，并具有无创、高效、可携机回家长期治疗等优点，长期应用的依从性也达 80% 以上。近年来又相继推出了自动压力调节型持续气道正压通气（Auto－CPAP）和双水平气道正压通气（BiPAP）治疗机，前者是根据患者夜间睡眠时呼吸道阻力变化自动调节治疗压力，使患者平均治疗压力下降，舒适性增加；后者能供给患者两个不同水平的压力，吸气时提供一个较高水平的正压，帮助患者顺利吸气；呼气时提供患者一个较低水平正压，阻力减小，舒适性增加。这在一定程度上顺应了气道阻力的变化，提高了患者的依从性。鉴于老年 SAS 患者 CSA 多见，常并发心力衰竭和心律失常以及耐受性较差，建议采用 BiPAP 或 Auto－CPAP 呼吸机治疗。缺点是这类机器价格较贵。

4. 手术治疗　手术是治疗 OSAHS 的有效方法，手术效果与适应证的选择及手术方式有直接关系，多数文献报道的效果为 50%～60%。上气道有局限性阻塞，如鼻息肉、鼻甲肥大、扁桃体和增殖体肥大引起的 OSAHS，手术治疗的效果明显。常用手术方法包括：悬雍垂腭咽成形术、改良悬雍垂腭咽成形术、舌骨悬吊和下颌骨成形术、鼻甲切除和（或）鼻中隔矫正术、气管切开术等。老年 OSAHS 多因中枢神经系统兴奋性降低和咽部肌肉松弛所致，故手术治疗效果不佳。

5. 医疗装置　不同医疗装置对特定的 SAS 有一定效果，主要有：睡球、鼻扩张器、口腔矫正器、舌位置保持器、下颌畸形矫治器、膈肌起搏器等。医疗装置应在专业医生指导下，根据患者具体情况选用。

（邢梦芸）

第五节　老年呼吸衰竭

呼吸衰竭（respiratory failure）是指各种原因所致的肺通气和（或）换气功能严重障碍，以致不能进行有效气体交换，导致动脉血氧分压降低或伴动脉血二氧化碳分压增高，并引起一系列生理功能和代谢紊乱的临床综合征。根据起病和发展的急缓，临床上将呼吸衰竭分为急性和慢性两类。急性呼吸衰竭起病急骤，病情发展迅速，往往需要及时救治。慢性呼吸衰竭主要继发于COPD和睡眠呼吸暂停综合征等慢性疾病。呼吸衰竭按病理生理和血气变化又分为两种类型，Ⅰ型呼吸衰竭或换气障碍型呼吸衰竭：此型呼吸衰竭仅有缺氧，即动脉血氧分压（PaO_2）<60 mmHg，二氧化碳分压（$PaCO_2$）正常或降低；Ⅱ型呼吸衰竭或通气障碍型呼吸衰竭；此型呼吸衰竭既有缺氧（PaO_2<60 mmHg），又有二氧化碳潴留（$PaCO_2$>50 mmHg）。老年慢性呼吸衰竭多为Ⅱ型呼吸衰竭（通气衰竭）。老年呼吸衰竭的发病机制与一般人群并无明显差别，但老年人由于身体各系统功能降低，常并存多种疾病，尤其是呼吸系统解剖生理及免疫功能随增龄而衰退，故老年呼吸衰竭发病率和死亡率均随增龄而增加。

一、老年呼吸衰竭发病增高的原因和常见病因

1. 呼吸系统解剖生理的退化性改变　老龄化过程中，呼吸系统解剖和生理也随增龄发生退化性改变。呼吸力学、呼吸中枢和呼吸肌肌力等的老化是老年呼吸衰竭发病率升高的基础。如同种病原、相同部位和范围的肺部感染，非老年患者很少并发呼吸衰竭；而老年人特别是高龄患者，急性呼吸衰竭常是肺部病变的首发临床表现。

2. 影响外呼吸的因素增加　凡能阻碍空气与肺内血液进行气体交换（即外呼吸）的任何因素均可引起呼吸衰竭。老年人因免疫功能低下，肿瘤、感染及自身免疫等疾病的易感性均比非老年人高。患COPD的老年人常因上呼吸道感染诱发或加重呼吸衰竭；有缺血性心脏病的老年人常在左心衰竭并发肺水肿时合并呼吸衰竭；中枢神经系统肿瘤、出血及感染等引起急性呼吸衰竭，也以老年人居多。

3. 老年呼吸衰竭的常见病因　老年呼吸衰竭的病因和构成比国内外的报道不尽相同，这可能与各医疗单位的条件、患者的疾病情况和年龄不同有关，但主要是下列疾病：肺部感染和吸入性肺炎、COPD基础上的急性加重、哮喘急性发作期、急性心源性肺水肿及心脏骤停复苏等。

二、临床表现

1. 常见临床表现　老年呼吸衰竭的临床表现无特异性，主要是基础疾病、低氧血症、高碳酸血症及呼吸衰竭并发症的表现。其中呼吸困难是临床最早出现的症状，主要是机体缺氧所致。缺氧还常引起中枢神经系统和心血管系统功能异常，如判断力障碍、运动功能失常等。当血液中还原血红蛋白绝对值超过50 g/L，一般就可以出现发绀体征。当二氧化碳潴留时，患者会出现头痛、心率增快、血压增高、烦躁、谵妄、反应迟钝、嗜睡、意识混乱、抽搐、外周血管和眼结膜充血、扑翼样震颤等。

2. 老年慢性呼吸衰竭的临床特点　老年人各脏器老化，尤其是存在慢性肺部疾病时，使其临床表现不够典型。咳嗽轻微，高龄老人可无咳嗽、咳痰。烦躁不安、反应迟钝或神志恍惚等神经系统症状常较突出。文献报道，老年人呼吸衰竭时呼吸困难的发生率仅45.5%，但意识障碍发生率明显较中青年人高。老年人易发生呼吸衰竭，资料表明从基础疾病并发呼吸衰竭老年人为63%，中青年为57%，甚

至不少老年患者急性呼吸衰竭是首发症状，而且对缺氧和二氧化碳潴留耐受。由于长年生存在低氧和高碳酸血症状态下，容易引起胃肠黏膜糜烂、小血管坏死和急性溃疡等病变；红细胞增多，血液处于高黏、高聚和高凝状态；一旦出现应激反应如严重感染，易合并多脏器功能衰竭。

三、诊断

老年呼吸衰竭的主要诊断依据：

1. 有呼吸系统疾病或其他导致呼吸衰竭的病史。

2. 有与缺氧和二氧化碳潴留相关的临床表现。

3. 血气分析是主要诊断依据。静息状态下相当于海平面呼吸空气时，$PaO_2 < 60$ mmHg，$PaCO_2$ 正常或略低为Ⅰ型呼吸衰竭；$PaO_2 < 60$ mmHg，伴有 $PaCO_2 > 50$ mmHg 时为Ⅱ型呼吸衰竭。

老年呼吸衰竭发展迅猛，死亡率极高。降低死亡率的关键在于早期诊断和早期治疗。因此，不仅要诊断呼吸衰竭是否存在，还要判断呼吸衰竭的性质，明确是急性呼吸衰竭还是慢性呼吸衰竭急性发作及产生呼吸衰竭的原因，并结合呼吸衰竭的类型，及时采取正确的治疗措施。

四、治疗

对老年急性呼吸衰竭或慢性呼吸衰竭急性发作应争分夺秒，采取积极、果断、正确的治疗措施。治疗原则包括保持呼吸道通畅，改善缺氧和二氧化碳潴留，必要时采用机械通气；纠正酸碱和水电解质失衡所致的代谢功能紊乱；尽快去除或控制引起呼吸衰竭的肺部或肺外致病原因；营养支持和积极防治并发症。

1. 保持呼吸道通畅　呼吸道通畅是氧疗和改善通气的基础。老年患者气道黏膜纤毛清除功能下降，且常伴发 COPD，使气道分泌增加，合并感染时痰量增多更明显。而老年患者的咽反射降低、咳嗽反射迟钝、呼吸肌无力，主动排痰能力下降。痰液在呼吸道的淤阻是诱发和加重呼吸衰竭的主要因素。应鼓励患者咳嗽、积极拍击背部、采取物理治疗等排痰措施，痰液黏稠时可雾化吸入或应用化痰药物，并及时用导管接负压吸引清除痰液和口腔分泌物，支气管痉挛者应尽快用药物解除，纤维支气管镜能有效吸出气道内的分泌物。必要时经鼻气管插管或气管切开，建立人工气道。

2. 单纯氧疗　氧疗是呼吸衰竭治疗的重要手段之一。它通过提高吸入氧浓度以增加肺泡氧分压和氧弥散能力，达到提高动脉血氧分压和血氧饱和度，从而改善组织缺氧，确保重要器官的氧气充足供应。治疗呼吸衰竭时，以动脉血氧饱和度超过 90%（PaO_2 60 mmHg）作为吸入氧浓度的最低标准。低流量（1～4 L/min）给氧一般采用鼻导管吸入，面罩给氧通常是较高浓度供氧的方式。对于 COPD 所致的Ⅱ型呼吸衰竭，一般应用鼻导管低流量（1～2 L/min）氧气吸入治疗。

3. 呼吸兴奋剂的应用　呼吸中枢兴奋性降低和呼吸肌无力是老年呼吸衰竭的重要原因。呼吸兴奋剂能够刺激呼吸中枢或外周化学感受器，通过增强呼吸中枢驱动，增加呼吸频率和潮气量，达到改善通气、减轻缺氧和排除二氧化碳的目的。但呼吸兴奋剂增加通气量的同时也增加呼吸功，故通气量增加的效应可能被抵消。因此，只有在保证气道通畅、消除肺间质水肿、控制感染等措施的同时，适量应用呼吸兴奋剂（尼可刹米、多沙普仑等）才能取得一定效果。如果长期应用使呼吸肌疲劳，则得不偿失。

4. 机械通气　机械通气是治疗老年呼吸衰竭的一种重要方法。治疗效果主要取决于医务人员对适应证的选择、采用机械通气的时机、使用呼吸机的熟练程度及是否掌握患者的病情、病理生理变化等。合理地应用机械通气能改善患者缺氧、纠正二氧化碳潴留和酸碱失衡及其代谢紊乱，挽救患者的生命。

（1）无创伤性正压通气（noninvasive positive pressure ventilation，NPPV）：呼吸机通过口鼻面罩或鼻面罩给予呼吸衰竭患者持续气道内正压通气支持，目前它已成为 COPD 患者高碳酸血症呼吸衰竭的一线治疗。许多研究表明，NPPV 可以避免或减少气管插管、缩短呼吸衰竭患者 ICU 的住院时间，特别是双水平气道正压通气（bilevel positive airway pressure，BiPAP）治疗的效果更好，BiPAP 呼吸机能提供两个不同水平的压力辅助患者呼吸，即吸气时提供一个较高水平的正压（IPAP），帮助患者克服气道阻力和胸廓回缩弹力，不费劲地吸入充足的潮气量，减少呼吸功并降低氧耗量；呼气时提供患者一个较低水平正压（EPAP），减小呼气阻力，使患者轻易呼出气体，舒适性更好，且具有呼吸同步功能和足够的漏气补偿功能，维持输出压力的稳定。此外，EPAP 相当于呼气末正压（PEEP）的作用，能防止肺泡萎陷，使血气得到进一步交换，从而达到纠正呼吸衰竭，提高血氧分压、血氧饱和度和改善组织细胞缺氧，获得单纯氧疗无法达到的效果。老年 COPD 合并Ⅱ型呼吸衰竭者使用 BiPAP 呼吸机具有无创、简单、易接受等优点，适合早、中期呼吸衰竭患者使用，可以减少肺性脑病等晚期呼吸衰竭并发症的发生率，降低病死率，缩短住院时间。在使用 BiPAP 呼吸机过程中，患者除有咽干、轻微局部压迫不适症状外无其他副作用。但是，BiPAP 呼吸机对于支气管和肺部感染严重、气道分泌物较多或气道有梗阻者不适用。BiPAP 呼吸机也存在气道湿化、吸痰引流不方便等缺点。临床发现无创正压通气效果不好时，应果断建立人工气道，行有创机械通气。

（2）建立人工气道：人工气道是指由口或鼻或气管插入导管，使吸入气不再经鼻咽等上气道而直接到达下气道和肺泡。建立人工气道包括气管插管和气管切开，也为老年呼吸衰竭吸痰提供了方便途径。气管插管的适应证为：①单纯氧疗后仍有低氧血症。②上气道阻塞。③气道保护受到损害。④不能有效清除气道分泌物。⑤呼吸性酸中毒。⑥呼吸停止。一般来说，紧急情况时优先选择经口气管插管而不使用经鼻气管插管。经口气管插管简易、快捷、创伤小，而经鼻气管插管则容易固定、留置时间长和便于口腔护理等。长时间需要人工气道时，需要行气管切开术。

（3）有创机械通气（invasive mechanical ventilation，IMV）：呼吸机通过气管插管或气管套管给予呼吸衰竭患者通气支持。有创机械通气的适应证为呼吸停止、急性高碳酸血症经治疗不能纠正者和严重的低氧血症。常用两种正压通气模式：①控制机械通气（controlled mechanical ventilation，CMV）或辅助/控制 A/C（assisted/controlled）：呼吸机不管患者自主呼吸情况如何，均按预调的通气参数为患者间歇正压通气（CMV）或患者自主吸气触发呼吸机供给间歇正压通气（A/C），主要用于无自主呼吸的患者。②同步间歇指令通气（synchro - nized intermittent mandatory ventilation，SIMV）：自主呼吸的次数和潮气量由患者控制，间隔一定时间行同步间歇正压通气即呼吸机设定潮气量和每分钟呼吸次数，患者可以进行额外呼吸。临床治疗呼吸衰竭采用的通气模式还有压力支持通气（pressure support ventilation，PSV）、压力控制通气（pressure control ventilation，PCV）和持续正压通气（continuous positive airway pressure，CPAP）等。

COPD 患者合并Ⅱ型呼吸衰竭，经吸氧、内科药物治疗呼吸衰竭不能改善，或高碳酸血症继续恶化且并发酸中毒与意识障碍时常需要有创机械通气治疗。呼吸微弱者实施机械通气应采用 A/C 模式，有一定呼吸力量者可使用 PSV + SIMV 模式，在短时间内（2 ~ 4 小时）排出体内潴留的 CO_2，并解除机体的缺氧状态，迅速扭转病情恶化的趋势。有些 COPD 患者因气道阻力增加致呼气末气道陷闭和肺的弹性回缩力减弱，使呼气末肺泡内滞留的气体形成一定正压，即内源性呼吸末正压（PEEPi）。有资料表明，COPD 在缓解期与发作期均存在 PEEPi，其压力范围大致在 1 ~ 19 cmH_2O，机械通气时可用 PEEP 以对抗 PEEPi，减少患者的呼吸功耗。

（4）有创与无创（无创与有创）通气的序贯治疗：近年来在治疗呼吸衰竭尤其是老年呼吸衰竭时常采用有创与无创通气的序贯治疗。即呼吸衰竭特别是 COPD 感染合并严重Ⅱ型呼吸衰竭时，应果断采用气管插管有创机械通气，争取 1 周或 10 天左右纠正呼吸衰竭及其诱因，在继发感染到来之前拔掉气管插管，改用面罩无创正压通气治疗。对老年呼吸衰竭患者更主张早期给予面罩无创正压通气治疗，多数患者在数天或 1 周内呼吸衰竭得到控制，停用呼吸机改为单纯氧疗，少数治疗效果不佳者再使用气管插管有创机械通气。

（5）机械通气的并发症：机械通气潜在的并发症不少。气管插管顶端移位进入主支气管可以导致对侧肺不张和插管侧的肺过度膨胀。气压伤（barotrauma）可以表现为皮下气肿、纵隔积气、胸膜下气肿、气胸，或全身性空气栓塞。由于肺泡过度膨胀引起微小的肺实质损伤是另外一种潜在的伤害，避免气压伤的策略是采用小潮气量或较高呼吸频率，有意维持低肺泡通气即“可容许的高碳酸血症”（permissive hypercapnia）。

急性呼吸性碱中毒多由过度通气引起。胸腔压升高引起的低血压是由于全身静脉返回到心脏的血液减少所致，多发生在使用 PEEP 的患者中。呼吸机相关性肺炎是呼吸机使用的另外一个严重并发症。这些都应该尽力避免。

（6）老年呼吸衰竭机械通气注意事项：老年人多患有阻塞性肺气肿、肺大泡和心血管疾病。所以，机械通气时应该采取：①小潮气量（6～8 mL/kg）、高呼吸频率（15～22/min）。②慎用 PEEP，需要时开始用 3～5 cmH_2O，每次酌情增加 2～3 cmH_2O。③恰当采用无创性正压通气治疗。④减少呼吸耗能，先用控制机械通气（CMV），然后改用部分通气支持（PSV + SIMV 或 SIMV）。

5. 纠正酸碱失衡和电解质紊乱　呼吸衰竭引起的酸碱失衡以呼吸性酸中毒最常见，主要依靠改善通气、促进二氧化碳排出来纠正。如果 pH 过低（$pH<7.2$ 时），或伴代谢性酸中毒时，应当适当补碱。电解质紊乱往往与酸碱失衡相互影响，最常见的电解质紊乱是低氯、低钾、高钾、低钠等。酸中毒时多为高钾，随着酸中毒的纠正则血钾减低。低钾、低氯时呈碱中毒，应根据病情变化及时调整。

6. 营养支持治疗　老年呼吸衰竭患者一般病程长，病情复杂，进食少，消耗大，存在一定程度营养不良，补充足够的营养非常重要。尽量通过肠道补充营养，亦可肠外补充营养。同时注意补充维生素和多种微量元素。

三大营养素分配及实施方法：糖按总能量的 50% 供给，但进食或输注过多的糖可产生 CO_2，呼吸时气体交换率增大，加重通气负担。蛋白质的供给量为至少每日每千克体重优质蛋白 1 g，热能比为 15%～20%，对于高分解代谢和营养不良患者须补给 2～3 g/（kg·d）优质蛋白。经过合理有效的营养支持，血清总蛋白和白蛋白升高，低蛋白血症得以纠正，机体的抵抗力和免疫力得到提高。老年呼吸衰竭患者的有效营养支持能明显减少感染和降低病死率，使临床治疗达到事半功倍的效果。

7. 病因治疗　老年呼吸衰竭常继发于其他疾病，因此积极治疗呼吸衰竭的同时，还要采取有效措施治疗原发疾病，尤其是各种感染。其中上呼吸道和肺部感染是呼吸衰竭的最常见诱因，非感染因素诱发的呼吸衰竭也很容易发生感染，控制感染几乎是所有老年呼吸衰竭都必须采用的措施。此外，因老年人机体免疫功能低下，早期、有效应用广谱强效抗生素就非常必要，但应注意避免二重感染。

8. 并发症的防治　治疗老年呼吸衰竭的同时，还应注意预防与缺氧相关的并发症。应激性急性胃肠黏膜损害可以通过给予硫糖铝、抗酸剂，或组胺 H_2 受体拮抗剂，或质子泵抑制剂来预防。但合并心衰时，应用强心剂要慎重且用量宜小。

五、预后

老年呼吸衰竭的预后主要由基础病情决定。因阿片或镇静剂过量引起的急性呼吸衰竭预后良好。因COPD引起的急性呼吸衰竭不需要插管和机械通气治疗的患者近期预后较好。ARDS或伴有败血症的呼吸衰竭患者预后极差，死亡率达90%。对老年人来讲，所有原因引起急性呼吸衰竭能撤机的存活率为62%，能出院的存活率达到43%，出院后1年存活率达到30%。

（弭娟娟）

第六节　老年肺血栓栓塞症

一、概述

肺血栓栓塞症（pulmonary thromboembolism，以下简称PTE）为来自静脉系统或右心的血栓阻塞肺动脉或其分支所致的疾病，以肺循环和呼吸功能障碍为其主要临床和病理生理特征。老年PTE发病率随年龄增加而增加，其临床症状、体征、D－二聚体、肺通气灌注扫描、胸部CT等表现不典型及伴随疾病增加，致使临床诊断困难，更容易漏诊和误诊。老年为特殊人群，溶栓及抗凝药物引起出血的风险高，溶栓指征、药物的剂量选择及抗凝时间均需要特殊考虑。

二、流行病学

肺动脉血栓栓塞症（PTE）是一致死性心肺疾病，其发病率随年龄的增加而上升，儿童患病率约为3%，60岁以上者可达20%。肺栓塞以50～60岁年龄段最多见，90%致死性肺栓塞发生在50岁以上。在美国每年新发VTE患者25万～30万例，其中1/3为PTE，2/3为DVT。PTE在国外发病率很高，美国每年约有60万～70万新发病例，在常见的心血管疾病中发病率仅次于冠心病和高血压，排列第三。每年与VTE相关的死亡患者估计30万例，其中7%诊断VTE并给予治疗，34%突发致死性肺栓塞，59%为检测PE。约2/3的患者是住院发生，1/3为社区发生。技术熟练的社区护理院居民是特殊的人群。根据最新资料，估计具有VTE危险因素的患者为13.4/100万，其中处于中危到高危外科患者占5.8/100万，其余7.6/100万为伴有心力衰竭、癌症、卒中的内科患者。这些数据提示必须按指南对住院患者进行VTE的预防。在欧洲，VTE同样是重要的医疗问题，法国、德国、西班牙、意大利、瑞士及英国估计每年PE相关死亡37万例，每年因VTE治疗产生的直接费用3亿多欧元。内科患者在常规尸体解剖中，PTE发现率为25%～30%，如用特殊的技术检查可达60%。

我国目前尚无准确PTE的流行病学资料。近年来，报道的PTE病例数有增多的趋势，一方面与我国临床工作者对PTE的认识水平提高，诊断技术、诊断水平提高，漏诊减少有关；另一方面，可能也反映了PTE的发病率升高。未经治疗的PTE病死率高达25%～30%，在临床死因中位于第三位，仅次于肿瘤和心肌梗死。如果诊断及时，得到正确的治疗，病死率可以降低至7%左右。PTE的临床表现多样，缺乏特异性，确诊需要特殊的检查技术，因此早期诊断尤为值得关注。

我国国内首次前瞻性多中心的老年内科住院患者VTE患病率与预防治疗现状调查，有效病例607例，结果显示患者90天内VTE患病率9.7%。其中PTE为1.9%；呼吸衰竭患者的VTE患病率为

16.4%，接受机械通气者为23.5%，位居各疾病之首；其次是急性脑梗死（15.6%）和急性感染性疾病（14.3%）。在ICU患者、脑卒中患者及心血管疾病患者中，VTE患病率分别为27.0%、21.7%和4.0%。在有VTE病史、静脉曲张、中心静脉置管和永久起搏器植入患者中VTE的患病率更高，分别是34.8%、20.5%、18.9%和17.6%。

三、危险因素

大多数PTE患者都存在危险因素。1856年Virchow认为静脉血液淤滞、静脉系统内皮损伤和血液高凝状态是导致静脉内血栓形成的3个主要因素。多种疾病可以通过这3种因素增加深静脉血栓形成的风险，从而使PTE的发病风险增加。易发生VTE的危险因素包括原发性和继发性两类。原发性危险因素由遗传变异引起，包括Ⅴ因子突变、蛋白C缺乏、蛋白S缺乏和抗凝血酶缺乏等（表5-5）。继发性危险因素是指后天获得的容易发生VTE的多种病理生理异常，包括骨折、创伤、手术、恶性肿瘤和口服避孕药等（表5-6）。上述危险因素可以单独存在，也可以同时存在，协同作用。年龄可作为独立的危险因素，随着年龄的增长，VTE的发病率逐渐增高。年龄可作为独立的危险因素，随着年龄的增长，VTE的发病率逐渐增高，心肌梗死、心力衰竭、恶性肿瘤等疾病增多，制动及疾病本身均可导致血液高凝状态，使老年肺栓塞发病率升高。Much等复习了1987年至2007年近20年老年肺栓塞30余篇英文文献危险因素分析，最主要危险因素为卧床（15%～67%）、DVT（15%～50%）、外科手术（5%～44%）、先前患有DVT或PE（18%～41%）、心力衰竭（5%～33%）、癌症（4%～32%），其余包括COPD（2%～27%）、卒中（3%～13.5%）及急性心肌梗死（3%～21%）（表5-7）。老年PE同一个患者可有多个危险因素并存，北京医院1 520例尸体解剖老年患者中，急性肺栓塞患者43例，危险因素为卧床43例，DVT 39例，恶性肿瘤42例，脑血管病17例，外科手术14例，COPD 11例，左心衰竭4例，肾衰合并肺炎3例及急性心肌梗死2例。

表5-5　深静脉血栓形成和肺血栓栓塞症的原发危险因素

深静脉血栓形成和肺血栓栓塞症的原发危险因素
抗凝血酶缺乏
先天性异常纤维蛋白原血症
血栓调节因子（thrombomodulin）异常
高同型半胱氨酸血症
抗心脂抗体综合征（anticardiolipin syndrome）
纤溶酶原激活物抑制因子过量
凝血酶原20210A基因变异
Ⅻ因子缺乏
Ⅴ因子Leiden突变（活性蛋白C抵抗）
纤溶酶原缺乏
纤溶酶原不良血症
蛋白S缺乏
蛋白C缺乏

表 5－6　深静脉血栓形成和肺血栓栓塞症的继发危险因素

深静脉血栓形成和肺血栓栓塞症的继发危险因素
创伤/骨折（尤其多见于髋部骨折和脊髓损伤）
髋部骨折（50%～75%）
脊髓损伤（50%～100%）
外科手术后（尤其多见于全髋关节置换或膝关节置换术后）
脑卒中
肾病综合征
中心静脉插管
慢性静脉功能不全
吸烟
妊娠/产褥期
血液黏滞度增高
血小板异常
克罗恩病（Crohn disease）
充血性心力衰竭
急性心肌梗死
恶性肿瘤
肿瘤静脉内化疗
肥胖
各种原因的制动/长期卧床
长途航空或乘车旅行
口服避孕药
真性红细胞增多症
巨球蛋白血症
植入人工假体
高龄

表 5－7　近 20 年英文文献老年肺血栓栓塞症的继发危险因素汇总

危险因素	发生比率范围（%）
卧床	15～67
DVT	15～50
恶性肿瘤	4～32
外科手术	5～44
充血性心力衰竭	5～33
先前患有 DVT 或 PE	18～41
脑卒中	3～13.5
急性心肌梗死	3～21
COPD	2～27

四、血栓来源

肺血栓栓塞症的血栓约 70%～90% 是深静脉血栓脱落后随血液循环进入肺动脉及其分支。原发部位以下肢深静脉为主，文献报告达 90% ~95%，如股、深股及髂外静脉。尤其是胸、腹部手术，患脑血管意外及急性心肌梗死的患者中 DVT 的发生率很高。急性心肌梗死患者中发生率约 15% ~20%，年龄大于 75 岁者尤为多见，伴肥胖、充血性心力衰竭及长期卧床者更易发生 DVT。盆腔静脉血栓是妇女 PTE 的重要来源，多发生于妇科手术、盆腔疾患等。极少数血栓来自右心室或右心房，肺动脉内发生血栓更为罕见。老年血栓来源比例由于检查条件限制未见报道，北京医院 43 例经尸体解剖的老年肺栓塞患者中，下肢静脉血栓 13 例，占 30.2%。右心房（心耳）血栓形成占 4.7%。肾静脉内血栓形成占 9.3%。非下肢静脉血栓 26 例，占 60.5%。说明老年人栓子的来源可能不是以下肢为主。临床应关注其他部位的血栓。

五、病理

PTE 可以发生于单侧，也可以发生于双侧，常见为双侧性、多发，下肺多于上肺，尤其好发于右下叶肺，约达 85%，与下叶血流较多有关。发生于肺动脉主干的较少（不足 10%）。肺内可见新鲜血栓和陈旧血栓，大小不等，从几毫米至数十厘米。可见血栓机化和血管内膜偏心性纤维化，血管腔内纤维间隔形成，隧道样再通。血管中层多数正常，或轻度增厚。当肺动脉主要分支受阻时，肺动脉扩张，右心室急剧扩大，静脉回流受阻，产生急性右心衰竭的病理表现。如果肺动脉内的血栓未能完全溶解或 PTE 反复发生，肺血管进行性闭塞致肺动脉高压，继而出现慢性肺源性心脏病。据尸检报告，引起慢性血栓栓塞性肺动脉高压（CTEPH）的发病率为 0.15%。肺梗死的组织学特征为肺泡出血、肺泡壁坏死，邻近肺组织水肿和不张，可有血性或浆液性胸腔积液。梗死处的坏死组织可以逐渐吸收，不留瘢痕或遗留少量条索状瘢痕。无心肺基础疾病的患者发生肺栓塞后，很少产生肺梗死，这主要是因为肺组织的氧供除来自肺动脉系统外，还可以来自支气管动脉系统和局部肺泡内气体。尸检中仅 10% ~15% 的 PTE 患者产生肺梗死。有慢性心、肺疾病时，肺梗死发生率高达 77%，慢性患者在梗死区或机化的部位可有毛细血管扩张形成的支气管动脉 - 肺动脉侧支吻合。

六、病理生理

静脉栓子形成后脱落引起肺动脉栓塞，栓子也可通过开放的卵圆孔或房间隔缺损进入左心房引起动脉系统血栓即矛盾栓塞（paradoxical embolism）。低危患者如腓肠肌静脉的血栓很少引起肺栓塞，但往往是矛盾栓塞的来源。肾静脉血栓尽管很少见，往往引起大面积肺栓塞。随着因长期营养和化疗而长期植入深静脉导管、安装起搏器以及内置心脏除颤器的增加，上肢静脉血栓形成逐渐增加，但很少引起肺栓塞。

肺血栓栓塞症所致病理生理改变及其严重程度受多种因素影响，包括栓子的大小和数量、多次栓塞的间隔时间、是否同时存在其他心肺疾病、个体反应的差异以及血栓溶解的快慢等。PTE 一旦发生，血管腔堵塞，血流减少或中断，引起不同程度的血流动力学及呼吸功能的改变，轻者可无任何变化；重者肺循环阻力突然增加，肺动脉压突然升高，心排血量急剧下降，患者出现休克，脑血管和冠脉血管供血不足，导致晕厥，甚至死亡。

较大的肺血栓栓塞可以引起反射性支气管痉挛，同时血栓可以引起多种生物活性物质的释放，也会促使气道收缩，增加气道阻力，引起呼吸困难。栓塞后肺泡表面活性物质分泌减少，肺泡萎缩，肺泡上皮通透性增加，引起肺水肿，影响肺换气功能。栓塞的肺组织血液灌注减少，通气没有减少，形成无效肺泡通气，而未栓塞的肺组织血液灌注增加，也会加重通气/血流比例失调。这些变化都会导致低氧血症、肺泡通气过度及肺顺应性下降。

肺血栓栓塞后，通过机械梗阻使肺动脉阻力增加，新鲜血栓表面覆盖的血小板脱颗粒释放腺嘌呤、肾上腺素、组胺、5-羟色胺、缓激肽、前列腺素及纤维蛋白降解产物等，刺激肺血管、气道、肺组织的受体，使肺动脉高压进一步增加，血液不能顺利通过肺循环进入左心，左心排血量降低，严重可导致休克、晕厥。

右心衰竭加重是 PE 死亡的常见原因，国际合作肺栓塞的注册登记（ICOPER）结果表明，超声心动图（UCG）检查发现右室功能异常且血压收缩压 >90 mmHg 的患者，与 3 个月死亡率增加一倍相关。肺血管阻力增加导致右心室室壁张力增加，进而引起右心室扩张和功能障碍。当心脏收缩末期左心室开始扩张后右心室持续收缩，结果导致室间隔突向并压迫正常的左心室。左心室收缩受损，室间隔移位，导致左心室舒张功能下降，最终左心室收缩时充盈减少。右心室室壁压力增加可以压迫冠状动脉，进而减少心内膜下的血流，限制心肌氧供，又可加重心肌缺血和右心室梗死。左心室充盈减少，导致左心排血量减少及动脉血压下降，由于冠状动脉充盈减少，加重心肌缺血，最终导致循环衰竭和患者死亡。

七、PE 的严重程度及危险分层

以往通常将肺灌注显像显示 50% 以上的肺无灌注或栓塞≥2 个肺叶动脉者，称为大面积 PE。但临床上我们经常能看到，既往无基础心肺疾病的 PE 患者，特别是年轻人，即使肺灌注显像显示 50% 以上的肺无灌注或栓塞≥2 个肺叶动脉，患者并无休克或低血压的表现；而既往有严重基础心肺疾病的患者，即使是较小的栓塞，堵塞 2～3 个肺段动脉，也会引起较严重的病理生理效应。因此，PE 发生后所产生的影响及后果不但取决于栓子的大小与肺动脉堵塞的程度、范围，也取决于栓塞速度、基础心肺功能状态、肺血管内皮的纤溶活性，被激活的血小板所释放的具有血管活性和致支气管痉挛的激素样物质的情况以及患者的年龄及全身健康状况等。因此，2000 年欧洲心脏协会（ESC）公布的急性 PE 诊断治疗指南中首次以血流动力学状态将 PE 分为大面积和非大面积。将伴有休克或低血压（收缩压 <90 mmHg，或收缩压下降≥40 mmHg 持续 15 分钟以上；除外新发生的心律失常、低血容量或败血症所致上述情况）的 PE 定义为大面积 PE，若不属于上述情况则诊断为非大面积 PE。非大面积 PE 中存在右心室运动减弱者命名为次大面积 PE。由于“大面积”“次大面积”“非大面积”PE 术语在临床实践中仍易使人与血栓的形状、分布及解剖学负荷联想在一起，引起混淆。因此，2008 年 ESC 新指南强调 PE 的严重程度应依据 PE 相关的早期死亡风险进行个体化评估，建议以高危、中危、低危替代以往“大面积”“次大面积”“非大面积”PE 术语。新术语的采用不仅反映了 PE 研究的最新进展，也更符合临床医疗的实际。

与 PE 早期死亡（即住院或 30 天病死率）相关的危险指标包括：临床指标（休克或低血压）、右心功能不全指标［超声心动图示右室扩大、运动减弱或压力负荷过重；螺旋 CT 示右室扩大；脑钠肽（BNP）或氨基末端脑钠肽前体（NT-proBNP）升高；右心导管检查右心压力增高］及心肌损伤标记物［心脏肌钙蛋白 T（TNT）或 I（TNI）（阳性）］。根据危险指标存在情况，将 PE 患者进行危险分层，在床旁快速区分高危及非高危 PE 患者（表5-8）。这种危险分层也用于疑诊 PE 的患者。危险分层将有助于针对不同的患者选择最佳的诊断措施及治疗方案。高危 PE 属威胁生命的急症（短期病死率 >15%），需要快速准确地诊断和有效治疗。非高危 PE 根据有无右心室功能不全和心肌损伤进一步分为中危和低危 PE（短期 PE 相关病死率 <1%）。目前国内外还没有针对老年肺栓塞的诊断危险分层，参照此危险分层。

表 5－8　根据预期的 PE 相关早期病死率进行危险分层

PE 相关的早期死亡风险	危险指标 临床表现	 右心室功能不全	 心肌损伤	处理
高危 >15%	+	（+）*	（+）*	溶栓或栓子切除
中危 3%～15%	－	+	+	住院治疗
		+	－	
		－	+	
低危 <1%	－	－	－	出院或院外治疗

注：* 只要存在休克或低血压，不必证实右室功能不全或心肌损伤的存在，即可将患者归为 PE 相关的早期死亡高风险一类。

八、临床表现

老年肺栓塞的临床表现是多样的，对诊断的敏感性和特异性都不高。临床病情的严重程度差异很大，轻度基本没有临床症状，重的可以发生猝死。临床病情的严重程度取决于栓子的大小和数量、多次栓塞的栓塞部位及间隔时间、是否同时存在其他心肺疾病、个体反应的差异及血栓溶解的快慢等。

Much 等复习了 1987 年至 2007 年近 20 年老年肺栓塞 30 余篇英文文献症状和体征的描述，其中呼吸困难及气促、心动过速、胸痛是老年 PE 的最主要的临床表现（表 5－9），与非老年人相似。

表 5－9　近 20 年英文文献老年肺血栓栓塞症的临床表现汇总

症状和体征	发生比率范围（%）
呼吸困难	59～91.5
心动过速	29～76
胸痛	26～57
呼吸急促	46～74
晕厥	8～62
休克	5～31
咳嗽	12～43
咯血	3～14

深静脉血栓的症状与体征：在注意 PTE 的相关症状和体征并考虑 PTE 诊断的同时，要注意发现是否存在 DVT，特别是下肢 DVT。下肢 DVT 主要表现为患肢肿胀、周径增粗、疼痛或压痛、浅静脉扩张、皮肤色素沉着、行走后患肢易疲劳或肿胀加重。约半数或以上的下肢深静脉血栓患者无自觉临床症状和明显体征。

九、实验室检查

（一）一般项目

WBC、血沉、乳酸脱氢酶、CPK、SGOT、胆红素可有升高，但对 PTE 的诊断无特异性。心肌酶谱检查有利于 PTE 与急性心肌梗死的鉴别诊断。

（二）动脉血气分析

常表现为低氧血症，低碳酸血症，肺泡－动脉血氧分压差 $P(A-a)O_2$ 增大。部分患者的结果可以正常。老年患者往往表现不典型，特别是原有 COPD 合并慢性高碳酸血症呼吸衰竭，表现为相对通气过度，虽然二氧化碳分压高于正常，但较病情缓解期低。

（三）心肌生物标记物

肌钙蛋白（TI）升高提示心肌受损，心肌牵拉后可致脑钠肽（BNP）或氨基末端脑钠肽前体(NT－proBNP）升高，BNP 和 NT－proBNP 增高预示 PE 的合并并发症及死亡率增加。老年 PE 也可以增高，提示预示并发症及死亡率增高，因有多种伴随疾病，对 PE 的预测预后不如非老年人。

（四）心电图

大多数病例表现有非特异性的心电图异常。较为多见的表现包括 V_1 ~ V_4 的 T 波改变和 ST 段异常；部分病例可出现 $S_I Q_{II} T_{III}$ 征（即Ⅰ导 S 波加深，Ⅲ导出现 Q/q 波及 T 波倒置）；其他心电图改变包括完全或不完全右束支传导阻滞、肺型 P 波、电轴右偏、顺钟向转位等。心电图改变多在发病后即刻开始出现，以后随病程的发展演变而呈动态变化。观察到心电图的动态改变较之静态异常对于提示 PTE 具有更大意义。Much 等复习了 1987 年至 2007 年近 20 年老年肺栓塞 30 余篇英文文献对 ECG 的描述，其中窦性心动过速、右束支传导阻滞、ST 段异常是最常见表现，典型 $S_I Q_{III}$ 或 $S_I Q_{III} T_{III}$ 征为 4.5% ~ 14%。异常分布比率见表5－10。

表 5－10　近 20 年英文文献老年肺血栓栓塞症的心电图异常表现

12 导联心电图	发生比率范围（%）
正常	21 ~ 50
窦性心动过速	18 ~ 62.5
心房颤动	7 ~ 20.5
完全性右束支传导阻滞	4.5 ~ 40.5
$S_I Q_{II}$ 或 $S_I Q_{II} T_{III}$	4.5 ~ 14
ST 段异常	4 ~ 56

（五）胸部 X 线平片

多有异常表现，但缺乏特异性。可表现为：区域性肺血管纹理变细、稀疏或消失，肺野透亮度增加；肺野局部浸润性阴影；尖端指向肺门的楔形阴影；肺不张或膨胀不全；右下肺动脉干增宽或伴截断征；肺动脉段膨隆以及右心室扩大征；患侧横膈抬高；少 ~ 中量胸腔积液征等。仅凭 X 线胸片不能确诊或排除 PTE，但在提供疑似 PTE 线索和除外其他疾病方面，X 线胸片具有重要作用。Much 等复习了 1987 年至 2007 年近 20 年老年肺栓塞 30 余篇英文文献对 X 线胸片的描述，其中 3 篇文献胸片异常不到 50%，另 3 篇文章 70% 以上异常，心脏扩大、胸腔积液、肺不张是最常见的表现，50% 以上患者的胸片有右室负荷增加的征象。异常分布比率见表 5－11。

表 5－11　近 20 年英文文献报道老年肺血栓栓塞症的 X 线胸片异常表现

X 线胸片	发生比率范围（%）
正常	38 ~ 96
心脏扩大	22 ~ 64
肺水肿	13 ~ 30.5
胸腔积液	15.8 ~ 57
肺不张	8.5 ~ 71
单侧膈肌抬高	8.5 ~ 28

（六）超声心动图

在提示诊断和除外其他心血管疾患方面有重要价值。对于严重的 PTE 病例，超声心动图检查可以发现右室壁局部运动幅度降低；右心室和（或）右心房扩大；室间隔左移和运动异常；近端肺动脉扩张；三尖瓣反流速度增快；下腔静脉扩张，吸气时不萎陷。这些征象说明肺动脉高压、右室高负荷和肺源性心脏病，提示或高度怀疑 PTE，但尚不能作为 PTE 的确定诊断标准。超声心动图为划分次大面积 PTE 的依据。检查时应同时注意右心室壁的厚度，如果增厚，提示慢性肺源性心脏病，对于明确该病例存在慢性栓塞过程有重要意义。若在右房或右室发现血栓，同时患者临床表现符合 PTE，可以作出诊断。超声检查偶可因发现肺动脉近端的血栓而确定诊断。经胸壁 UCG 很少直接看见血栓，当患者不适合做胸部 CT 或由于造影剂过敏，可进行经食管超声心动图检查，可以看见近端的大的血栓。老年患者，由于存在基础肺病及肺气肿，影响 UCG 的检查结果。

（七）血浆 D－二聚体（D－dimer）

由于老年人合并的基础疾病多，D－二聚体的特异性随年龄增加而减低，有研究表明 VTE 的特异性由 40 岁以下的 70.5% 下降到 80 岁以上患者的 4.5% ~5% 。有些研究提出对老年人可提高 D－二聚体的临界值，一项研究 D－二聚体临界值由 500 μg/L 提高到 750 μg/L 和 1 000 μg/L，80 岁以上患者的特异性分别由 4.5% 到 13.1% 和 27.3% ，敏感性未改变。

（八）核素肺通气/灌注扫描

是 PTE 第二线选择的诊断方法。典型征象是呈肺段分布的肺灌注缺损，并与通气显像不匹配。但是由于许多疾病可以同时影响患者的肺通气和血流状况，致使通气/灌注扫描在结果判定上较为复杂，需密切结合临床进行判读。一般可将扫描结果分为三类：①高度可能：其征象为至少一个或更多叶段的局部灌注缺损而该部位通气良好或 X 线胸片无异常。②正常或接近正常。③非诊断性异常：其征象介于高度可能与正常之间。V/Q 扫描正常或接近正常不能诊断 PE，高度可能 90% 以上可以诊断 PE，但是，多数患者不能依靠 V/Q 扫描诊断，经血管造影证实的 PE 不足 50% 的患者 V/Q 扫描为高度可能。40% 的患者，临床高度怀疑而 V/Q 扫描低度可能的患者，经肺动脉造影诊断 PE。

在可选择的没有基础疾病的老年患者 V/Q 扫描的特异性和敏感性与非老年人相似，但没有选择性进行 V/Q 检查。其诊断率由 40 岁以下患者的 68% 下降到 80 岁以上患者的 42% 。

（九）螺旋 CT 和电子束 CT 肺动脉血管造影（CTPA）

是诊断 PE 的首选方法。多排螺旋 CT 在一次吸气末憋住气，可以显现≤1 mm 图像，可以显示外周的小血栓，显现 6 级支气管动脉优于常规的肺动脉造影。还可以获得完美的右心室和左心室的图像，可以作为诊断的危险分层，CT 显示右心室扩张提示 PE 患者 30 天的死亡率比没有右心室扩张的患者增加 5 倍。胸部显像后，可继续向下扫描，也可以同时诊断膝关节、盆腔和近端的大腿 DVT。

PTE 的直接征象为肺动脉内的低密度充盈缺损，部分或完全包围在不透光的血流之间（轨道征），或者呈完全充盈缺损，远端血管不显影（敏感性为 53% ~89% ，特异性为78% ~100% ）；间接征象包括肺野楔形密度增高影，条带状的高密度区或盘状肺不张，中心肺动脉扩张及远端血管分支减少或消失等。CT 对亚段 PTE 的诊断价值有限。CT 扫描还可以同时显示肺及肺外的其他胸部疾患，如果没有 PE，也可以发现能够解释的症状和体征的疾病，如肺炎、肺气肿、肺纤维化、主动脉病变及无症状的外周的肺癌等。电子束 CT 扫描速度更快，可在很大程度上避免因心跳和呼吸的影响而产生的伪影。

老年螺旋 CT 和电子束 CT 肺动脉血管造影（CTPA）检查的特异性、敏感性、阳性预测值和隐形预测值不受年龄的影响，是可用和安全的首选诊断方法，但要注意造影剂过敏或加重肾功能不全。

（十）肺动脉磁共振成像（MRI）

对段以上肺动脉内栓子诊断的敏感性和特异性均较高，选用钆对照剂，对肾脏没有毒性，避免了注射碘造影剂的缺点，与肺血管造影相比，患者更易于接受。适用于碘造影剂过敏和肾功能不全的患者。MRI 具有潜在的识别新旧血栓的能力，有可能为将来确定溶栓方案提供依据。

（十一）肺动脉造影

为 PTE 诊断的经典与参比方法。其敏感性约为 98%，特异性为 95% ~98%。PTE 的直接征象有肺血管内造影剂充盈缺损，伴或不伴轨道征的血流阻断；间接征象有肺动脉造影剂流动缓慢，局部低灌注，静脉回流延迟等。如缺乏 PTE 的直接征象，不能诊断 PTE。肺动脉造影是一种有创性检查，发生致命性或严重并发症的可能性分别为 0.1% 和 1.5%，应严格掌握其适应证。如果其他无创性检查手段能够确诊 PTE，而且临床上拟仅采取内科治疗时，则不必进行此项检查。仅用于拟经导管溶栓或行导管血栓切除时才进行该检查，老年人并存其他基础肺病，往往容易漏诊或误诊。或因病情严重限制进行该项检查，同时因用碘作为造影剂，因此应警惕急性肾功能衰竭的发生。

（十二）深静脉血栓的辅助检查

超声技术通过直接观察血栓、探头压迫观察或挤压远侧肢体试验和多普勒血流探测等技术，可以发现 95% 以上的近端下肢静脉内的血栓。静脉不能被压陷或静脉腔内无血流信号为 DVT 的特定征象和诊断依据。对腓静脉和无症状的下肢深静脉血栓的检查阳性率较低。

MRI 对有症状的急性 DVT 诊断的敏感性和特异性可达 90% ~100%，部分研究提示，MRI 可用于检测无症状的下肢 DVT。MRI 在检出盆腔和上肢深静脉血栓方面有优势，但对腓静脉血栓的敏感性不如静脉造影。

肢体阻抗容积图（IPG）可间接提示静脉血栓形成。对有症状的近端 DVT 具有很高的敏感性和特异性，对无症状的下肢静脉血栓敏感性低。

放射性核素静脉造影属无创性 DVT 检测方法，常与肺灌注扫描联合进行。另适用于对造影剂过敏者。

静脉造影是诊断 DVT 的“金标准”，可显示静脉堵塞的部位、范围、程度及侧支循环和静脉功能状态，其诊断敏感性和特异性均接近 100%。

十、PE 的诊断

（一）临床评估

老年 PE 的症状和体征没有特异性，VTE 也容易与其他疾病相混淆，因此在诊断前必须进行临床评估。目前应用的评分法有 Wells 评分和 Gneva 评分。

DVT 患者最重要的病史是几天内小腿痉挛，并随时间进展小腿不适感愈来愈重。PE 的患者，最常见的不能解释的呼吸困难（如上所述）。但老年人常合并其他心肺疾病如哮喘、肺炎、COPD、充血性心力衰竭、心包炎、急性冠脉综合征、夹层动脉瘤破裂、胸膜炎、肋骨骨折、气胸、焦虑，均可引起呼吸困难，均需要进行仔细鉴别。

开始评估 DVT 是不是低可能性，而评价 PE 是不是高可能性，若 DVT 低可能性和 PE 无高可能性，那就进行 D－二聚体检查。不用行 CTPA 检查。

DVT 和 PTE 评价分数见表 5-12。

表 5-12 DVT 和 PE 临床决策线索

如果评分是"0"或更低为 DVT 低可能性	
临床指标	得分
活动性恶性肿瘤	1
瘫痪，轻瘫	1
近期卧床 >3 天，或大手术后 12 周内	1
沿深静脉走行的局部压痛	1
整个下肢水肿	1
单侧小腿肿胀 >3 cm	1
凹陷性水肿	1
至少和 DVT 可能的其他疾病诊断	-2
DVT 的症状和体征	3.0
心率 >100 次/分	1.5
其他诊断可能性小	3.0
制动 >3 天，4 周内外科手术	1.5
先前患过 PE 或 DVT	1.5
咯血	1.0
恶性肿瘤	1.0

以循证医学为基础的诊断策略的同时，应结合自身条件，合理变更，选择诊断方法。

（二）可疑高危 PE 的诊断策略

高危 PE 患者存在低血压或休克，随时有生命危险，需要尽快做出诊断，并与心源性休克、急性瓣膜功能障碍、心脏压塞和主动脉夹层进行鉴别，此时超声心动图是首要的检查方法。对于 PE 患者，超声心电图常常可以显示肺动脉高压和右室负荷过重的间接征象，有时经胸超声可以直接显示位于右心、主肺动脉或左、右肺动脉内的血栓。有条件的中心可以选择经食管超声。对于高度不稳定的患者或不能进行其他检查的患者，可根据超声结果做出 PE 诊断。若支持治疗后，患者病情稳定，应行相应检查以明确诊断，CT 肺血管造影常常可以确诊。由于病情不稳定的患者经导管进行肺动脉造影死亡风险高，且增加溶栓的出血概率，不建议应用。

（三）可疑非高危 PE 的诊断策略

CT 肺动脉造影已成为确诊可疑 PE 的主要胸部影像学检查。肺通气/灌注显像由于结果的非确定性比例较高，应用已减少，但仍不失为一有效的选择。由于绝大多数的可疑非高危 PE 并不是真正的 PE，因此指南不建议将 CT 作为这类患者的一线检查。有研究显示，急诊收治的可疑 PE 患者，经过合理的血浆 D-二聚体测定，结合临床可能性，可以排除大约 30% 的 PE，这部分患者不予抗凝治疗，随访 3 个月，结果发生血栓栓塞的风险不足 1%。对于临床高可能性的患者，单为诊断而言，不推荐测定 D-二聚体，因为即便应用高敏感度的分析方法所得到的正常 D-二聚体值也不能排除 PE。

如果患者病情危重，只能进行床旁检查，不考虑行急诊 CT。经食管超声心动图对存在右心负荷过重的 PE（经螺旋 CT 确诊）患者，肺动脉内血栓的检出率明显增加。床旁 CUS 检出 DVT 有助于决策。肺段以上肺动脉血栓 CT 可以做出诊断。如果单层螺旋 CT 不支持 PE 诊断，需要进行下肢 CUS 检查，以便安全除外 PE。如果临床高可能性的患者多排螺旋 CT 是阴性，在停止抗凝治疗之前应进一步检查。

住院患者由于受到多种因素影响，与临床相关的阴性结果概率高，因此，D－二聚体也较少具有诊断价值。在绝大多数中心多层螺旋CT（MDCT）作为D－二聚体水平升高患者的二线检查方法，临床高可能性患者的一线检查。曾有文献报道，临床高可能性的PE患者CT呈现假阴性，但这种情况很少见，而且，随访3个月发生血栓栓塞的风险低。因此，对这部分患者进一步检查的必要性存在争议。

单层螺旋CT敏感性低，因此，必须结合下肢静脉加压超声（CUS）检查。尽管几项大规模的结局研究显示，临床可疑的非高可能性PE患者，经MDCT检查，阴性结果可以安全除外PE，但指南仍建议进行CUS检查。在CT诊断的PE患者中30%～50%的患者CUS检出DVT。对于存在CT检查相对禁忌（如肾衰竭、造影剂过敏）的患者，应先做CUS，如果是近心端DVT，可以免除CT检查（但如果是远心端DVT，则提示PE的特异性大大减低），开始抗凝治疗。研究显示，存在近心端DVT的PE患者，VTE的复发风险增加，因此，CUS也具有危险分层的作用。在有核素肺通气/灌注显像的中心，对于D－二聚体升高以及存在CT检查禁忌（如对造影剂过敏或肾衰竭）的患者仍不失为一有效选择。急诊可疑PE患者约30%～50%的患者经此项检查确诊，如果结合临床可能性综合评定可进一步提高准确率。的确，肺显像和临床评估均为低可能性的患者PE的发生率很低，如果下肢CUS也没有检出DVT，则PE的可能性进一步降低。一项结局研究显示，联合D－二聚体测定、CUS、肺显像以及临床可能性评估，89%的患者能够确定或排除PE。

超声心动图检查对可疑非高危PE的诊断意义不大，敏感性有限（60%～70%，特异性90%左右），而且阴性结果也不能排除PE。对于这部分非高危PE患者，超声的主要作用是预后分层，中危抑或低危。当临床评估结果与无创影像检查结果不一致时，可考虑肺动脉造影检查。

总之，尽管近年PE诊断有了很大进展，但有些问题仍未解决。MDCT显示的单纯亚段肺动脉充盈缺损的意义仍有争议。因此，是否需进一步检查，选择治疗抑或放弃应根据具体情况个体化处理。同样，临床高可能性的患者IDCT也可能呈现假阴性，对这部分患者不清楚是否应该选择进一步检查，特别是目前肺动脉造影作为PE诊断“金标准”的地位已有所动摇。患者应该进一步行核素肺灌注显像检查，除外肺段动脉以下的栓塞。此外，CUS在可疑PE诊断中的作用以及效价比也需进一步澄清。PE诊断流程见图5－2。

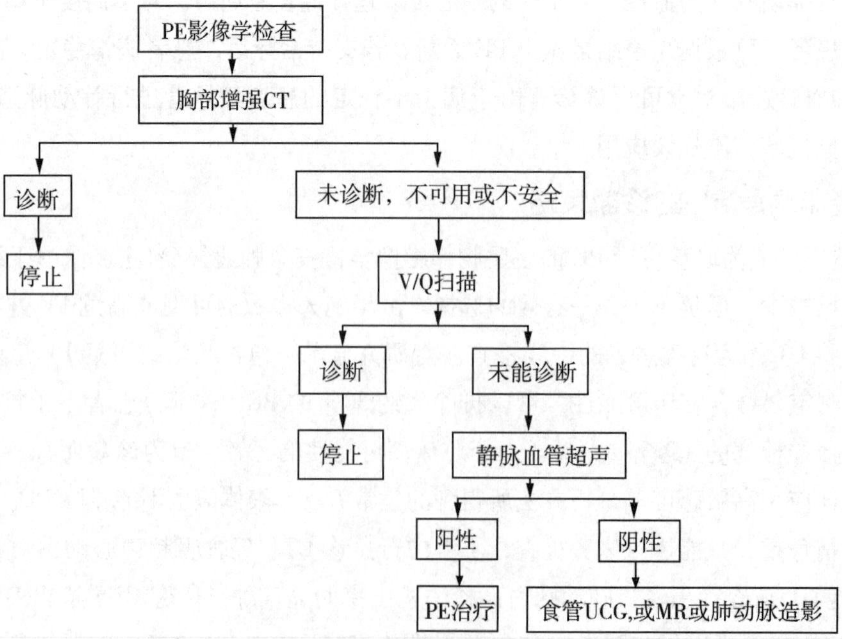

图5－2 PE诊断流程

寻找栓子来源诊断：PE 的栓子主要来源于下肢 DVT，但由于残留的 DVT 是 PE 复发和深静脉栓塞后综合征的原因，因此在诊断 PTE 的同时有必要评价有无 DVT。对下肢 DVT 检测方法如上所述，其他部位的血栓往往被忽略，可应用静脉造影、MRI 检测是不是下肢的血栓。

十一、治疗

治疗包括初始治疗和二级预防，初始治疗有溶栓、血栓清除，抗凝使用肝素和华法林或下腔筋脉滤网（IVC）置入防止复发。治疗前首先进行危险分层，根据危险分层决定抗凝还是溶栓，对急性致死性肺动脉栓塞床旁初步诊断，因病情严重不能进行影像学检查确诊，强调积极治疗，病情稳定后再确诊。

（一）急性 PTE 的治疗

1. 一般处理　对高度疑诊或确诊 PTE 的患者，应进行严密监护，监测呼吸、心率、血压、静脉压、心电图及血气的变化，对大面积 PTE 可收入重症监护治疗病房（ICU）；为防止栓子再次脱落，要求绝对卧床，保持大便通畅，避免用力；对于有焦虑和惊恐症状的患者应予安慰并可适当使用镇静剂；胸痛者可予止痛剂；对于发热、咳嗽等症状可给予相应的对症治疗。

2. 呼吸循环支持治疗　对有低氧血症的患者，采用经鼻导管或面罩吸氧。当合并严重的呼吸衰竭时，可使用经鼻（面）罩无创性机械通气或经气管插管行机械通气。应避免做气管切开，以免在抗凝或溶栓过程中局部大量出血。应用机械通气中需注意尽量减少正压通气对循环的不利影响，密切检测机械通气的并发症，病情稳定迅速脱离呼吸机。对于出现右心功能不全，心排血量下降，但血压尚正常的病例，可予具有一定肺血管扩张作用和正性肌力作用的多巴酚丁胺和多巴胺；若出现血压下降，可增大剂量或使用其他血管加压药物，如间羟胺、肾上腺素等。对于液体负荷疗法需持审慎态度，因过大的液体负荷可能会加重右室扩张并进而影响心排出量，一般所予负荷量限于 500 mL 之内。肺栓塞的治疗目的是使患者度过危急期，缓解栓塞和防止再发，尽可能地恢复和维持足够的循环血量和组织供氧。

3. 急性肺栓塞的溶栓治疗　随机试验已证实，溶栓治疗可迅速溶解血栓，缓解血栓栓塞造成的血管闭塞，改善血流动力学和心功能。国外多中心临床研究表明尿激酶和链激酶静脉滴注 12 ~ 24 小时疗效相同。与尿激酶以 4 400 IU/（k·h）的速度静脉滴注 12 ~ 24 小时相比，100 mg 重组组织型纤溶酶原激活剂（recombinant tissue plasminogen activator，rt – PA）静脉 2 小时输注可更快改善血流动力学，但尿激酶静脉滴注完毕后二者的溶栓效果无明显差异。同样，rt – PA 静脉 2 小时滴注优于链激酶静脉 12 小时（以 100 000 IU/h 的速度），但相同剂量链激酶静脉滴注 2 小时溶栓效果与 rt – PA 相同。此外，2 项临床试验观察了 2 小时静脉滴注 rt – PA100 mg 与快速静脉滴注（0.6 mg/kg，15 分钟）rt – PA 的溶栓效果，结果表明 2 小时给药方案有轻微加快症状改善并轻微增加出血率的趋势，但两者无明显差异。经导管肺动脉内局部注入 rt – PA（低剂量）未显示比外周静脉溶栓有任何优势。这种给药方式可增加穿刺部位出血的风险，因此应尽量避免。已经批准用于临床的急性肺栓塞溶栓治疗方案见表 5 – 13。

王辰等治疗 PTE 前瞻性大样本多中心随机对照试验，发现低于传统剂量一半的 rt – PA 50 mg 为适宜溶栓剂量，提出有效和更加安全、经济的方案；评价尿激酶 2 小时与 12 小时溶栓方案，并行实验研究加以验证，证实 2 小时方案的有效性、安全性与实用性。

溶栓指征：心源性休克及（或）持续低血压的高危肺栓塞患者，如无绝对禁忌证，溶栓治疗是一线治疗。对非高危患者不推荐常规溶栓治疗。但对于一些中危患者全面考虑出血风险后可给予溶栓治疗，溶栓治疗不用于低危患者。

表 5-13　急性肺栓塞的溶栓药物与用法

药物	用法
链激酶	25 万 IU 静脉负荷，给药时间 30 分钟，继以 10 万 IU/h 维持 12~24 小时
	快速给药：150 万 IU 静脉滴注 2 小时
尿激酶	4 400 IU/kg 静脉负荷量 10 分钟，继以 4 400 IU/（kg·h）维持 12~24 小时
	快速给药：300 万 IU 静脉滴注 2 小时
rt-PA	50 mg 静脉滴注 2 小时或 0.16 mg/kg 静脉滴注 15 分钟（最大剂量 50 mg）

注：rt-PA，重组组织型纤溶酶原激活剂。

溶栓治疗时间窗：约 92% 患者对溶栓治疗有反应，表现为 36 小时内临床及超声心动图的改善。症状出现 48 小时内溶栓获益最大，但溶栓治疗对症状发生 6~14 天的患者仍有效。

溶栓治疗禁忌证：溶栓治疗主要并发症是出血，尤其存在潜在疾病及并存多种疾病时。随机临床研究表明，大出血累计发生率为 13%，颅内出血/致命性出血发生率为 1.8%。因此溶栓前要仔细询问溶栓的禁忌证（表 5-14），权衡出血获益风险。老年（特别是年龄大于 70 岁的患者）颅内出血风险高于非老年患者，应特别引起注意，对血流动力学稳定者，采取观察和等待尽量考虑抗凝治疗。

表 5-14　急性肺栓塞溶栓治疗禁忌证

绝对禁忌证	相对禁忌证
任何时间出血性或不明来源的脑卒中	6 个月内短暂性脑缺血发作
6 个月内缺血性脑卒中	口服抗凝药
中枢神经系统损伤或肿瘤	不能压迫的血管穿刺
3 周内大创伤、外科手术、头部损伤	创伤性心肺复苏
近 1 个月内胃肠道出血	难治性高血压（收缩压 >180 mmHg）
已知的活动性出血	晚期肝病
	感染性心内膜炎
	活动性消化性溃疡

4. 急性肺栓塞的抗凝治疗及其他治疗

（1）初始抗凝治疗：抗凝治疗在急性肺栓塞治疗中具有重要的作用。肺栓塞初始抗凝治疗的目的是减少死亡及再发栓塞事件。快速抗凝只能通过非口服形式给药，如静脉普通肝素、皮下注射低分子量肝素或皮下注射磺达肝癸钠。一旦怀疑肺栓塞，在患者等待进一步确诊过程中即应开始抗凝治疗。在非口服抗凝治疗后给予患者口服维生素 K 拮抗剂。若已应用静脉普通肝素，则先从 80 U/kg 静脉负荷，然后以 18 U/（kg·h）静脉滴注。随后肝素的剂量应根据激活的部分凝血活酶时间（APTT）结果来调整，使 APTT 维持在正常对照的1.5~2.5 倍（表 5-15）。在静脉负荷普通肝素 4~6 小时后检测 APTT，然后每次剂量调整后 3 小时复查，达到目标治疗剂量后可每天复查 1 次 APTT。值得注意的是 APTT 不是显示肝素抗凝强度的理想指标。因此，如果抗Ⅹa 因子肝素水平不低于 0.35 U/mL，即使 APTT 低于治疗目标，也没有必要增加普通肝素滴注速度超过 1 667 U/h（相当于 40 000 U/d）。

低分子量肝素应谨慎用于肾功能不全患者，其剂量调整需依据抗 Xa 因子水平。静脉输注普通肝素对严重肾功能损害（肌酐清除率 <30 mL/min）的患者是首选的初始抗凝方案，因其不经肾脏代谢，而且对于高出血风险患者，其抗凝作用可迅速被中和。对其他急性肺栓塞患者，低分子量肝素可替代普通肝素，且无须监测 APTT。

表 5－15　根据激活的部分凝血活酶时间静脉普通肝素剂量调整表

部分凝血活酶时间（秒）	正常对照的倍数	剂量调节
<35	<1.2	80 U/kg 静脉推注，然后增加 4 U/（kg·h）
36～45	1.2～1.5	40 U/kg 静脉推注，然后增加 2 U/（kg·h）
46～70	1.5～2.3	剂量不变
71～90	2.3～3.0	将维持量减少 2 U/（kg·h）
>90	>3.0	停药 1 小时，随后减量 3 U/（kg·h）继续给药

目前已证实可用于急性肺栓塞治疗的几种低分子量肝素见表 5－16。其他的被批准用于治疗深静脉血栓形成的低分子量肝素，有时也用于治疗肺栓塞。低分子量肝素并不被推荐用于血流动力学不稳定的高危肺栓塞患者，因为目前一些比较普通肝素和低分子量肝素的抗凝效果和安全性的临床试验中并不包括这些高危患者。由于肝素可导致肝素诱导的血小板减少症（heparin induced thrombocytopenia，HIT），因此应用普通肝素或低分子量肝素的患者，应该定期监测血小板计数。选择性Ⅹa 因子抑制剂磺达肝癸钠（fondaparinux），可作为低分子量肝素的替代药物。由于磺达肝癸钠的半衰期长达 15～20 个小时，可以一天一次皮下给药。目前没有发现接受磺达肝癸钠治疗的患者发生 HIT，因此不必监测血小板计数。普通肝素、低分子量肝素和磺达肝癸钠抗凝治疗应持续 5 天以上。维生素 K 拮抗剂应尽早应用，最好在非口服抗凝剂治疗的当天开始应用。当国际标准化比值（INR）连续两天以上维持在 2.0～3.0 时停用非口服抗凝剂。华法林起始剂量最好为 5 mg 或者 7.5 mg，对于年轻（小于 60 岁）患者或者健康的院外患者起始剂量通常为 10 mg；而对于老年及住院患者，起始剂量通常为 5 mg。随后的治疗剂量应根据 INR 进行调整，使其维持在 2.5 左右（2.0～3.0）的水平。

总之，对于确诊肺栓塞的患者以及尚待进一步确诊的高度和中度可疑肺栓塞患者应立即应用普通肝素、低分子量肝素和磺达肝癸钠抗凝治疗。除高危出血患者及伴有严重肾功能不全患者外，皮下注射低分子肝素或磺达肝素可作为初始抗凝治疗的选择。

表 5－16　低分子量肝素和磺达肝素给药方案

药物	剂量	间隔时间
克塞（enoxaparin）	1.0 mg/kg	q12h
	or1.5 mg/kg	qd
亨扎肝素（tinzaparin）	175 U/kg	qd
磺达肝癸钠（fondaparinux）		
	5 mg（体重 <50 kg）	qd
	7.5 mg（体重 50～100 kg）	qd
	10 mg（体重 >100 kg）	qd

（2）长期抗凝治疗：急性肺栓塞患者长期抗凝治疗的目的是预防致死性及非致死性静脉血栓栓塞事件。大部分患者长期应用维生素 K 拮抗剂，而肿瘤患者长程应用低分子量肝素比维生素 K 拮抗剂更加安全有效。应用维生素 K 拮抗剂应使 INR 维持在 2.5 左右（2.0～3.0）。由暂时或可逆性诱发因素（服用雌激素、妊娠、临时制动、创伤和手术）导致的肺栓塞患者推荐抗凝时程为 3 个月。对于无明显诱发因素的首次肺栓塞患者（特发性静脉血栓）建议抗凝至少 3 个月，3 个月后评估出血和获益风险再决定是否长期抗凝治疗，对于无出血风险且方便进行抗凝监测的患者建议长期抗凝治疗，在老年人及长期抗凝 INR 维持（1.5～2.0）。对于再次发生的无诱发因素的肺栓塞患者建议长期抗凝。对于静脉血栓栓塞危险因素长期存在的患者应长期抗凝治疗，如癌症、抗心磷脂抗体综合征、易栓症等。

（3）下腔静脉滤器置入：下腔静脉滤器置入可有效地预防下肢静脉血栓脱落导致致命的肺栓塞，

但长期置入的滤器可减缓下肢的血流，从而引起滤器下的小的血栓，并进一步减缓下肢静脉的血流，可引起双下肢水肿，抗凝不充分时，更易形成血栓，并且对于肾静脉及以上部位的血栓无任何预防作用，因此不建议常规置入滤器。对于暂时有抗凝溶栓禁忌证或出血风险的患者，或下肢近端已存在的大血栓，或大手术防止肺栓塞而又不能抗凝的患者，在溶栓和抗凝之前置入临时滤器，等可以抗凝或术后1个月至几个月后再取出滤器，但要防止滤器血管内皮增生，使滤器难以取出。

对于上肢DVT病例还可应用上腔静脉滤器。置入滤器后，如无禁忌证，宜长期口服华法林抗凝；定期复查有无滤器上血栓形成。

对于因卵圆孔未闭导致矛盾性栓塞者，可采用介入封堵卵圆孔方法预防矛盾性栓塞的复发。

（4）肺动脉血栓摘除术：对溶栓引起脑出血的高危患者，经积极的保守治疗无效时，可进行外科手术肺动脉血栓摘除术。北京医院对一骑跨血栓合并矛盾栓塞的患者，因顽固性低氧血症行紧急开胸肺动脉血栓摘除术和卵圆孔血栓清除术，术后患者恢复良好。美国Brigham and Women's Hospital在5个月内，进行47例患者的肺动脉血栓摘除术，成功率达94%。但本方案要求医疗单位有施行手术的条件与经验。

（5）经静脉导管碎解和抽吸血栓：适应于肺动脉主干或主要分支大面积PTE并存在以下情况者：①溶栓和抗凝治疗禁忌。②经溶栓或积极的内科治疗无效缺乏手术条件。

（6）肺动脉血栓内膜剥脱术：慢性栓塞性肺动脉高压（CTPH）是由毛细血管阻塞引起的，通常认为是急性PE的很少的并发症（约1/500），目前CTPH患者普遍增加，发现4%的急性PE发展到CTPH，因此，对于患病初始就存在肺动脉高压的PE患者，至少要随访6周。

CTPH患者存在严重的呼吸困难，所以应进行肺动脉内膜血栓剥脱术，手术成功后，可明显减低或治愈肺动脉高压。但要求医院有手术条件，在有经验的医院，手术死亡率5%。老年患者术前要充分进行评估。手术中两个最重要的并发症是"肺动脉盗血"，即血液从充盈的血管流入再开放的血管肺内区域，形成再充盈性肺水肿。

十二、预防

对存在发生DVT-PTE危险因素的病例，宜根据临床情况采用相应预防措施。预防更为重要，因为VTE很难早期发现，采用的主要方法有机械预防措施，包括加压弹力袜、间歇序贯充气泵和下腔静脉滤器。药物预防措施包括小剂量肝素皮下注射（5 000 U，皮下注射，bid或tid）、低分子肝素（磺达肝癸钠2.5 mg，qd）或华法林的应用等。美国利用电脑记忆系统增加使用预防措施，从而减少症状性VTE 40%以上。接受膝关节置换术髋关节置换术及恶性肿瘤手术的患者应该预防应用药物治疗持续4~6周。

预防具体措施见表5-17。

表5-17 深静脉血栓的预防

疾病情况	预防方法
普通外科高危	小剂量肝素+加压弹力袜
	低分子肝素+加压弹力袜
胸外科	小剂量肝素+间歇序贯充气泵
肿瘤（包括妇科肿瘤）外科	低分子肝素：1个月预防
全髋关节/全膝关节置换术/髋部周围骨折手术	低分子肝素或磺达肝癸钠2.5 mg qd，华法林（INR 2.5）

续　表

疾病情况	预防方法
神经外科	加压弹力袜或+间歇序贯充气泵
脑肿瘤神经外科	小剂量肝素或低分子肝素+间歇序贯充气泵
	出院前静脉血管超声检查
良性妇科肿瘤	小剂量肝素+加压弹力袜
内科患者	小剂量肝素或低分子肝素
抗凝禁忌患者	加压弹力袜+间歇序贯充气泵
长期空中旅行	高危人群考虑低分子肝素

（弭娟娟）

第六章 老年循环系统疾病

第一节　心脏血管形态与生理的老化改变

随着年龄的增长，老年人循环系统发生一系列形态结构与生理变化。尽管这些变化与人体对心脏的代谢要求是相适应的，但它在老年心血管疾病的发生与发展中起重要作用。了解老年心血管系统老化的特点，有利于疾病的正确诊断和治疗。

一、老年循环系统形态学特点

（一）心脏形态解剖学变化

1. 心腔　心脏的几何形态随增龄而变化，表现为老年人心底与心尖的距离缩短。老年人左右心室容积在收缩期和舒张期均有轻度缩小，伴左房扩大 20%。此外，20% 老年人卵圆孔仍然处于一种潜在性开放状态，栓子穿过该孔发生栓塞的概率比预想的要多，而且可引起梗死。

2. 心内膜与心瓣膜　由于心内膜与心瓣膜长期受到血流的冲击及以往的感染与免疫反应等因素的影响，其胶原纤维和弹力纤维随增龄而增生，一方面使心内膜呈弥漫而不均匀的增厚，出现一层灰白色物质，使左心室舒张功能受限；另一方面，使心瓣膜特别是游离缘增厚，瓣叶钙化及瓣环扩大和钙化，有时呈锯齿状，这些变化可导致轻度的瓣反流。这种增龄性瓣膜反流量少，一般不产生明显的血流动力学改变，见于大多数高龄健康老年人。二尖瓣环与房室束关系密切，二尖瓣环钙化可引起房室传导阻滞。

3. 心肌组织　通常多数脏器随年龄的增长而呈萎缩性改变，但心脏则相反呈现肥大性改变，心脏重量增加，其形成原因主要是心肌细胞的体积增加而不是心肌细胞数目增多。有学者研究了从新生儿至 109 岁共 7 112 例尸检心脏，发现 90 岁以前随生理性血压升高而心脏重量增加，大约 30 岁后男性每年增加 1 g，女性增加 1.5 g，平均心脏重量分别为 400 g 和 350 g；90 岁以后，随着血压下降而心脏重量减轻。超声心动图检查提示 70～79 岁的健康老年人左室后壁厚度较 20～29 岁者增加25%，室间隔也随年龄的增长而增厚，有时酷似肥厚性心肌病，而心外侧壁则无增龄性变化，即使年龄大于 80 岁，其厚度没有超过正常上限。心肌细胞老化的典型表现是脂褐素（老化色素）沉积，其位于细胞核的两极，一般从 45 岁开始逐年增多，可使衰老的心肌颜色变深呈棕色。现已证明脂褐素沉积是线粒体破坏所致，可引起细胞内蛋白质合成障碍，从而减少心肌细胞内收缩蛋白的补充。老年人心肌细胞由于糖原合成与分解异常，细胞质网中常出现嗜碱性变性物质。

老年心肌间质容易发生结缔组织增生、脂肪浸润及淀粉样变等改变。正常心脏结缔组织占20%～30%，随着年龄增长，心肌之间的胶原纤维和弹性纤维增生。脂肪浸润可发生于老年心脏任何部位，尤以右心房、右心室明显，几乎波及心脏全层；房中隔的脂肪浸润可累及传导系统，产生房室传导阻滞。在老年心脏中，淀粉样变发生率可高达40%～70%，百岁以上老年人几乎100%都有，主要累及心房肌层、心室肌层、传导系统，冠状动脉亦可受累。灶性淀粉样变意义不大，广泛的沉积则可引起房颤、传导阻滞及心力衰竭。现已从心脏淀粉样物质中分离出一种不同于原发或继发性淀粉样变免疫特性的蛋白质（称Asca蛋白），易与地高辛结合，可能是老年人对地高辛敏感性增加的原因之一。由于血流动力学影响，老年人冠状动脉迂曲和扩张。随着年龄增长，冠状动脉粥样硬化逐渐明显，平滑肌变性、脂质沉着、管腔变窄，个别小分支可出现阻塞现象。70岁以上老年人心肌中的中、小动脉或微动脉内膜肥厚，而且部分内膜经常向腔内突出形成“垫样损伤”，容易使血小板黏附在血管壁上形成血栓，可促使心肌梗死和不稳定性心绞痛的发生。

心脏传导系统随年龄的增长而表现为细胞成分减少、纤维组织增多、脂肪浸润。40岁前窦房结起搏细胞占70%，以后逐渐减少，到70岁后起搏细胞减少到10%～30%。胶原纤维、网状纤维、弹力纤维随年龄的增长而增加，占据窦房结的大部分。窦房结的老化妨碍了激动的形成和传导，是老年人产生病态窦房结综合征的重要原因。窦房结的细胞成分由50岁前的85%下降到70岁的50%，房室束的细胞成分由10～19岁的57%降低到70～79岁的43%，而纤维成分由50岁前的7%～8%增加到70岁的30%，脂肪组织在20岁左右出现，以后逐渐增多。房室结的老化和房室瓣环钙化使房室束和左束支起始部扭曲，使老年人容易发生房室传导阻滞。心脏纤维支架包括中央纤维体、室间隔膜部及顶部、二尖瓣环、主动脉瓣环、主动脉瓣下心内膜等六部位的结缔组织，其中任何一处发生纤维化或钙化，均可引起各类室内传导阻滞。室内传导系统与心脏纤维支架间的纤维化、钙化及退行性变，引起心脏传导障碍，称为原发性传导束退化症。

4. 心外膜与心包　心包的弹性纤维随年龄的增长而增生，使心包增厚与变硬，导致左室舒张期顺应性降低。心外膜下脂肪随年龄的增长而增多，尤其是大血管根部、左心室及房室沟等部位，从而增加了心脏负担。

（二）血管形态学变化

1. 动脉　随着年龄增长，主动脉胶原纤维增生和弹性纤维减少、断裂或变性，使主动脉壁僵硬度增加。一方面表现为主动脉扩张性减退和主动脉脉搏波传递速度增快（由5岁的4.1 m/s增至65岁的10.5 m/s）；另一方面表现在主动脉容积增大，管壁增厚，长度延长，屈曲和下垂及主动脉根部右移。80岁老年人主动脉容积较年轻人增加4倍。主动脉壁增厚以内膜增厚明显，40岁为0.25 mm，70岁后可超过0.5 mm，中膜也有轻度增厚。外周动脉随年龄的增长而平滑肌减少，胶原纤维增生，弹性纤维减少，钙盐沉着及内膜增厚。由年龄的增长引起的动脉老化与动脉粥样硬化既有区别又有联系。理论上，生理性动脉老化的特点是全层的弥漫性和连续性地进展，管腔扩大。动脉粥样硬化是以内膜病变为主，局灶性细胞、纤维增殖性肥厚，通常伴有脂质和钙盐沉着，如病情恶化则形成血栓、出血和溃疡等病变，其特点是主要病变在内膜，呈局灶性和阶段性进展，管腔变窄。但实际上两者往往难以严格区分，因为动脉的老化，特别是内膜改变，为动脉粥样硬化的形成提供了条件，可以讲“老化招来了硬化”，动脉粥样硬化的发生又加速了血管的老化。

2. 静脉　静脉增龄性变化有管壁胶原纤维增生、弹性降低，管腔扩大，内膜增厚，静脉瓣萎缩或增厚，因此老年人容易发生静脉曲张。一般浅静脉可有轻度硬化，极少有脂质沉着或钙化，深静脉则不发生硬化。

3. 毛细血管　随着年龄的增长，毛细血管内皮细胞减少，基底膜增厚，弹性降低，脆性增加，单位面积内有功能的毛细血管数目减少。

二、老年循环系统生理学特点

（一）心脏生理学变化

1. 窦房结功能减退　老年人窦房结自律性降低，表现在最大心率和固有心率（交感和副交感神经封闭后的心率）随年龄的增长而降低（表6－1），窦房结恢复时间随年龄的增长而延长。窦房结自律性降低，减弱了对心脏其他节律点的控制，因而容易发生心律失常。

表6－1　年龄与心率的关系

心率（次/分）	30岁	40岁	50岁	60岁	70岁	80岁
固有心率	100	95	90	84	79	74
最大心率	190	182	174	164	155	146
静息心率	76	72	68	66	62	59
最大心率与固有心率之差	90	87	84	80	76	72
固有心率与静息心率之差	24	23	22	18	17	15

老年人房性心律失常较常见，可能与心房扩大、心房肌纤维化及淀粉样变有关。窦房结的老化，也可使冲动在窦房结内传导速度延缓。随着年龄增长，静息心率轻度降低，而最大运动心率明显减慢，固有心率与静息心率之差（反映迷走神经张力）和固有心率与最大心率之差（反映交感神经张力）均随年龄的增长而减少，提示老年人窦房结对迷走神经和交感神经的敏感性降低。老年人活动时心率增加较年轻人少，其恢复时间也延长。此外，心脏其他传导组织的老化可使冲动传导速度减慢，表现为P－R间期和QRS波时间随年龄的增长而轻度延长。

2. 收缩功能降低　老年人由于心肌ATP酶活性降低、心肌细胞线粒体老化，使收缩蛋白合成减少以及心脏收缩和舒张时由肌质网释放和摄取钙离子的速度缓慢，引起心室收缩力随年龄的增长而降低（每年降低1%），表现在左室射血期缩短，射血前期延长。

3. 舒张功能受损　老年人心肌肥厚、心肌间质纤维化、淀粉样变、脂肪浸润及心包增厚等变化，使心肌紧张度增加，顺应性降低，心室舒张不充分，导致舒张早期被动充盈速率减慢，老年人较中年人降低50%。但是，老年人通过加强左房收缩（常可听到第四心音），使舒张末期主动充盈代偿性增加46%，因此老年人峰充盈率降低和峰充盈时间较中青年人延长，提示舒张功能减退。左心房代偿性收缩是老年人左心房轻度增大的原因。如老年人发生心房纤颤时，因丧失心房收缩作用，心率增快时可引起心力衰竭。老年人静息时左心室充盈压（肺毛细血管楔压和左心房压）并不高，但运动时则升高。与中青年人相比，老年人运动时心率增加幅度较心排血量要小，遵循Frank－Starling效应，在较低心率时老年人是以增加心室充盈压来维持一定的排血量的，这是克服心室顺应性降低来增加心排血量的重要方式，但心室充盈压升高又是引起老年人运动中发生呼吸困难的主要原因之一。

4. 泵血功能下降　老化对收缩和舒张功能的影响，最终表现为泵血功能减退。例如静息和运动时心搏量随年龄的增长而降低，中年后每年减少0.7%。由于心搏量和心率降低，静息心排血量（心搏量×心率）也随增龄而下降（每年降低1%），中青年人静息心排血量约5 L/min，体力活动时最大心排血量高达25～30 L/min，而老年人最大心排血量仅为17～20 L/min。心排血量减少直接影响冠脉血流量，老年人冠脉最大流量较中青年人低35%。中年后心脏指数（心排血量/体表面积）每年降低0.8%。老年人因心室舒张容积缩小，静息射血分数（心搏量/心室舒张末期容积）并不降低，但运动时射血分数低于中青年人。由于老年人心搏量、心排血量、心脏指数及射血分数等降低，对外界适应能力减弱，在各种应激时容易发生心力衰竭和心肌缺血。

5. 血压的变化　由于老化使主动脉弹性储备作用降低，静息血压随增龄而升高，以收缩压明显，但到80～90岁后收缩压才稳定，60岁后舒张压有下降趋势，因而老年人表现为收缩压升高和脉压增大。老年人运动时收缩压升高比中青年人明显，且恢复时间延长，而舒张压无差异。体内调节血压的因素很多，主动脉弓和颈动脉窦压力感受器调节的压力反射是最主要的瞬间调节反射。当血压降低时，压力感受器发放冲动减少，反射性地抑制迷走神经，兴奋交感神经，通过增加心率，收缩动静脉，使血压回升。老年人由于主动脉弓和颈动脉窦易发生动脉粥样硬化，其压力感受器的敏感性降低，对突然的体位变化，就失去立即的、精确的调节，使老年人容易发生直立性低血压，导致意识障碍或晕倒。持久的血压调节则以肾脏为主，涉及肾素-血管紧张素-醛固酮、加压素、心钠素等多因素的调节系统。老年人肾素-血管紧张素-醛固酮活性降低，这可能是血管紧张素转换酶抑制剂对老年高血压疗效差的原因。老年人血液循环中加压素升高，但其效应被肾小管对其反应性降低所抵消。心钠素通过排钠排水而发挥调节血容量作用，因老年人肾血流量和肾小球滤过率降低，排钠排水作用有限。老年人心钠素升高与肾脏对心钠素的反应性降低、清除减少和心房压力升高有关。

（二）老年血管生理学变化

1. 大动脉弹性储备作用减弱　血管是一个可伸展的系统，可将来自心脏搏动的血流变为持续的血流。这是因为主动脉和大动脉的内径大、管壁厚及富有弹性，当左心室射血时，1/3的血液流向外周动脉，而2/3的血液容纳于扩张的大动脉内，左心室舒张时，扩张的大动脉弹性回缩，推动其血液继续向前流动。因此，大动脉弹性储备作用既缓解了血压过大的波动，又保证了血液在血管中继续流动。由于主动脉和大动脉老化，其弹性减退，伸展性降低，大约20岁后，大动脉伸展率每增长10岁减少10%，因而老年人大动脉弹性储备作用降低。尽管主动脉容积扩大在一定程度上代偿了弹性储备作用的减退，但其容积扩大的程度并不与弹性储备功能的明显减退相平行。因此，左心室射血时，主动脉不能相应扩张，使左心室收缩期压力几乎不变地传至主动脉内，造成收缩压升高，而舒张期主动脉又无明显弹性回缩，舒张压不升高，使脉压增大，故老年人常表现为单纯收缩期高血压或以收缩压升高为主的高血压病。

2. 血流重新分布　由于老年人外周动脉弹性减弱，其收缩压和舒张压均升高，引起各器官局部血流阻力增加，通过血流重新分布，以适应这种高阻力状态。由于老年人心排血量减少和外周血管阻力增加，各器官血流减少，但其减少程度不一，一般心脑血流减少相对较轻，而肝肾血流减少显著。

3. 静脉压降低　老年人因静脉壁张力、弹性减退和静脉血管床扩大，静脉压随年龄的增长而降低[20～40岁组平均静脉压（95±4.4）mmH_2O，61～70岁组为（71±4.0）mmH_2O，71～80岁组为（59±2.5）mmH_2O，81～90岁组为（56±4.4）mmH_2O，91～100岁组为（54±4.3）mmH_2O]。

4. 毛细血管代谢率下降　随着年龄增长，毛细血管基膜增厚，外膜纤维化，孔径缩小，脱饮现象减少，从而导致毛细血管代谢率下降。因此，毛细血管的老化是衰老的原因之一。在肺循环方面，除了呼吸器官增龄性变化外，肺血管的老化导致肺血氧合作用障碍，即所谓老年性缺氧。由于毛细血管老化和功能性毛细血管数目减少，老年人容易出现肌肉疲劳。尽管上述因素导致组织供氧不足，但老年人可通过血流缓慢和氧离曲线右移等方式，增加组织对氧气的摄取，以保证组织的供氧，因而老年人动静脉氧差增大。

（三）老年心血管生理指数的改变

1. 心搏量随年龄增长而递减，如按 30 岁的心搏出量为 100%，每年约按 1% 下降。Schock 曾用染料稀释方法测定心搏出量：30 岁为 100%，40 岁为 90%，60 岁为 80%，70 岁为 75%，80 岁为 65%，90 岁仅为 42%。

2. 冠脉流量与增龄呈负相关，如 60 岁时冠脉流量约相当 30 岁青年人的 65%。

3. 心肌的收缩与舒张恢复时限均延长。

4. 外周阻力随增龄而增加。

5. 心肌细胞对 O_2 的利用率逐年下降。

6. 静息时左心室功效逐年下降。

7. 心脏储备力逐年下降。

8. 心脏对颈动脉压的敏感度随增龄而增加。

（四）心脏老化的心电图改变

由于上述老年性心肌细胞的自律性、传导性等电生理特性的改变，正常老年人心电图也逐渐发生了一些不显著的、非特异性的变化。其主要变化有：

1. P 波振幅降低，肢体导联 P 波甚至看不出，胸导联 P 波可见切迹，其中 V_1 导联多呈左房负荷型，与心房内传导阻滞有关。

2. P－R 间期轻度延长，由于房室交界处心肌传导系统的退行性变，可出现轻度房室传导阻滞，造成 P－R 间期轻度延长。

3. QRS 电轴左偏（左心室增厚所致），QRS 波群振幅降低，时间延长（变宽），可有切迹，与胸壁厚度增加和心室内传导功能下降等因素有关。

4. Q－T 间期延长，但不超过青年人正常值上限。有报道称老年人的 Q－T 间期随着增龄而延长。

5. 老年人 T 波低平，T 波在Ⅱ、Ⅲ导联几乎均直立，Ⅲ导联呈多形性（直立、平坦、双向、倒置）。

（刘小鸣）

第二节　老年动脉粥样硬化及外周动脉疾病

一、老年动脉粥样硬化

（一）概述

动脉粥样硬化（atherosclerosis，AS）是发生在大、中型动脉血管壁的一种病理过程，这种病理过程构成了一种严重威胁人类健康的疾病。老年人心脑血管病的最主要发病机制是动脉粥样硬化。动脉粥样硬化是一种进行性的过程，病程可从儿童时就开始至成年的中后期才出现临床症状。由于病理发现在动脉内膜积聚的脂质外观呈黄色粥样，因此称为动脉粥样硬化。各种动脉硬化的共同特点是动脉发生了非炎症性、退行性和增生性的病变，导致管壁增厚变硬，失去弹性和管腔缩小。动脉粥样硬化的特点是在上述病变过程中，受累动脉的病变从内膜开始，先后有多种病变合并存在，包括局部有脂质和复合糖类积聚，出血和血栓形成，纤维组织增生和钙质沉着，并有动脉中层的逐渐退化和钙化。现代细胞和分子生物学技术显示动脉粥样病变都具有平滑肌细胞增生，大量胶原纤维、弹力纤维和蛋白多糖等结缔组织基质形成，以及细胞内、外脂质积聚的特点。

（二）分期和分类

本病发展过程可分为 4 期：

1. 无症状期或称隐匿期　其过程长短不一，包括从较早的病理变化开始，直到动脉粥样硬化已经形成，但尚无器官或组织受累的临床表现。

2. 缺血期　出现由于血管狭窄、器官缺血的症状。

3. 坏死期　出现由于血管内血栓形成或管腔闭塞而产生器官组织坏死的症状。

4. 纤维化期　长期缺血，器官组织纤维化和萎缩而呈现出症状。不少患者不经过坏死期而进入纤维化期，而在纤维化期的患者也可重新发生缺血期的表现。

按受累动脉部位的不同，本病有主动脉及其主要分支、冠状动脉、脑动脉、肾动脉、肠系膜动脉和四肢动脉粥样硬化等类别。

（三）临床表现

1. 一般表现　脑力与体力衰退，触诊浅表动脉和颈动脉、桡动脉、肱动脉等可发现其增粗、变长、迂曲和变硬。

2. 主动脉粥样硬化　大多数无特异性症状。叩诊时可发现胸骨柄后主动脉浊音区增宽；主动脉瓣区第二心音亢进而带金属音调，并有收缩期杂音。收缩期血压升高，脉区增宽，桡动脉触诊可类似细脉。X 线检查可见主动脉结向左上方凸出，主动脉影增宽与扭曲，有时可见片状钙质沉着阴影。主动脉粥样硬化还可形成主动脉瘤，以发生在肾动脉开口以下的腹主动脉处为最多见，其次在主动脉弓和降主动脉。

3. 冠状动脉粥样硬化　冠状动脉病变可引起胸闷、气短、心前区不适或心绞痛，严重病变时可出现心肌梗死。

4. 脑动脉粥样硬化　脑缺血可引起眩晕、头痛和晕厥等症状，脑动脉血栓形成或破裂出血时引起脑血管意外，有头痛、眩晕、呕吐、意识丧失、肢体瘫痪、偏盲或失语等表现。脑萎缩时引起痴呆，有精神变态、行动失常、智力和记忆力减退以至性格完全变态等症状。

5. 肾动脉粥样硬化　临床上并不多见，可引起顽固性高血压，55 岁以上突然发生高血压者，应考虑本病的可能。

6. 肠系膜动脉粥样硬化　可能引起消化不良、肠道张力减低、便秘和腹痛等症状。血栓形成时，有剧烈腹痛、腹胀和发热。肠壁坏死时，可引起便血、麻痹性肠梗阻和休克等症状。

7. 四肢动脉粥样硬化　以下肢较为多见，尤其是腿部动脉，由于血供障碍而引起下肢发凉、麻木和间歇性跛行，即行走时发生腓肠肌麻木、疼痛以至痉挛，休息后消失，再走时又出现；严重者可有持续性疼痛，下肢动脉尤其是足背动脉搏动减弱或消失。动脉管腔如完全闭塞时可产生坏疽。

（四）诊断

本病尚缺乏敏感而又特异性的早期实验室诊断方法。本病发展到相当程度，尤其是有器官明显病变时，诊断并不困难，但早期诊断很不容易。主动脉粥样硬化引起的主动脉变化和主动脉瘤，须与梅毒性主动脉炎和主动脉瘤以及纵隔肿瘤相鉴别；冠状动脉粥样硬化引起的心绞痛和心肌梗死，须与其他冠状动脉病变所引起者相鉴别。

（五）预后和二级预防

本病预后随病变部位、程度、血管狭窄发展速度、受累器官受损情况和有无并发症而不同。脑、心、肾的动脉病变发生了脑血管意外、心肌梗死或肾功能衰竭者，预后不佳。

首先应积极预防动脉粥样硬化的发生（一级预防）。如已发生，应积极治疗，防止病变发展并争取其逆转（二级预防）。已发生并发症者，及时治疗，防止其恶化，延长患者寿命（三级预防）。2006 年 5 月，美国《Circulation》杂志发表了对冠心病和其他动脉粥样硬化血管病二级预防指南的更新版。在此，将最新版本的二级预防指南内容综合如下。

1. 吸烟

（1）目标：完全戒烟，并避免被动吸烟。

（2）措施：每次随诊时询问吸烟情况，鼓励所有的吸烟患者戒烟，了解患者戒烟的意愿，通过咨询和制订戒烟计划帮助患者戒烟。可以采用药物或参考专门的戒烟程序并进行随访，督促患者避免在家和工作场所被动吸烟。

2. 血压

（1）目标：$<140/90$ mmHg，糖尿病和肾病患者 $<130/80$ mmHg。

（2）措施：在强调非药物治疗改善生活方式的同时，建议初始的治疗药物为 β 阻滞剂和（或）血管紧张素转换酶抑制剂（ACEI），必要时加用其他药物如噻嗪类利尿剂；对有强适应证的高血压患者，建议参考《美国预防、检测、评估与治疗高血压全国第 7 次报告指南》（JNC 7）的治疗建议。

3. 血脂异常的处理

（1）目标：LDL－C <100 mg/dL；如果三酰甘油 200 mg/dL，非 HDL－C 应 <130 mg/dL。

（2）措施：在强调对所有患者进行常规生活方式改善和饮食治疗的同时，推荐增加ω－3脂肪酸的摄入（鱼或药物，1 g/d），在治疗高三酰甘油血症时，通常需要采用更大剂量。

4. 体力活动

（1）目标：每天 30 分钟，每周至少 5 天。

（2）措施：对所有患者，根据以往体力活动的情况和（或）运动试验决定体力活动的强度，最好每天进行 30～60 分钟中强度的有氧运动。鼓励每周两天进行耐力训练。对心力衰竭、ACS 或血运重建后的高危患者，应在医疗监护下进行有计划的运动。

5. 体重

（1）目标：体重指数（MBI）：18.5～24.9 kg/m^2。腰围：男性 <102 cm，女性 <88 cm。

（2）措施：每次就诊时对 MBI 和腰围进行评估，不断鼓励患者通过体力活动、控制热量摄入和正规的行为规范保持和降低体重。如果腰围超过上述范围，开始进行生活方式改善，并采取针对代谢综合征的治疗策略；最初的降低体重的目标应为基础体重的 10%，达到最初目标后，再考虑进一步降低体重。

6. 糖尿病

（1）目标：HbA1c <7%。

（2）措施：开始生活方式和药物治疗，使 HbA1c 接近正常范围；积极治疗其他危险因素（如体力活动、降低体重、控制血压、控制胆固醇等）；与社区医生和内分泌专科医生协调对患者糖尿病的治疗。

（六）治疗药物

1. 扩张血管药物　解除血管运动障碍，可用血管扩张剂。

2. 降脂药物　常用的降脂药物分为：①他汀类，以降总胆固醇和 LDL - C 为主，兼有降低三酰甘油和升高 HDL - C 的作用。②贝特类、烟酸类，以降低三酰甘油为主，兼有降低总胆固醇和 LDL - C，以及升高 HDL - C 的作用。③胆酸螯合剂、胆固醇吸收抑制剂，以上两类主要降低总胆固醇和LDL - C。

降脂药物治疗需要个体化，治疗期间必须监测安全性。依据患者的心血管病状况和血脂水平选择药物的起始剂量，首次用药 4 ~ 8 周复查安全性指标［丙氨酸转氨酶或天门冬氨酸转氨酶和激酸肌酶（AST/ALT 和 CK）］和血脂。以后每 3 ~ 6 个月再复查上述指标，如果能达到要求，改为每 6 ~ 12 个月复查 1 次。如 AST/ALT 超过正常上限 3 倍，应暂停给药。在用药过程中应询问患者有无肌痛、肌压痛、肌无力、乏力和发热等症状，血 CK 升高超过正常上限 5 倍应停药。用药期间如有其他可能引起肌溶的急性或严重情况，如败血症、创伤、大手术、低血压和抽搐等，应暂停给药。

但是，联合降脂药物治疗必须将安全性放在第一位。宜根据药物的药代动力学特点，选择发生药物的相互作用较少的药合用，从各自的小剂量开始，严密观察不良反应，特别是肝功能损害和肌病的发生。对于老年人、肾功能不全者以及患有多系统慢性疾病患者联合用药须谨慎。

3. 抗血小板药物　抗血小板聚集和黏附的药物，可防止血栓形成，可能有助于防止血管阻塞性病变病情发展，曾用于心肌梗死后预防复发和预防脑动脉血栓栓塞，但对其疗效的评价尚有分歧。可选用：①阿司匹林 0.05 ~ 0.3 g，1 次/天，抑制血栓素 A_2（TXA_2）的生成，较少影响前列环素（PGI_2）的产生而起作用。②双嘧达莫（dipyridamole）50 mg，3 次/天，可使血小板内环磷酸腺苷增高，抑制 Ca^{2+} 活性而起作用，可与阿司匹林合用。③磺吡酮（sulfinpyrazone）0.2 g，3 次/天，作用与阿司匹林类似。④噻氯匹定（ticlopidine）250 mg，1 ~ 2 次/天，抑制血小板内 Ca^{2+} 活性，并抑制血小板之间纤维蛋白原桥的形成。⑤芬氟咪唑（fenflumizole）50 mg，2 次/天，抑制 TXA_2 合成酶。

4. 其他　对动脉内形成血栓导致管腔狭窄或阻塞者，可用溶解血栓制剂。

尚有一些蛋白多糖制剂如硫酸软骨素 A 和 C（1.5 g，3 次/天）、冠心舒（20 mg，3 次/天）等，通过调整动脉壁的蛋白多糖结构而起治疗作用。

（七）手术治疗

包括对狭窄或闭塞的血管，特别是冠状动脉、主动脉、肾动脉和四肢动脉施行再通、重建或旁路移植等外科手术，以恢复动脉的供血。用带球囊或旋转刀片的心导管进行经皮血管改形术，可将突入动脉管腔的粥样物质压向动脉壁或将之切下吸出而使血管畅通；经血管腔引入高能激光束或超声束射向阻塞血管腔的粥样物质，使之汽化或震碎而再通等疗法。

二、老年外周动脉疾病

外周动脉疾病（peripheral arterial disease，PAD）是指除冠状动脉以外的其他动脉系统，主要包括颈动脉、四肢动脉和内脏动脉（内脏动脉包括胸、腹主动脉、肾动脉和肠系膜动脉等）的狭窄、闭塞或瘤样扩张疾病。这是一个范围很广的动脉系统疾病。其基础病因是动脉粥样硬化，与冠心病同属一个病因。

PAD 后果严重，包括间歇性跛行、截肢、腹主动脉瘤破裂、严重的高血压和肾功能衰竭，心肌梗死（MI）和脑卒中等心源性死亡的发生率也增加。同时，外周血管疾病又常与心脑血管疾病同源，相伴相随，早期制动，使大量血管平滑肌细胞萎缩并加重了肢体肌肉萎缩，致重要器官失代偿。据文献报道，21% PAD 患者同时患有心肌梗死，其中 26% PAD 患者有心绞痛，15% ~25% PAD 患者伴有颈动脉狭窄，年病死率 4.3% ~4.9%。PAD 可使心血管病死率增加 2.5 ~6.0 倍。已截肢患者 1 年内病死率高达 45%。糖尿病患者的卧床概率是非糖尿病患者的 12 倍。随着老龄化社会的到来，外周动脉粥样硬化，已成为威胁老年人健康的严重危险因素，引起了老年学者的广泛关注。

（一）老年外周动脉硬化闭塞病（peripheral arterial occlusive disease，PAOD）

近 20 年，国外有关外周动脉硬化闭塞病的研究一直是流行病学研究的热点。PAOD 是指外周动脉硬化导致动脉狭窄，甚至发生闭塞，使远端组织出现相应缺血痉挛或坏死的疾病。外周动脉硬化可表现为下肢动脉、颈动脉、肾动脉、肠系膜动脉硬化等，但最常见的受累部位为腹主动脉分叉以下的动脉，即下肢动脉硬化症，表现为间歇性跛行、静息痛及坏疽等。

我国 PAOD 患病率随着年龄增长呈明显增高趋势。PAOD 的发病率各国报道不尽相同，平均在 4% ~12%，50 ~70 岁人群患病率可达 25% ~30% 左右。我国基于人口资料的 PAOD 流行病学调查尚不多。香港中文大学的 Cheng 先后报道在血管外科就诊的平均 72 岁的一组患者，约 50% 为股动脉粥样硬化闭塞，其中近一半人有组织缺血坏死，女性占 67%，男性占 38%，说明老年女性 PAOD 预后比男性差。同时报道了有颈动脉粥样硬化斑块的患者中 24.5% 有 PAOD，11.1% 合并冠心病 37.3% 合并脑血管疾病。最近，我们在国内首次进行的 PAOD 现患率横断面调查显示，北京万寿路地区老年人群 PAOD 的现患率达 16.42%，与发达国家同年龄层次人口的病患率相近，说明 PAOD 在我国也是老年人常见病与多发病之一。而且，有症状的 PAOD 是全身血管系统性动脉粥样硬化的窗口标志，目前已被列入冠心病的高危症（CHD risk equivalents）。

1. PAOD 的相关危险因素　国外很多研究均证实 PAOD 的发病率，无论男女性别如何均随着年龄的增加而增高，吸烟、高血压、糖尿病均为 PAOD 的相关危险因素。在吸烟者中 PAOD 的发病率为非吸烟者的 2 ~4 倍，无症状与有症状 PAOD 的危险因素有相似性，包括吸烟、高血压、糖尿病及高龄。Framingham 研究证实高胆固醇血症是间歇性跛行发生的相关危险因素。Leng 等报道三酰甘油与 PAOD 有相关性。此外，20 世纪 90 年代初很多研究表明，血浆同型半胱氨酸水平与动脉粥样硬化有无可置疑的相关性，流行病学调查也提示，高同型半胱氨酸血症是心血管疾病的独立危险因素。Gupta 报道高同型半胱氨酸血症是 PAOD 的独立危险因素，与非高同型半胱氨酸血症相比，发生 PAOD 的危险性是其 4.8 倍。

国内香港 Cheng 等报道 PAOD 危险因素与国外相同，主要有吸烟、高血压、糖尿病、高胆固醇血症、低密度脂蛋白增高、高三酰甘油血症。

2. 病理　本病主要病理改变是动脉内膜脂质沉积、内膜增厚、斑块形成，逐渐引起管壁纤维化和钙化，最后导致管腔狭窄甚至闭塞；也可因斑块内出血或其表面血栓形成而突然阻塞。闭塞部位以髂总动脉和胫前动脉常见。其缺血程度取决于闭塞部位、数目、病变发展速度及侧支循环的供血能力。如动脉主干狭窄进展较慢，侧支循环虽不能完全代偿主干的血流，一般能维持肢体功能的需要。若病变进行性加重，其侧支循环不能满足肢体供血时，表现出肢体缺血症状。当动脉管腔狭窄 70% 时，活动时表现为肢体缺血症状；管腔狭窄 90% 时，静息时也有缺血症状。

3. 临床表现

（1）主要症状：下肢动脉闭塞表现包括行走时下肢无力或活动受限，足和腿部受伤后伤口不易愈合，直立或斜躺时局限于足或腿部的静息性疼痛，甚至皮肤溃疡，足趾坏死。间歇跛行是本病的特征性表现，系因行走时受累动脉支配区供血不足而发生，肌肉呈绞轧性痛。腓肠肌和足部肌肉疼痛最常发生，多因胫前和胫后动脉闭塞所致。但下肢 PAOD 患者中仅 10% ~30% 有间歇性跛行症状。大部分下肢 PAD 患者并没有可被识别的肢体缺血症状，这部分人群可被定义为无症状人群。虽然这部分患者没有典型症状，但是能够检测到动脉功能异常，发生 MI 和缺血性脑卒中的危险均明显增加。腹主动脉 - 髂动脉闭塞时，症状出现较晚，常表现为臀部及腰部肌肉钝痛。静息痛为病变进一步发展之表现，动脉血管接近完全闭塞，静息时表现出持续性疼痛，夜间和寒冷时加重。患者焦虑不安，失眠。严重者可因肢端肌肉和皮肤完全丧失血供而发生缺血性溃疡及坏死。受累肢体创伤可促使上述症状发生。患者患肢末端皮肤温度降低（较健康侧肢体温度降低 2 ~3 ℃），皮肤苍白、发凉，有时可出现发绀。严重者可出现皮肤变薄，汗毛缺失，肢体萎缩甚至坏疽等症状。

（2）体征

1）闭塞远端动脉搏动减弱或消失：下肢动脉搏动减弱或消失是本病的重要体征之一，但有 3% ~13% 的正常人足背动脉搏动减弱或消失，故不能以此作为本病的依据。下肢最重要的脉搏是股动脉（腹股沟区）和胫后动脉（内踝后）。如股动脉或胫后动脉搏动显著减弱或消失，尤其双侧脉搏有差别时，提示动脉闭塞。皮肤变薄和汗毛缺失可作为慢性缺血的标志。确定患者肢体缺血程度的最可靠方法是看其能否背屈。有时静息状态下动脉搏动正常，但运动后出现跛行时，动脉搏动显著减弱或消失。

2）血管杂音：本病可在腹主动脉、髂动脉、股动脉上闻及血管杂音，出现收缩期杂音，提示动脉狭窄，连续性杂音则表明闭塞远端的舒张压很低和侧支循环不足。有时静息状态下无杂音，运动后才出现杂音。由于老年人血管杂音较多见，单纯的血管杂音诊断意义不大，只有血管杂音伴有脉搏减弱或消失时，才有临床诊断价值。

3）肢体缺血试验：指（趾）端皮肤压迫试验，检查者用手指（掌）紧压皮肤 10 秒，使皮下乳头血管丛的血液流向周围组织，被压迫的皮肤出现苍白。解除压迫后，在 3 ~4 秒内皮肤恢复原色为正常，超过 5 秒皮肤苍白未消失者，提示动脉供血不足。

肢体位置试验：患者取平卧位，将下肢抬高 45°持续 3 分钟，反复背屈踝关节。正常时足部皮肤呈淡红色，如出现苍白麻木或疼痛等症状，表示局部供血不足。然后，患者取坐位后下肢下垂，10 秒内患肢皮肤不能恢复正常，且出现不均匀的瘀斑，表示下肢动脉供血不足，称为肢体位置试验阳性。

美国心脏病学会和美国心脏学会（ACC/AHA）最近更新的诊疗指南强调，对高危人群及可疑病例，体检时应注意：①患者双上肢血压是否对称。②颈动脉是否存在杂音。③腹部、腰胁部和股动脉处听诊是否有杂音。④估计腹主动脉的搏动和最大直径。⑤触摸肱动脉、桡动脉、尺动脉、股动脉、腘动脉、足背动脉和胫后动脉搏动有无异常。⑥采用 Allen 试验判断手部血流灌注。⑦检查足部皮肤的颜色、有无破溃和溃疡。⑧远端肢体的体毛消失、营养不良和指（趾）甲肥厚等。

4. 辅助检查

（1）节段性动脉压测定：应用血压计或多普勒速度计测量胫后动脉和足背动脉收缩压，并与肱动脉收缩压比较得出踝/肱指数。由于正常下肢动脉压力 > 上肢动脉，故健康人踝/肱指数 > 1。如踝/肱指数 < 1，提示下肢动脉闭塞；0.5 ~ 0.9 可出现间歇性跛行；< 0.4 则有静息疼痛。对可疑者应测定运动前后的踝/肱指数，运动前 > 1 而运动后 < 1，仍然有诊断意义。在有闭塞性下肢动脉粥样硬化时，如胫后动脉收缩压 > 13.3 kPa（100 mmHg），表示代偿良好；10.7 ~ 13.3 kPa（80 ~ 100 mmHg），说明勉强供血；< 6.67 kPa（50 mmHg）时，提示侧支循环不佳；< 5.33 kPa（4 mmHg）时，常难以维持静息状态下的血液供应。

（2）超声多普勒：动脉搏动波检测和彩色超声多普勒动脉血流量和管径测值根据脉搏的幅度和波形，判断动脉的血流情况。

（3）动脉造影：对病变部位及程度有很大的诊断价值，但不能作为常规检查，除非考虑手术和介入治疗者才进行此项检查。

5. 诊断　老年人，尤其是高血压病、糖尿病和高脂血症患者，发生间歇性跛行、静息痛等下肢慢性缺血表现，动脉搏动减弱或消失者应怀疑本病。

（1）有无动脉闭塞：对于 50 岁以上的男性患者，如有间歇性跛行（甚至有静息疼痛、缺血性溃疡及坏疽）、股动脉和（或）胫后动脉搏动明显减弱甚至消失或伴有腹主动脉、盆腔动脉、股浅动脉杂音、肢体位置试验阳性、踝/肱指数 < 1，则可确诊为本病。如有其他部位动脉粥样硬化和易患因素，更支持本病的诊断。在鉴别诊断方面，老年患者须与动脉栓塞（起病急骤、受累范围较明确、跛行少见、栓子来源较明确、动脉造影既无侧支循环也不一定有粥样斑块）和下肢深静脉血栓形成相区别，中青年患者还须与血栓闭塞性脉管炎和雷诺病相鉴别。

（2）动脉闭塞部位：除动脉造影和脉搏容积指数能确定闭塞部位外，一些症状体征资料也有助于判断病变部位。①疼痛部位：腓肠肌疼痛经常是股动脉、髂动脉或腹主动脉闭塞所致；腹主动脉或髂动脉闭塞可引起大腿和臀部劳累时疼痛，尤其是爬坡和上楼时明显；大腿和小腿疼痛提示髂动脉或股动脉闭塞。②脉搏：足部脉搏消失而腹股沟脉搏存在，提示股动脉闭塞；腹股沟脉搏消失或减弱，意味着髂动脉闭塞；如双侧腹股沟脉搏消失，常为腹主动脉闭塞所致。③血管杂音：腹股沟或盆腔听到杂音而腹股沟脉搏减弱，说明髂动脉明显狭窄；股动脉行程区有杂音而足部脉搏难以触及，提示股动脉狭窄。

（3）有无其他动脉闭塞：动脉粥样硬化是一种全身性疾病，当老年患者有下肢动脉粥样硬化时，其他的血管床通常并存动脉粥样硬化病变。例如，85% 的患者可通过冠状动脉造影检测到冠脉病变，60% 的患者经超声证实有 > 30% 的颈动脉狭窄。对于可能并存的其他动脉类似病变，应作全面了解。①症状：老年患者心绞痛、心肌梗死不少见，一过性脑缺血可能是颈外动脉闭塞的可疑现象。②脉搏：检查桡动脉和颞浅动脉的搏动，可分别了解颈总动脉和头臂动脉有无狭窄；测量双上肢血压可发现锁骨下动脉狭窄。③血管杂音：对主动脉主要分支进行听诊十分重要，动脉收缩期杂音是动脉明显狭窄的征象。在锁骨以上和以下区域听诊，能分别了解锁骨下动脉或头臂动脉有无狭窄；在颌骨角之上听诊，可了解颈内动脉有无狭窄。④辅助检查：如心电图、多普勒速度计、眼动力描记图及动脉造影等检查，对了解有无其他动脉狭窄有重要价值。

6. 治疗

（1）药物治疗：最新指南指出：①PAOD 患者应服用他汀类药物使低密度脂蛋白胆固醇（LDL－C）降至 2.6 mmol/L 以下。②高血压患者应服用降压药物，β 受体阻滞剂不是禁忌。③吸烟患者应戒烟。④同型半胱氨酸 > 14 μmol/L 的患者补充叶酸和维生素 B_{12} 的有效性没有得到证实。⑤有指征应用抗血小板药物。⑥推荐应用阿司匹林 75 ~ 325 mg/d 以降低 MI、脑卒中和血管性死亡的风险。⑦氯吡格雷

（75 mg/d）可替代阿司匹林抗血小板治疗。⑧没有心力衰竭的患者服用西洛他唑（100 mg，2 次/天）有效。⑨所有间歇性跛行严重到已影响日常活动的患者（在没有心力衰竭的情况下）应考虑应用西洛他唑试验性治疗。

（2）介入疗法：经保守疗法治疗 0.5～2 年，跛行不断加重或严重影响日常生活者，应做行动脉造影了解闭塞部位、范围及程度。对于局部性短节段性病变（＜10 cm）患者，可行经皮穿刺动脉成形术或经皮导管进行斑块旋切术等介入性疗法。

（3）手术疗法：对于多发性长节段性病变患者，可用自体大隐静脉做旁路移植手术或动脉内膜剥脱术，肢端坏疽须行截肢（趾）手术。对于有手术指征而无手术条件的老年患者，将患肢放低 20°～30°，可提高局部的血液供应。如有水肿者，肢体保持于水平位，可用电热毯局部保温在 38 ℃以下，但禁止局部热敷，以免引起皮肤水疱。溃疡可用温盐水清洗及换药。

（4）其他：如加强患肢保护，老年人由于皮肤萎缩和局部供血不足，微小损伤（如鞋子过小）就可引起进行性足坏死。因此，应特别注意足部保护，如穿宽松鞋、冬季保暖、皮肤干裂涂油脂、卧床者足根足侧勿直接接触床面、预防感染、避免各种损伤等。

另外，采取以下方式促进侧支循环形成，有利于本病的治疗。

1）步行锻炼：有规律的步行锻炼对本病的疗效已被肯定，可能与促进侧支循环的形成和增强肌群的功能有关。跛行患者每天步行 20～30 分钟，坚持数月。若在 30 分钟内出现症状者随时停止，完全缓解后再步行，否则加重肌肉的缺血性损害。

2）扩张血管：由于老年人侧支循环反应缓慢和侧支动脉的扩张能力轻微，扩血管剂的疗效较差。本病可用己酮可可碱 0.2 g，3 次/天。必须避免使用缩血管药物。

3）治疗并发症：在并发症中，心力衰竭对本病的侧支循环形成不利，应加强心力衰竭的控制。

7. 预后　本病预后不仅与周围血管病变有关，而且与并存的心脑血管病有关。在未作特殊治疗的情况下，75% 的跛行患者病情稳定或略有改善，25% 的患者症状进行性加重，需外科治疗，但仅 3%～5% 的患者需要截肢手术。糖尿病者截肢率比非糖尿病者增加5～7倍，有静息疼痛或缺血性溃疡者截肢率也增高数倍。

（二）老年动脉粥样硬化性主动脉瘤

在老年人，动脉瘤多发于血管分叉处或受压部位。主动脉瘤是主动脉壁局部薄弱后所形成的异常扩张，其常见的病因有动脉粥样硬化、动脉中层囊性变性、梅毒性、先天性、创伤性及感染性，其中动脉粥样硬化是最常见的病因。主动脉发生动脉粥样硬化后，中层弹性纤维断裂，管壁薄弱，不能耐受主动脉内血流压力而产生局部膨大，形成主动脉瘤，大多发生于60 岁以后，男女之比为 10 ∶ 1。由于动脉瘤壁承受的血流压力较大，动脉瘤逐渐扩大，并可压迫邻近器官，甚至侵蚀胸骨、肋骨，或向体表膨出，成为搏动性肿块。在膨大的瘤部，血流减慢，形成涡流，可产生附壁血栓。患者可因动脉瘤严重压迫重要脏器或自行破裂而死亡，囊性的动脉瘤较梭形的更容易破裂。主动脉瘤按其发生部位可分为胸主动脉瘤及腹主动脉瘤二类。

1. 胸主动脉瘤　约 80% 的胸主动脉瘤是继发于高血压病动脉粥样硬化，14% 是由于梅毒引起，其他的原因包括先天性因素、马方综合征及胸部顿挫伤。

胸主动脉瘤的患病率占主动脉瘤的 20.3%～37%。胸主动脉瘤可分为：①升主动脉瘤，从主动脉根起，至无名动脉起始部止，可并发主动脉瓣关闭不全。②主动脉弓动脉瘤，从无名动脉至左锁骨下动脉。③胸部降主动脉瘤，从左锁骨下动脉起至膈肌一段主动脉。④胸腹主动脉瘤，从胸部降主动脉下端，至腹主动脉上端。其好发部位依次为：降主动脉、升主动脉、主动脉弓及胸腹主动脉。

（1）临床表现

1）在瘤体对邻近器官无明显压迫、牵扯或破裂之前，大多数胸主动脉瘤可无症状，于胸部摄片时偶然发现，患者的临床表现和瘤体的大小和部位有关。

2）胸痛：是胸主动脉瘤最常见的症状，一般不严重，多为胀痛或跳痛，系动脉瘤膨出增大、牵拉或压迫周围组织所引起，压迫侵蚀胸骨、肋骨或脊柱及神经时，疼痛可加重。若出现撕裂样剧痛，可能为瘤体扩展，濒临破裂。

3）压迫症状：动脉瘤压迫气管支气管可出现咳嗽或呼吸困难以及气管支气管偏移，压迫食管可出现吞咽困难，压迫喉返神经可出现声音嘶哑，邻近血管受压可出现肺动脉狭窄或上腔静脉综合征，头臂血管阻塞可引起脑缺血。

4）破裂：可能是该病首发的症状。血液流入纵隔障、胸膜腔、气管支气管树或食管，均可致命。

5）病变累及主动脉根时可产生主动脉瓣关闭不全，严重时出现左心衰竭。

（2）诊断：胸部X线片（后前位及左侧位）十分有用，可显示大多数胸主动脉瘤，透视有助于与其他纵隔肿物如肿瘤等相鉴别。但有些胸主动脉瘤甚小，尤其是囊状动脉瘤，破裂后在X线片中难以发现。所有准备施行手术的患者术前均应进行主动脉造影，因其可清晰地显示动脉瘤的大小范围。数字减影血管造影（DSA）有可能替代主动脉造影，但它对小动脉的显影较差，且易受运动的影响。CT增强扫描可显示升主动脉瘤及降主动脉瘤，有助于诊断。二维超声检查对胸主动脉瘤（尤其是降主动脉瘤）的诊断准确性不如腹主动脉瘤。经食管UCG－TEE则对胸主动脉瘤的诊断有较大的价值，MRI对胸主动脉瘤可作出可靠的诊断。

（3）治疗：手术修补是唯一有效的治疗。是否要施行手术取决于动脉瘤的大小、部位、有无症状及患者的一般状况。横径<5 cm的动脉瘤极少破裂，而>10 cm者经常破裂，有疼痛或压迫症状提示破裂的可能性大。若患者有巨大动脉瘤，尤其有瘤体扩张，或压迫邻近器官而出现症状时，应紧急手术。由于主动脉瓣关闭不全或主动脉瘘引起心力衰竭时也须进行手术。若瘤体小，无症状，则并不急于手术。

胸主动脉横段手术的危险最大，因为手术需要体外循环完整的心肺分流。胸主动脉降段手术危险相对较小，而胸主动脉升段手术的危险性介于两者之间。

对于大多数老年人不应考虑手术治疗，但应每4～6个月做一次胸部X线检查。对于扩张<8 cm的无症状患者可采用保守疗法。不应选用增加心脏排出量和扩张血管的药物，可以选用α受体阻滞剂和钙通道阻滞剂。

（4）预后：长期随访，5年死亡率为50%，10年死亡率为70%，半数死于有关心血管病，1/3死于动脉瘤破裂。死亡率与动脉瘤的部位无关。若患者高龄，动脉瘤>6 cm，伴发高血压或其他心血管疾病，则死亡率增高。

2. 腹主动脉瘤　腹主动脉瘤的患病率占主动脉瘤的63%～79%，大多数腹主动脉瘤系动脉粥样硬化所引起，一般位于肾动脉远端，延伸至腹主动脉分叉处，常波及髂动脉，偶尔位于肾动脉以上部位，又称胸腹主动脉瘤，多侵犯肠系膜下动脉分支，在出现破裂和接近破裂前部分患者可没有症状。

（1）临床表现：50岁以前少见，最常见于60～80岁的男性中。

多数患者无症状，常出于其他原因查体而偶然发现。典型的腹主动脉瘤是一个向侧面和前面搏动的膨胀性肿块，约50%患者伴有血管杂音。

疼痛：为破裂前的常见症状，多位于脐周及中上腹部。动脉瘤侵犯腰椎时，可有腰骶部疼痛。若近期出现腹部或腰部剧烈疼痛，往往预示瘤体濒临破裂。

腹部包块：最重要的体征是脐周或上中腹部有膨胀性搏动的包块，除非患者肥胖，一般均可触及，有压痛及细震颤，还可听到收缩期杂音。股动脉或足背动脉搏动减弱或消失。

破裂：可为致命性并发症的初发症状，最常见为瘤破裂，血液从瘤破入腹腔，所幸破入腹，膜后腔者更为常见，该部出血较为缓慢。腹痛及失血性休克可持续数小时或数天，患者多可就医。偶尔出血局限，患者可有腹痛、发热症状，轻至中度失血，往往再次破裂。还可破入下腔静脉，产生主动脉静脉瘘，出现连续性杂音，高心排出量及心力衰竭。偶可破入十二指肠引起胃肠道出血。

其他严重并发症：瘤内偶可形成急性血栓；腹主动脉瘤血栓或动脉粥样硬化碎片可造成下肢栓塞；十二指肠受压可发生肠梗阻，下腔静脉阻塞可引起周围水肿；继发性细菌感染罕见。

（2）诊断：目前探查腹主动脉瘤并估计其大小范围的方法有七种。①腹部触诊：准确性最低。②腹部X线片：若有典型的卵壳形钙化阴影，诊断多可确立，但至少有1/4的患者无此征象。③二维超声检查：对腹主动脉瘤的诊断很有价值，操作简便，探查动脉瘤的准确性高，可清晰地显示其外形及附壁血栓等，为目前优选的诊断方法。④腹主动脉造影：准确性不高，因动脉瘤的宽度可为透光性附壁血栓所掩盖。但造影结果常可提供有价值的资料，故仍列为术前必须进行的检查。⑤DSA：其结果类似腹主动脉造影，而无须动脉内注射造影剂，诊断经验正在积累中。⑥CT：与二维超声波检查相比，可以更清晰地显示腹主动脉瘤及其与周围组织结构如肾动脉、腹膜后及脊柱的关系，以及腹膜后血肿等。但费用较高，操作时间较长。⑦MRI：其诊断价值与超声波及CT相仿，缺点是费用昂贵，操作费时，但新一代产品成像时间将大为缩短。由上可见，腹部二维超声检查为当前筛选可疑腹主动脉瘤的首选诊断方法。

（3）治疗：主动脉瘤治疗包括外科手术、经导管介入治疗和保守治疗。对病灶直径>5 cm的患者应手术修复，对较小的病灶可进行修补，尤其是超声图显示动脉瘤有进行性增大且患者在其他方面是健康的应手术治疗。理想的治疗方法是手术将动脉瘤切除及血管重建手术，手术死亡率<5%。血管重建可选用涤纶或真丝人造血管，效果良好。肾动脉水平以下的腹主动脉瘤和（或）髂总动脉瘤病变在技术上适于外科开腹治疗，是外科手术的指征。对进行外科手术有可能发生并发症的高危患者而言，血管腔内治疗肾动脉水平以下的腹主动脉瘤和（或）髂总动脉瘤是合理的治疗方法。

3. 肾动脉狭窄（RAS）

（1）流行病学资料：RAS在动脉粥样硬化人群中常见，病变呈进行性发展。与其他动脉粥样硬化性疾病相比，其在普通人群中临床流行病学、自然病程和干预治疗的疗效方面的知识缺乏。但在高危人群中，RAS的发病率较为明确。在PAD患者中，RAS发病率为22%～59%。

（2）临床表现：提示RAS的临床线索包括早发、顽固性和（或）恶性高血压。未经治疗RAS患者的血压难以控制，容易出现肾功能不全。怀疑RAS的患者可选择双功超声、CTA和MCA作为筛选方法。

虽然动脉粥样硬化性RAS（ARAS）发病率高，但不一定导致难以控制的高血压和进展性肾功能不全。与冠状动脉疾病和下肢PAD一样，存在病变不一定需要血管成形术治疗，临床医师考虑介入治疗需要有干预证据。目前证据不能证实ARAS导致了终末期肾病（ESRD）。RAS患者出现肾脏萎缩不一定为RAS的后果，往往反映了肾脏严重的进展性病变。ARAS患者进展为ESRD并需要透析治疗者病死率非常高，死因常为 MI、心力衰竭和脑卒中。

RAS 患者肾功能损害的严重程度与死亡危险相关。血肌酐 <0.036 mmol/L、0.039 ~ 0.049 mmol/L 和 0.052 mmol/L 患者的 3 年病死率分别为 92%、74% 和 51%。血肌酐与死亡危险之间的关系非常复杂。除 RAS 严重程度与病死率相关之外，蛋白尿程度、肾实质病变和其他疾病状态如糖尿病在其中也起着很重要的作用。

（3）治疗：目前，没有前瞻性对照研究评价无症状 RAS 患者应用介入治疗（或结合药物治疗）的风险和受益，对于这种干预仍存在争议。因此，对无症状患者介入治疗部分的主要根据是专家意见，而没有循证医学证据证实介入治疗可改善肾脏功能或心血管事件。正在进行的 COR - AL 研究的结论将回答此问题。

关于干预的时机，指南建议以下患者可考虑介入治疗：有血流动力学意义的 RAS、进展性高血压、顽固性高血压、恶性高血压、高血压伴有不易解释的单侧肾脏缩小、不能耐受降压治疗的高血压患者。外科手术治疗 ARAS 和肌纤维发育不良的 RAS 也常见，但建议用于不能应用介入治疗的患者。

（刘小鸣）

第三节　老年冠心病

冠心病指冠状动脉粥样硬化使病变血管腔阻塞导致心肌缺血缺氧而引起的心脏病，它和冠状动脉功能性改变（痉挛）一起，通称冠状动脉性心脏病（coronar heart disease），简称冠心病，亦称缺血性心脏病（ischemic heart disease）。

冠心病为许多工业发达国家老年人多发病及死亡的主要原因之一。流行病学研究表明，我国冠心病的患病率有增高的趋势。冠心病患者中老年人所占的比例较大。“七五”国家医学科技攻关项目资料表明，北京地区 1972—1991 年收治的急性心肌梗死患者中，发病高峰年龄男性为 50 ~ 59 岁，女性为 60 ~ 69 岁。1987—1997 年资料表明，多数年龄组冠心病事件患病率有所增加，其中男性 70 ~ 74 岁组人群患病率的绝对增加幅度最大，率差为132/10万。

一、概述

（一）老年发病危险因素

1. 老龄为冠心病患病重要危险因素之一　有报道提出，男性 >45 岁、女性 >55 岁可作为冠心病的危险因子。1974—1980 年北京首都钢铁公司自然人群登记资料表明，急性心肌梗死患病率为 27.9/10 万，大于 60 岁者男性为 212.7/10 万，女性为 302.7/10 万。男、女性冠心病猝死年患病率分别为 10.5/10 万与 3.6/10 万，而大于 65 岁者分别为 65.4/10 万与 50.4/10 万。老龄人口增多，冠心病诊断与治疗的改善是老年冠心病患者增多的重要原因。美国国家健康研究（National Health Interview Study）报告，20 世纪 80 年代冠心病患病率增高最高的是 75 ~ 84 岁男性，1980—1989 年间 >65 岁年龄组冠脉造影增加了 4 倍，45 ~ 64 岁者仅增加 2 倍。同时间 >65 岁冠状动脉旁路移植术增加 4 倍，45 ~ 64 岁者仅增加 1.7 倍。老年冠心病患者的增多与一些冠心病发病危险因素随年龄增高而增加有关。

2. 高血压为冠心病的重要的独立危险因素　北京地区防治冠心病协作组 1972—1991 年收治的急性心肌梗死患者中，有高血压病史者占 57.7%（49.9% ~ 70.2%）。高血压的患病率随年龄增高而增加，尤其是收缩期高血压。老年收缩期高血压患者冠心病事件发生较多。血压升高通常伴有高脂血症、高血糖及纤维蛋白原的增高。这些都增加了冠心病的发病危险。

3. 糖尿病是另一种随着年龄增长而患病率增高的冠心病危险因素　北京地区防治冠心病协作组收治的急性心肌梗死病例有糖尿病史者为8%（3.9%～13.3%），亦呈上升趋势。

4. 妇女冠心病的发病危险因素和临床过程与男性有所不同　妇女更年期后患病率上升，绝经后妇女患冠心病者为未绝经者的3倍。西方长期以来注意雌激素与妇女冠心病危险的关系，1995年美国心脏病学会报道，雌激素能防止妇女病变的心脏冠脉收缩，但对男性无此作用。老年妇女冠心病增多与寿命延长以及雌激素分泌变化有关。

（二）发病机制

1. 冠状动脉粥样硬化性狭窄加重　90%以上的冠心病患者均有严重的冠状动脉硬化性狭窄，这是由于斑块的不断进展及逐渐增大，至少有一支主要的冠状动脉有一处或多处超过75%的管腔狭窄区域。老年冠状动脉病变程度严重，多支血管病变、复杂病变、弥漫病变、钙化病变多。在这些情况下，冠状动脉代偿性扩张能力下降，心肌需求增加，血供便难以保证，出现各种临床表现。严重的斑块可以位于冠状动脉三条主干的任何部位，但以前降支、左旋支起始部的前2 cm以及右冠状动脉近端1/3和远端1/3最多见。

2. 斑块的出血、破裂及溃疡　有些斑块尽管狭窄不重（只有50%～70%），但由于斑块偏心，纤维帽薄，含有大量的脂质及坏死组织核心，特别容易发生继发改变，如内膜下出血，斑块裂开或脱落形成溃疡。溃疡基础上还可发生血栓。这些患者平时可无症状或症状轻微，一旦发病，后果很重，常可造成不稳定性心绞痛、心肌梗死，甚至猝死等心脏事件。斑块内出血主要发生于斑块基部机化的小血管，由于坏死组织的侵蚀以及血管搏动的影响，这些小血管常发生破裂出血。血液积聚于斑块内，使斑块表面的纤维膜隆起，造成管腔狭窄。斑块内出血还可以导致斑块破裂。另一些情况下，即使没有斑块内出血，一些其他的因素，如斑块钙化、高脂血症、血管痉挛、血流动力学因素等也可引起斑块自发裂伤，多在斑块表面薄弱处或偏心性斑块的基部与正常动脉壁交界处发生。斑块裂伤后，易于在损伤处形成血栓，裂伤较大可以发生脱落形成溃疡，溃疡基础上更易形成血栓。

3. 冠状动脉血栓形成　在粗糙的粥样斑块及溃疡基础上，极易形成血栓。血栓可以是附壁的，它可以导致不同程度的管腔狭窄，引起不稳定性心绞痛，并进一步导致梗死、猝死。研究表明，不稳定性心绞痛患者胸痛发作时，其心脏中的血栓素A_2（TXA_2）和其他的血小板成分也相应增加，表明了血小板的活化、分泌和聚集。斑块破裂处血栓素A_2（TXA_2）及其他调节因子的增加可以进一步引起血小板的聚集以及血管痉挛。此外，血小板可以释放促增殖因子，促进斑块的发展。用血管内镜可以直接看到冠状动脉内的血栓，有时候在心肌内的小冠状动脉分支内，还可以见到血栓物质的碎片形成的栓塞，并伴有相应的微小梗死灶。总而言之，血栓形成可以阻塞管腔，阻碍血流，可以部分或全部脱落造成栓塞，可以诱发进一步的血栓形成及血管痉挛，可以促进斑块的进一步发展。因此在冠心病的发展演变过程中血栓形成起着重要的作用，从而说明临床上抗凝治疗的重要性。

4. 冠状动脉痉挛　在斑块破裂及血栓形成的基础上，常有短暂的血管痉挛发生。血管痉挛一般发生在无斑块一侧的动脉壁上，常常是由于血管收缩物质过多以及内皮受损后血管舒张因子减少所致。严重的血管痉挛也可造成心肌的明显缺血，甚至心肌梗死。

（三）临床特点及分类

老年冠心病患者有长期的冠状动脉粥样硬化病史；病变多、严重且累及多支；有长期的心肌缺血或陈旧性心肌梗死，心肌病变广泛并可伴有不同程度的心功能不全。患者可表现为慢性稳定型心绞痛，或以急性冠心病综合征为第一个临床表现，其中包括不稳定心绞痛、急性心肌梗死及冠心病猝死。急性冠心病综合征的特点是发病急，事先无预兆，病程不稳定，有相当大的死亡危险。老年患者常伴有其他慢性疾病如高血压、糖尿病及阻塞性肺气肿等。老年患者存在多器官功能退行性病变亦很普遍，如心脏瓣膜退行性变，心、肾、肝功能减退等。在原有严重冠脉病变的基础上，体内任何微小变化均可导致处于边缘状态心肌氧供需平衡的失衡，有可能促使急性冠心病综合征的发生。目前我国按 1980 年全国第一届内科会议标准冠心病分五类：心绞痛、心肌梗死、无症状性冠心病、猝死型冠心病和缺血性心肌病（心力衰竭型和心律失常型冠心病）。

二、老年心绞痛

心绞痛是指冠状动脉（冠脉）供血不足和（或）心肌耗氧增加而导致心肌暂时性缺血所致的发作性综合征。心绞痛是冠心病的一个最常见类型，约占症状性冠心病的 80%。老年心绞痛表现不典型，往往难以及时识别与治疗；老年人由于体力活动少，劳累型心绞痛较中青年少，而不稳定型心绞痛较中青年多。因此，老年心绞痛预后较中青年差。

（一）病因与诱因

老年人心绞痛病因：①冠脉粥样硬化和冠脉痉挛是最常见的。②冠脉其他病变，如炎症、畸形等，而细小冠脉痉挛所致的心绞痛（微血管性心绞痛、X 综合征）在老年人中罕见，多见于青年女性。③非冠脉病变所致的心肌缺血，如主动脉瓣狭窄和（或）关闭不全、二尖瓣脱垂、肥厚性心肌病。④其他疾病，如甲状腺功能亢进、重度贫血、血黏度增加等。劳累、激动、饱餐、受寒、急性循环衰竭仍然是老年心绞痛的诱因。

（二）发病机制

心脏仅占体重的 0.5%，但供给心脏的血液却占心输出量的 5%，心肌耗氧量［为 9 mL/（100 g · min）］占全身总耗氧量的 11%，故心脏是体内最大的耗氧器官。心肌耗氧量主要取决于心率、心室壁张力及心肌收缩力。临床常以心率 × 收缩压的二乘积估计心肌耗氧量，以出现心绞痛时的二乘积值作为“心绞痛阈”。正常状态下，心肌从血中摄取氧量已达最大限度（70%），而其他组织仅为 25%。当心肌耗氧增加时，难以再从血中摄取更多的氧，只能通过扩张冠脉增加血流量（可增加 5 ~ 7 倍）来代偿。在心肌耗氧量增加时，二磷酸腺苷来不及转化为三磷酸腺苷，直接释放高能磷酸根而降解为腺苷或腺苷样物质，通过其强大的扩冠作用来增加冠脉灌注量，以满足心肌耗氧的需求。冠脉之间有丰富的交通支（ <40um），正常时处于关闭状态，若心肌供血不足，可于数周后建立侧支循环，以增加缺血心肌的供血。但在冠脉狭窄 >50%，冠脉血流储备功能降低，上述调节也不能满足心肌氧需时，产生心肌缺血，相继引起一系列病理生理变化。①生化：钾丢失，乳酸堆积。②机械：先出现左室舒张功能减退，后表现为收缩功能减退。③电生理：先有 T 波改变后出现 ST 段改变，由于缺血心肌复极时间与正常心肌有差异，可产生各种心律失常。④临床：心绞痛等症状。

（三）分类

1979 年国际心脏病学会及世界卫生组织（WHO）主要根据发病机制将心绞痛分为劳力型及自发型心绞痛两大类。劳力型又可分为 3 型：初发劳力型、稳定性劳力型及恶化性劳力型心绞痛。其中初发劳力型、恶化性劳力型及自发型心绞痛常统称为“不稳定型心绞痛”。

上述分型并未在国际上被普遍采用。目前临床上仍习惯于将心绞痛分为慢性稳定型心绞痛、不稳定型心绞痛及变异型心绞痛 3 型。

1. 稳定型心绞痛　比较常见，临床上很典型，由于左心室内膜下区域灌注不足，心电图上常表现为 ST 段下移。其病理学基础一般是稳定性斑块造成管腔狭窄，常达 75% 以上，冠脉血流储备降低，心肌氧供需不平衡时发病，血管痉挛有时也参与作用。由于斑块无继发改变，当减少心肌需氧量时（休息、硝酸甘油）症状可以缓解。若狭窄 >80% 时，静息状态也发生心绞痛。冠脉造影可发现 2 支以上的多支病变乃至左冠脉主干病变。

2. 变异型心绞痛　此种心绞痛往往在休息时发生，常被解释为血管痉挛，心电图上 ST 段抬高，而不是像稳定型心绞痛那样降低，表明其心肌缺血是全层弥漫性的。患者常有严重的冠状动脉粥样硬化，而且是多支病变并累及小血管，其心绞痛的发生与体力活动、心率、血压有关。血管舒张剂可以很快缓解症状。冠脉痉挛作为心肌缺血的重要诱因，在心绞痛发生中起着重要作用。冠脉痉挛不仅可发生于狭窄的冠脉，也可发生于完全正常的冠脉（8% ~26.3%）。当缺血相关的血管狭窄 75% ~90% 时，血管痉挛发生率最高，但狭窄 >90% 时则血管痉挛的发生率反而降低，表明冠脉痉挛确与其狭窄程度有关。

3. 不稳定型心绞痛　此类心绞痛发生越来越频，症状越来越重，可以在轻微活动或静息状态下发生，持续时间也较长，其缺血已接近达到梗死的程度，所以有人称之为梗死前心绞痛或急性冠状动脉功能不全。不稳定型心绞痛的病变很广泛，包括斑块裂开、破碎、溃疡形成，其上有附壁血栓附着，使原来已狭窄的管腔更加狭窄，冠脉供血显著减少，导致心绞痛；也可能有小的栓塞或者有血管痉挛的因素。尽管缺血通常是短暂的和不完全的，而且累及的范围也不大，但是心肌内可以见到一些微小的梗死灶。不稳定心绞痛是位于心绞痛和心肌梗死之间的病变，它的出现提示患者有可能发生心肌梗死。

在心绞痛病例的冠脉旋切标本中，22% 的不稳定型心绞痛患者发现血栓形成，而稳定型心绞痛仅占 2.2% 。在不稳定型心绞痛发作时或发作后 24 小时进行冠脉造影，血栓检出率为 57% ~85% ，提示冠脉内血栓形成在不稳定型心绞痛发病中起重要作用。急性心肌梗死（AMI）的冠脉血栓导致冠脉完全闭塞，而心绞痛则是冠脉内附壁血栓形成，使 85% ~90% 的患者冠脉狭窄加重而并发非完全闭塞；只有 10% ~15% 的患者出现完全闭塞，但其远端有侧支循环开放，从而避免了心肌梗死。斑块裂开 - 血栓形成冠脉不稳定性病变的主要表现，由此产生 AMI、猝死等不稳定的临床表现。

（四）临床特点

1. 疼痛部位不典型　典型心绞痛部位常位于胸骨及其附近区域。老年患者疼痛部位不典型发生率（35.4%）明显高于中青年（11%）。疼痛部位可以在牙部与上腹部之间的任何部位，如牙部、咽喉部、下颌、下颈椎、上胸椎、肩（尤其是左肩）、背部、上腹部及上肢等部位疼痛，易误诊为其他疾病。

2. 疼痛程度较轻　老年人由于痛觉减退，其心绞痛程度常比中青年人轻，有时难以区别是真正心绞痛还是其他原因所致的胸痛。

3. 非疼痛症状多　近来强调心绞痛并不完全表现为痛。患者对心肌缺血的感觉可以是胸痛，也可以是疼痛以外的症状，如气促、呼吸困难、疲倦、胸闷、咽喉部发紧、颈部紧缩感、左上肢酸胀、呃逆、胃灼热、出汗等症状。这些非疼痛症状在老年患者中发生率明显高于中青年人，多与心力衰竭和糖尿病自主神经病变有关。心肌缺血可引起左室舒张、收缩功能减退，表现为呼吸困难和疲倦，称为绞痛等同症状（angina equivalents），如同心绞痛一样，也是提示心肌缺血的征象，而由缺血所致的心律失常、晕厥和猝死则不能视为绞痛等同症状。因此，诊断心绞痛时，不能只注意胸部症状，对于反复出现一过性非痛症状均应考虑本病的可能，并仔细观察发作时心电图和对硝酸甘油的反应。

4. 冠心病病史长，并存疾病多　老年患者有5年以上冠心病史明显多于中青年人，同时常伴有糖尿病、慢性阻塞性肺病、高血压病等慢性疾病，往往导致表现不典型和诊断困难。需与以下疾病相鉴别：食管疾病、胆绞痛、肋软骨炎、颈椎骨关节病、急性心肌梗死、急性心包炎、肺梗死。

（五）诊断要点

1. 病史　心绞痛诊断不仅依赖于自觉症状，而且还要有心肌缺血的客观证据。多数心绞痛无特殊体征，临床容易疏忽查体。少数心绞痛发作时有一过性奔马律、心动过缓、肺部啰音、心尖区收缩期杂音（乳头肌缺血所致）及血压升高等体征，心绞痛缓解后消失，这不仅有助于诊断，同时也说明病情严重和容易发生意外，应积极治疗。体查有无甲状腺功能亢进、贫血、主动脉瓣狭窄及肥厚性心肌病等，也有助于心绞痛的病因诊断。

2. 心电图　发作时的心电图对诊断很有帮助（ST段下移为心内膜下心肌缺血，ST段抬高提示透壁性心肌缺血），但难以及时查到。运动试验是心肌耗氧与冠脉供血两者关系的动力学检查，对疑有冠心病和评价患者运动耐量很有帮助。老年人因有高龄、肺心病、高血压、心肺等重要器官功能不全，虽不适合做运动试验，但特别适宜做多巴酚丁胺等药物负荷试验和动态心电图。

3. 心脏超声　检查有室壁节段性运动减弱。

4. 放射性核素　能显示心肌缺血的部位和范围。

5. 冠脉造影　能显示冠脉病变部位、严重程度及侧支循环建立情况。

（六）治疗要点

1. 控制心绞痛发作，提高运动耐量，改善生活质量

（1）发作期治疗：硝酸甘油因扩张血管降低前后负荷使心肌耗氧减少，同时扩张冠脉增加心肌供血，对各种类型心绞痛均有显著疗效。发作时立即舌下含服硝酸甘油0.5 mg，通常在含化后1～2分钟起效，维持30～40分钟，若5分钟无效再含0.5 mg，仍无效时应考虑冠脉血栓致心绞痛、AMI或非缺血性胸痛。如排除后者应收入ICU，硝酸甘油5～10 μg/min静滴，然后每10～15分钟增加5～10 μg，直至缺血性症状消失。老年患者常出现减压反射和血容量降低，故首次用药宜平卧，以降低由直立性低血压而导致低灌注的危险。硝酸甘油口腔喷雾剂无药物溶化过程，起效更快，特别适用于老年人。

（2）间歇期治疗

1）硝酸盐类：可用二硝酸异山梨醇（10 mg，3次/天）或5－单硝酸异山梨醇（40 mg，1次/天）。

2）β受体阻滞剂：β受体阻滞剂因抑制心肌收缩力，减慢心率，降压而降低心肌耗氧量，同时能促进血氧释放，改善缺血心肌的代谢。

3）钙拮抗剂：用硫氮唑酮（15～30 mg，3次/天）或氨氯地平（5 mg，1次/天）。钙拮抗剂能阻止钙离子进入平滑肌而具有显著的扩冠作用，为变异性心绞痛的首选药物。由于冠脉痉挛性心绞痛多发生于夜间至清晨，临睡前必须用药。

4）抗凝、抗血小板及溶栓：含服硝酸甘油、钙拮抗剂和α受体阻滞剂疗效差的不稳定性心绞痛必须在上述药物治疗的基础上，加用抗凝抗血小板药物，目的是防止血栓蔓延成为完全闭塞。

抗凝：肝素能有效地控制心绞痛发作及预防AMI和猝死。肝素5 000～7 500 U静注，随后以1 000 U/h静滴，使APTT保持为正常值的1.5～2倍。肝素应用常需5～7天，否则停用肝素后心绞痛易再发，与阿司匹林合用能减少其复发。低分子肝素具有半衰期长、更好地预测抗凝效应、出血少、不需

要实验室监测等优点，若经济条件允许用低分子肝素（0.4 mL，2 次/天，皮下注射）替代肝素。水蛭素是一种凝血酶特异性抑制剂，发挥作用不需要辅因子而直接作用于血块，其抗凝作用较肝素强，目前正处于临床试验阶段，仅用于肝素和阿司匹林无效的顽固性病例。

抗血小板：阿司匹林使血小板环氧化酶乙酸化，小剂量（50～100 mg/d）不影响前列环素合成而只抑制血栓素 A_2 生成，起到抗血小板作用。噻氯匹定通过阻断纤维蛋白与血小板结合，而不抑制环氧化酶，其抗血小板作用明显强于阿司匹林，老年人一般用 0.125～0.25 g，1 次/天。这两种药物一般在停用肝素时选用一种。血小板糖蛋白 β/α 受体阻滞剂能减少包括阿司匹林和肝素治疗无效的缺血性胸痛发作并能减少经皮冠状动脉腔内成形术(PTCA)并发症，出血少，是一类治疗难治性不稳定心绞痛颇有前途的药物，其代表性药物有阿昔单抗（abciximab）和依替非巴肽（integrelin）。

溶栓：从血栓在不稳定性心绞痛发病作用来看，溶栓治疗是有效的。但大量的临床观察未能证实其疗效，故不作为常规治疗措施。可能的原因是缺血时相关冠脉通畅而未完全闭塞，溶栓对狭窄程度改善很小；新近完全闭塞病变对溶栓反应好，但检出率仅为 10%～20%；不稳定性心绞痛冠脉血栓多为浅表的白色血栓（血小板多、纤维蛋白少），溶栓疗效差，而 AMI 为红色血栓（纤维蛋白多），溶栓有效。有学者建议对常规治疗无效的顽固性不稳定性心绞痛患者可试用溶栓治疗。

2. 限制冠脉粥样硬化的进展，防止斑块破裂，预防 AMI 和猝死

（1）去除易患因素：有效地控制高血压、糖尿病和高胆固醇血症，戒烟和适度的运动能减慢动脉硬化的进展。

（2）药物疗法：3－羟基－3－甲基戊二酸单酯辅酶 A（HMG－CoA）还原酶抑制剂不仅能有效地降低血浆 LDL，而且能清除斑块内的胆固醇，稳定富脂质的斑块，使之不易破裂，从而降低不稳定性心绞痛、AMI 和猝死等急性冠脉综合征的发生。无论血清胆固醇是否升高，都是使用此类药物的适应证。阿司匹林、噻氯匹定和肝素对防止冠脉血栓形成起重要作用，能明显降低急性冠脉综合征的发生率，只要无禁忌证，应选择其中的一种药物长期治疗。

（3）介入手术疗法：临床研究表明，经过最大限度地使用硝酸盐类、β 受体阻滞剂、钙拮抗剂及抗凝抗血小板药物治疗无效的顽固性心绞痛患者不到 10%，但这类患者具有高度危险性，应立即进行冠脉造影，以便介入或手术治疗。左冠脉主干病变、三支病变伴左心功能不全者，应考虑冠脉搭桥术。

三、老年急性心肌梗死

急性心肌梗死（AMI）是在冠脉病变的基础上发生冠脉供血急剧减少或中断而导致心肌缺血性坏死，是冠心病的一种严重类型。

（一）病因特点

1. 冠脉内血栓形成是本病最重要的原因　AMI 依心电图有无 Q 波而分为 Q 波性心肌梗死（QMI）和非 Q 波性心肌梗死（NQMI）。73%～90% QMI 患者可发现冠脉内血栓形成，说明冠脉血栓形成在 QMI 中起重要作用。血栓多发生于Ⅲ～Ⅳ级狭窄的冠脉，其检出率随发病时间推移而降低，<6 小时占 80%，6～12 小时为 59%，12～24 小时占 53%。心源性休克血栓检出率比无心源性休克高 3～4 倍，心力衰竭和大面积心肌梗死血栓检出率也很高，而 NQMI 血栓的检出率较低，为 10%～32%。

2. 危险因素对老年人的影响与中青年人不完全相同

（1）在老年人中相对危险性降低的危险因素

1）吸烟：通过损伤血管内皮，升高纤维蛋白原和血管性血友病因子浓度来增加冠心病的危险性，但这种危险性随增龄而减弱。研究表明，>70 岁的老年人吸烟组与不吸烟组之间冠心病发生率无差异，同时也无证据说明老年人戒烟后能降低冠心病的危险性。

2）血脂：在弗雷明汉研究中，以血清胆固醇 7 ~ 8 mmol/L 作为冠心病的一个相对危险因素，45 ~ 54 岁组相对危险性为 1.3 ~ 1.6，55 ~ 64 岁组为 1.2 ~ 1.3，65 ~ 74 岁组为 1.1 ~ 1.2，提示高胆固醇血症的危险性随增龄而降低。另一组 59 ~ 82 岁的人群的低密度脂蛋白（LDL）与 18 年前（41 ~ 64 岁）测定值比较，LDL 仍然是一个重要的预测指标。但与 6 年前（53 ~ 76 岁）测定值比较，LDL 水平与冠心病患病率的关系不明显。但 4S（Scandinavian Simvastatin Survival Study）研究表明，辛伐他汀治疗老年高胆固醇血症能明显降低冠心病的死亡率和患病率。另有资料表明，老年冠心病的严重程度与血清胆固醇水平并不平行，其降脂治疗似乎无重要意义，也指出血脂异常不是影响 >70 岁老年人死亡率的重要因素。以往认为三酰甘油（TG）在冠心病发病学中的作用未确定，但最近研究提示 TG 在冠心病发生与发展中亦具有重要作用，而且 TG 明显升高可影响氧在组织中的释放，加速脑动脉硬化的发生与发展，应予重视。

3）高血压：无论是收缩压和舒张压升高都能增加患冠心病的危险性，至少在 70 岁前高血压仍然是冠心病的危险因素。

4）超重与肥胖：肥胖者常伴有高血压、高脂血症、高胰岛素血症，使其冠心病患病率比正常体重高 1 倍。调查表明，>70 岁超重女性比消瘦者寿命延长，故超重在老年期并非危险因素。

（2）在老年人中相对危险性增加的危险因素

1）缺乏体力活动：脑力劳动者冠心病患病率较体力劳动者高 2.6 ~ 3.8 倍，提示缺乏体力活动是本病的危险因素。定期进行体育锻炼能降低冠心病的危险性，活动量愈大，冠心病的危险性愈小。定期而适度的体力锻炼比间断而剧烈运动的效果要好。

2）社交活动少：冠心病是一种心身性疾病，易受社会心理因素的影响。老年人出于各方面原因使社交活动减少，易产生孤独感、抑郁等，已成为老年人特有的危险因素。因此，增加老年人社交活动和培养老年人的个人爱好（种花、锻炼等）将有益于健康。

3. 诱因少　老年 AMI 发作前有诱因者仅占 53.3%，明显少于中青年患者（70% ~ 83%）。无诱因的老年人多在休息或睡眠中发病。老年人常见诱因依次为劳累、激动、饱餐、感染、饮酒、寒冷、消化道出血及排便用力等。少数老年人同时有 2 种以上的诱因。虽然老年人发病前的诱因较中青年少，但去除或避免诱因在预防 AMI 中的重要性不能忽视。

（二）病理特点

1. 冠脉粥样硬化严重　冠脉粥样硬化起始于早年，且随着增龄而加重。AMI 尸检表明冠脉Ⅳ级病变 >90%，老年人复合病变（斑块破裂、出血、血栓形成、钙化）多，而且冠脉延长、扭曲较中青年人明显，说明老年人冠脉病变较中青年严重。

2. 多支病变常见　冠脉狭窄与闭塞以左前降支多见，右冠脉及左旋支次之，左冠脉主干较少见。老年人多支病变检出率为 34.1% ~ 57.0%，明显高于中青年的 9.5% ~ 25%，从而使老年人病变血管数明显多于中青年。老年人由于多支病变、狭窄严重等病理改变，使 AMI 后易发生心梗后心绞痛、再梗及心源性猝死。

3. 侧支循环多 老年人由于病程长和多支病变，常常导致长期慢性心肌缺血，有助于侧支循环建立。因此，老年患者侧支循环较中青年多（分别为75.6%和47.7%），这可能与老年人易发生非透壁性心肌梗死和无痛性心肌梗死有关。

（三）临床特点

1. 临床表现不典型 老年 AMI 可在临床症状、心电图或心肌酶学等三方面表现不典型，老年女性较老年男性明显，高龄比低龄老年人多见。表现不典型是本病误（漏）诊的重要原因。

（1）临床症状不典型：临床症状不典型是指没有心前区痛、胸骨后痛或疼痛轻微而以其他症状（心力衰竭、休克、胃肠症状、精神症状等）为主要表现而就诊者。依表现不同而分为以下几类，有助于对老年 AMI 不典型临床表现的认识。

1）无痛性心肌梗死：胸痛是中青年 AMI 的重要特征，但老年患者这一症状并不突出，无胸痛发生率随增龄而升高，中青年患者无胸痛仅占 8%，>60 岁占 18.6% ~30%，>80 岁高达 60% ~80%。因此，无胸痛是老年人特别是高龄患者的重要特征之一。无痛多见于老年糖尿病、吸烟、脑循环障碍、心脏并发症（心力衰竭、休克、严重心律失常）及右冠状动脉阻塞等患者。老年 AMI 虽无胸痛，但可有其他部位疼痛（腹痛、牙痛、肩痛等）或其他症状（胸闷、憋气、恶心、呕吐、休克等）。老年人如出现上述症状应警惕 AMI 的可能，但也可以完全无任何疼痛或症状。

2）心力衰竭型心肌梗死：在老年患者中很常见，以心力衰竭作为 AMI 的首发症状者占 20%，>70 岁的老年人在病程中以心力衰竭作为主要表现者占 74%，老年患者心力衰竭发生率是中青年的2 ~5倍，而且其程度比中青年严重。这可能是原有冠心病和增龄性心肌改变使心肌舒张和收缩功能减退，一旦发生 AMI，心力衰竭则成为主要临床表现。老年人若出现胸闷、气憋、心悸、呼吸困难等心力衰竭表现时，尤其是心脏不大而无明显诱因者，应想到心力衰竭型心肌梗死的可能。

3）休克型心肌梗死：此型占无痛性心肌梗死的 17%，往往是大面积心肌梗死（左室心肌坏死 >40%）或乳头肌断裂（老年人占 10.7%，中青年人 1.5%）、室间隔穿孔（老年人占 6.5%）及心室游离壁破裂所致。其临床特征是收缩压 <10.7 kPa（80 mmHg），高血压者收缩压较原来血压水平下降 >10.7 kPa（80 mmHg），同时伴有高乳酸血症和（或）器官灌注不足的临床表现（皮肤发冷、苍白或发绀、出汗、脉弱、意识障碍和尿少等）。若遇到上述表现，应做心电图和心肌酶学检查。

4）腹型心肌梗死：在 AMI 中以消化道症状作为主要表现者占 30%。表现为突然上腹痛、恶心、呕吐，少数出现肠麻痹、消化道出血甚至上腹部压痛及饥饿感，容易误为急腹症。其发生机制可能是心脏膈面心肌梗死后刺激膈神经而出现牵涉痛。由于心脏膈面、窦房结、房室结大部分由右冠脉供血，若上述症状伴有窦性心动过缓等缓慢性心律失常时，应警惕 AMI 的可能。

5）脑型心肌梗死：以脑循环障碍为首发症状者占无痛性心肌梗死的 13.2% ~23%。老年人 AMI 的意识障碍、晕厥等症状发生率（40%）明显高于中青年人（16.7%），脑卒中发生率（24%）也显著高于中青年人（2.3%）。脑卒中以脑梗死多见，脑出血和蛛网膜下隙出血较少。脑部症状与心脏症状可同时或先后出现，但多以脑部症状掩盖心脏症状。多见于脑动脉硬化明显的老年人，一旦发生 AMI，可因血压波动、休克、严重心律失常、左室附壁血栓脱落等，导致脑供血不足或脑卒中。脑卒中也可引起血管运动中枢障碍（低血压）而导致 AMI。AMI 与脑卒中并存的病死率（23.8%）明显高于单纯 AMI 组（7.9%），说明两者并存者预后差，值得重视。临床上对有神经精神症状的老年人应密切观察心电图和心肌酶学改变。

（2）心电图不典型：心电图是诊断 AMI 重要依据，对估计病情和判断预后颇有价值。但在 AMI 心电图中，图形典型者占60%，图形不典型但可诊断占20%，完全不能诊断者占20%。

1）类型不典型：NQMI 因无病理性 Q 波、心电图只有 ST－T 改变，如同一般缺血，若临床症状不典型极易漏诊误诊。

2）部位不典型：由于心电图常规导联不易发现右室、正后壁心肌梗死，故下、后壁心肌梗死均应常规加做 $V_{7\sim9}$ 和 $V_{3R}\sim R_{5R}$。

3）不出现 AMI 图形：由于心室壁内梗死，梗死灶既不靠心内膜也不靠心外膜，或小梗死引起 QRS 起始向量变化太小，不能被常规心电图所反映。

（3）心肌酶学不典型

1）肌酸磷酸激酶（CK）峰值低、出现迟、持续时间长。与中青年比较，老年患者 CK 峰值较低，如青年组 CK 峰值为（1 064 ±876）U/L，中年组为（826 ±655）U/L，老年组（666 ±533）U/L。CK 峰值 >5 倍正常值的人数，<55 岁组占67%，56～64 岁组为65%，65～74 岁为56%，>74 岁为47%。老年人不仅峰值低，而且峰值出现较迟和持续时间长。中青年 AMI 后 12～24 小时达峰值，72 小时恢复正常，老年人则在 25～48 小时达峰值，且持续时间长，144 小时才恢复正常，提示老年人心肌梗死后心肌供血较差，坏死心肌恢复慢。

2）乳酸脱氢酶（LDH）峰值出现迟。中青年 AMI 后 24～48 小时 LDH 达高峰，而老年人则在 72～96 小时才达峰值，比中青年推迟 2 天出现，但两者恢复正常的时间大致相似。

3）谷草转氨酶（GOT）峰值出现迟、持续时间长。中青年 AMI 后 GOT 在 12～24 小时达峰值，96 小时恢复正常，而老年人在 48～72 小时达高峰，168 小时才恢复正常，说明老年患者 GOT 峰值较中青年出现迟、持续时间长。

2. 并发症多

（1）心力衰竭和心源性休克：心力衰竭和心源性休克是 AMI 最重要的并发症，老年人发生率明显高于中青年人，既可作为本病的首发表现，又可在病程中发生。

（2）心律失常：AMI 心律失常的检出率极高（>95%），本病住院病死率为 30.1%，其中心律失常占 22.6%，是本病的重要死因之一。与中青年比较，老年患者有以下特点：①心动过缓和各种传导阻滞的发生率较高，这是因为窦房结及其邻近组织纤维化及硬化，窦房结起搏细胞逐渐减少，易致窦房结病变和缺血，有时可涉及房室交界处，可伴有各类房室传导阻滞。梗死不同部位，引起房室传导阻滞的类型和预后也不同，下壁梗死因房室结及周围组织缺血、水肿而引起房室结或房室束内传导阻滞，但常随病情好转即可消除；而前壁心梗常因室间隔心肌缺血坏死波及束支，造成不可逆的双侧束支阻滞，其发生率虽低但性质严重，尤应引起注意。②各种房性心律失常发生率高，这与老年人心房内心肌的退行性纤维化与脂肪浸润有关。

（3）心脏破裂：老年 AMI 常为多支病变引起，梗死灶分布广泛，心肌梗死范围较大，加上老年人心肌硬度增加而弹性降低，心梗后较易发生心脏破裂。>70 岁的 AMI 发生心脏破裂较中青年人高 3 倍，现已成为老年 AMI 的第二大死因。此并发症常发生于冠脉急性闭塞尚没有充分时间形成侧支循环的情况下，故首次心肌梗死尤其是梗死前无心绞痛史老年患者更易发生。破裂口以左室游离壁梗死区多见。通常发生于 AMI 头 1～2 周内，突然用力和血压升高是其重要诱因，心梗后使用洋地黄药物治疗也可促使其发生。若有持续或反复发作的剧烈心前区痛，烦躁不安及突然呼吸困难，要警惕心脏破裂的可能。

应密切观察有无颈静脉充盈、静脉压升高、血压下降及心电机械分离，必要时行诊断性心包穿刺，如见到新鲜血液即可诊断。

（4）室壁瘤：室壁瘤是QMI后常见并发症之一。老年AMI发生室壁瘤的概率是中青年患者2倍。首次大面积梗死或多次、多部位再梗者发生率高，高血压、糖尿病、过度体力活动是其促发因素。前壁梗死明显高于下后壁梗死，而前壁梗死尤以广泛前壁梗死为常见。室壁瘤多见于心尖部，其次是前间壁、前壁，侧壁、下后壁少见。临床表现为反复心力衰竭、心律失常、心绞痛及栓塞等现象。室壁瘤预后差，AMI后2年病死率为50%，5年为80%，10年为95%。

（5）上消化道出血：AMI因应激可导致应激性溃疡，出现上消化道出血。老年患者发生率明显高于中青年人，以下壁心肌梗死多见。

（6）水电解质酸碱失衡：老年AMI水电解质酸碱失衡发生率为56.7%，明显高于中青年患者的31.3%。这可诱发或加重心律失常，应给予及时纠正。

（7）院内感染：老年AMI院内感染率为20.4%，明显高于中青年人的5.7%。以肺部和尿路感染多见。

3. 梗死后心绞痛（PIA）发生率高　AMI 24小时后，当AMI引起的胸痛消失后又出现一过性胸痛，伴有缺血性ST－T改变而无心肌酶升高，称为梗死后心绞痛。其发生率为16%～60%，但老年AMI患者明显高于中青年患者。PIA多发生于严重多支病变、前壁梗死、多发性梗死、梗死前有心绞痛、侧支循环建立、溶栓成功、应用冠脉窃血药物（硝普钠、硝苯地平及双嘧达莫）等患者。PIA是一组高危病例，易发生再梗（18%～86%）和猝死，近期死亡率为17%～50%，1年和3年死亡率分别为15%和30%，其中50%为猝死。

4. 易发生心肌梗死扩展　心肌梗死扩展（extention）是指AMI发病24小时后至28天（急性住院期间）内发生的围绕原梗死区出现新的坏死灶（梗死区扩大）。实际上是一种早期再梗，但在发病时间上有别于再梗（出院后发生的再次心肌梗死），亦不同于心肌梗死伸展（expansion），即指早期AMI梗死区心肌持续地、不成比例地变薄和拉长，心室呈弧形膨胀扩张，不伴有坏死心肌数量的增加，整个心肌梗死的范围大小并未增加。它是一项独立并发症，尽管它没有新的心肌坏死，但可因心室局部形态异常导致功能性梗死面扩大，对心室重构和心功能产生不良影响。据统计，老年AMI扩展发生率（21.7%）明显高于中青年（8.6%），多部位梗死发生率最高，以AMI后头3周多见。心肌梗死扩展的易患因素主要有心力衰竭、低血压、心源性休克、非Q波性心肌梗死（NQMI）、长期胸痛、肥胖和女性。病理表现为缺血－再灌注交替出现，导致新旧坏死和愈合并存。临床表现实际上是再梗表现，梗死后心绞痛是一个临床信号，预示着心肌梗死扩展。心力衰竭、心源性休克、严重心律失常再发或加重时，提示扩展的可能。心电图出现新的Q波或R波消失及ST段再次抬高，CPK再次升高，即可确诊。

5. 再梗率高　老年患者因有严重、多支病变，其再梗率（12.8%～26.1%）明显高于中青年患者（6.3%～6.9%）。老年人再梗多发生于初次梗死后2年内，3年后再梗率和病死率明显降低；而中青年患者在初次心梗3年后发生多见。再梗可发生于原来部位和原来部位扩展，也可发生于不同部位。老年人再梗常以前壁和广泛前壁多见，与左前降支受累较多有关。老年人由于多支病变，其复合性（多部位）再梗比中青年人多见。老年人再梗的临床表现不典型，同一部位再梗心电图可出现原有Q波加深加宽、R波变矮小或仅有ST－T改变，故诊断再梗时须仔细比较心电图和检测酶学。

6. NQMI检出率高　老年NQMI发生率明显高于中青年人，占AMI的1/4～1/3，NQMI常为多支病变所致，但病变血管数目与狭窄程度与QMI无显著差异，所不同之处在于NQMI具有较多通畅的血管和侧支循环，从而保护了梗死周围残余的心肌，因而其临床表现轻，急性并发症（心力衰竭、休克、严重心律失常）少。一部分 NQMI 患者在出现症状时冠脉完全闭塞，但闭塞时间较短，且血管很快自行开放，恢复再灌注，留下一个严重狭窄性病变。另一部分患者（20% ~40%）则有一个新的持续性冠脉完全闭塞，因其侧支循环及时开通，从而限制了梗死范围。因此，老年 NQMI 具有自限性特点，早期预后较好。由于 NQMI 临床表现轻微，容易被忽视，往往得不到及时治疗，使其远期预后较 QMI 差。

7. 基础疾病多　在患 AMI 之前，老年人所患的各种慢性病明显多于中青年人。以高血压病、糖尿病、脑卒中、慢性阻塞性肺病等最多见。这些基础疾病使 AMI 表现不典型或复杂化、并发症多、病死率高，给诊断和治疗带来困难。

（四）诊断要点

随着诊断技术的进步，近 10 年来老年 AMI，临床确诊率已达 71%，但仍有一定程度的误诊漏诊。主要原因是梗死范围小（心肌坏死组织 >1 g 才有心肌酶学升高）、NQMI、症状表现不典型、并发严重疾病而忽视心脏的检查、心外疾病发作诱发 AMI 而漏诊。老年 AMI 表现不典型，必须重视以下几点：

1. 临床症状、心电图及心肌酶学三者综合判断　症状不典型者应密切观察心电图和心肌酶学的动态变化，心电图不典型应重视心肌酶学和临床表现。

2. 重观 AMI 的早期心电图改变　AMI 后最早期改变为 T 波变化，面向损伤区导联的 T 波电压升高，随后发生对称性倒置。面向损伤区导联的 ST 段上抬，对应导联 ST 段下移。有学者强调 V_1 和 V_2 导联 R 波为 0.04 秒时强烈提示后壁心肌梗死，应加做 $V_7 \sim V_9$ 导联。

3. 强调 CPK 同工酶（CPK－MB）的改变　老年 AMI 的 CPK 峰值低，甚至 CPK 在正常范围，应重视 CPK－MB 在 CPK 中的所占比例。正常时 CPK－MB 在 CPK 中 <5%。若 CPK 正常时，CPK－MB > 8% 应结合临床症候和心电图考虑 AMI 的诊断；CPK－MB 在 AMI 后数小时升高，12 小时达高峰，48 小时消失，故应注意取样时间。

4. 其他　诊断 AMI 时，应与心绞痛、急性肺栓塞、主动脉夹层分离、急腹症及食管裂孔疝等老年人常见疾病相区别。

（五）老年人心肌梗死的治疗

1. 一般处理和对症治疗

（1）心电和血流动力学监测：老年 AMI 患者监护与中青年人相同，但老年人由于各种并发症发生率高，从 CCU 中获益较中青年患者要大。

（2）建立静脉通道：AMI 前 3 天必须建立静脉通道，以保证必要时可由静脉注入急救药物和调节血容量。为了不增加心脏负荷，关键在于控制输液速度和总量。老年患者前 3 天静脉补液量 <1 000 ~ 1 500 mL/d，总入水量 <2 000 mL/d，但有明显失水者静脉补液量和总入水量可在短期内适当放宽。伴心力衰竭者更应严格控制静脉补液量和总入水量。右室梗死无并发症按左室梗死处理，但合并低血压而肺野清晰者应扩容治疗，被动性增加肺血流以维持左室充盈压。

（3）镇痛镇静：疼痛和焦虑可引起儿茶酚胺升高，加重心肌缺血。充分镇痛和有效镇静是稳定患者情绪的基础。吗啡因有抑制呼吸、降低血压和心率等不良反应，不是老年患者的首选镇痛药物。老年患者宜用哌替啶 25 ~50 mg 静注，必要时 1 ~2 小时再重复 1 次。烦躁不安、焦虑者可用地西泮 2.5 mg，3/d，临睡前服 5 mg，以达到镇静之目的。

（4）给氧：老年 AMI 患者常有低氧血症，即使早期无并发症也可因通气/血流比例失调而诱发低氧血症。因此，在 AMI 早期均应吸氧，使氧饱和度>90%，加速氧向缺血心肌弥散。

（5）加强护理：AMI 前 1 周应绝对卧床休息，定时翻身，如无并发症，第 2 周可在床上做四肢活动，自己翻身，第 3～4 周下床进食和床旁大小便，以后逐步进行室内活动等。饮食应清淡（低盐低脂）、富纤维素，少食多餐。保持大便通畅，以免排便用力而导致心脏破裂，诱发心律失常和心力衰竭。

2. 限制和缩小心肌梗死面积　AMI 治疗新的概念包括两个方面：一方面是减少心肌耗氧量，保护受损心肌；另一方面是对缺血心肌进行再灌注，使血运重建，以恢复缺血心肌氧的供应，挽救濒于坏死的心肌，缩小梗死范围，改善血流动力学状况，恢复心肌收缩功能。

（1）溶栓疗法：尽管溶栓疗法能降低老年 AMI 近期病死率，但老年患者接受溶栓治疗较中青年人少，<50 岁患者接受溶栓治疗占 74%，>65 岁老年人占 33%，>75 岁为 19%，>85% 占 7%，其原因是老年人出血危险性增加，低危梗死（较少导联 ST 段抬高、ST 段抬高值较小），诊断不肯定（无 ST 段抬高而出现左束支阻滞、无胸痛），疗效不肯定（发病>6 小时来就诊、Q 波出现）以及精神状态改变等。老年人溶栓最大的危险是颅内出血，可导致严重后遗症、终身残疾和死亡。颅内出血与年龄有一定关系，>70 岁颅内出血是<60 岁的 4 倍，>75 岁是<75 岁的 2 倍，但控制各种临床和治疗参数后并未发现患者年龄是一个独立预测因子。因此，高龄只是影响颅内出血的因素之一，且不是主要因素。以往考虑老年 AMI 并发症多、病情重、表现不典型、就诊时间晚、溶栓致颅内出血的危险性等原因，把溶栓年龄限制在<65 岁（中国）或<75 岁（美国）。但欧洲几大组研究对年龄未加限制，发现溶栓疗效随增龄而降低，颅内出血的危险却随增龄而增加。尽管老年人溶栓疗效不如中青年好，但用溶栓疗法降低病死率的绝对值来衡量，年龄愈大溶栓获益愈多。老年 AMI 病死率高，溶栓疗法虽有颅内出血的危险性，但其降低病死率已明显超过颅内出血。从危险和获益等方面考虑，老年 AMI 使用溶栓疗法仍然是一种有效的措施。早期研究规定发病 6 小时内进行溶栓疗法。由于就诊较晚，30% 患者得不到溶栓治疗。后来研究表明，发病 7～24 小时内溶栓（晚期溶栓）同样能降低 AMI 病死率，因而提出发病 24 小时内只要无禁忌证一律给予溶栓治疗。但晚期溶栓的主要危险是梗死区内出血，从而增加心脏破裂的危险性，晚期溶栓心脏破裂比早期溶栓高 3 倍。尿激酶 100 万单位溶于生理盐水 60 mL 中，静滴 30 分钟；链激酶 150 万单位溶于生理盐水 100 mL 中，静滴 60 分钟；重组组织型纤维蛋白溶酶原激活剂（rt－PA）7.5 mg/kg溶于生理盐水中，120 分钟滴完。用药后出现胸痛迅速缓解，抬高的 ST 段迅速回降或 30 分钟回降 50% 以上。左束支传导阻滞消失，再灌注性心律失常，CPK－MB 峰值前移，提示闭塞血管再通。溶栓后立即肝素 7.5～15 U/min 静滴，依凝血时间（维持在 20～30 分钟）调节用量，连用2～3天后改噻氯匹定 0.125～0.25 g，1 次/天，或肠溶阿司匹林 100 mg，1 次/天，长期使用。

（2）经皮穿刺冠状动脉介入（percutaneous coronar intervention，PCI）治疗：老年 AMI 患者溶栓治疗发生脑出血的危险较大，而且心电图上多以 ST 段低压为主要表现，因此老年患者可能不是溶栓疗法的主要对象，则很可能成为急诊经皮冠状动脉腔内成形术（PTCA）的主要对象，因为用急诊 PTCA 打通冠脉似乎更为合理。急诊 PTCA 比溶栓疗法效果好，发生脑出血危险小。老年人应用急诊 PTCA 和植入支架术更加安全。因此，AMI 发病 6 小时内有左心力衰竭、低血压、心源性休克、对溶栓有禁忌证者应首选急诊 PTCA。

3. 抗心肌缺血药物应用

（1）硝酸甘油：早期静脉滴注硝酸甘油可通过扩张冠脉，控制和预防冠脉痉挛和收缩，再分布心肌血流到缺血区，在冠脉总血流量不变的情况下，可明显增加缺血区侧支血管的血流量，并可扩张周围血管，降低心脏前后负荷以减少心室做功，降低心肌氧耗，增加心室舒张期顺应性，有助于缩小梗死面积，改善左心功能，防止梗死延展和伸展的发生。老年 AMI 多伴有血压偏低和脱水，而且老年人对硝酸甘油较中青年敏感，静脉给药易引起低血压而加重心肌缺血，故老年人用量宜小。通常以 5ug/min 开始，每 5～10 分钟增加 5～10ug，直到胸痛缓解、无高血压者血压降低 10% [但收缩压不应 < 12 kPa (90 mmHg)]、高血压者血压降低 30% [但不应 < 18.7/12.0 kPa (140/90 mmHg)]、心率增加 < 10/min（但用药后心率不应 > 110/min）。然后按此量（通常 40～60ug/min）维持 3～4 天，再改为中、长效制剂口服。

（2）β 受体阻滞剂：β 受体阻滞剂通过其减慢心率、降低血压和心肌收缩力，有效地降低心肌耗氧量而达到限制和缩小梗死范围的作用，同时可对抗儿茶酚胺的过度释放，降低室颤阈而降低心肌梗死的病死率。通常老年人对 β 受体阻滞剂的反应性有所降低，但动物实验发现缺血却又使之逆转，出现较敏感的应答反应，增加了心脏的不稳定性，β 受体阻滞剂则能控制心率稳定在较小范围内。研究表明 70% 老年 AMI 患者适合用 β 受体阻滞剂，而且多数老年人能较好地耐受，但实际上只有 21% 老年患者用该药治疗，这与过分强调高龄、心力衰竭和心梗后钙拮抗剂的广泛应用有关。老年 AMI 存活者未用 β 受体阻滞剂可使 2 年死亡率增加 47%，因心血管病所致的再入院率增加 22%。老年 AMI 用钙拮抗剂替代 β 受体阻滞剂可使死亡的危险增加 2 倍，这是钙拮抗剂替代 β 受体阻滞剂所致，而非钙拮抗剂的不良反应。老年患者用 β 受体阻滞剂后死亡率由 14.9% 降至 8.9%，降低幅度为 40.1%，而中青年人从 7.6% 下降到 5.5%，降低幅度为 28.3%，说明老年患者从 β 受体阻滞剂治疗中获益明显大于中青年人，尤其是高危患者。因此，只要老年患者心率 > 60/min，收缩压 > 13.3 kPa (100 mmHg)，无心力衰竭、房室传导阻滞和肺心病等疾病，尤其是出现梗死后心绞痛、高动力状态（血压高、心率快）、抗心律失常药无效的室性心律失常，就可给予小量 β 受体阻滞剂。通常选用无拟交感活性的选择性 β 受体阻滞剂，阿替洛尔 6.25 mg 或美托洛尔 12.5 mg，1～2 次/天，然后根据心率和血压调节用量，通常将心率维持在 60/min 左右或以静息心率降低 15% 为宜。AMI 后无症状者至少用 1～2 年，有梗死后心绞痛或高血压者用药时间更长。用药中如出现心率 < 50/min、收缩压 < 12.0 kPa (90 mmHg)、P－R > 0.26 秒、利尿剂不能控制的心力衰竭等情况时，应减量或停药。下壁梗死早期常并发房室传导阻滞，使用 β 受体阻滞剂应十分小心。总之，只要严格掌握适应证，用药中密切观察，及时调节剂量，β 受体阻滞剂仍不失为治疗老年 AMI 的一种有效药物。

（3）血管紧张素转换酶抑制剂（ACEI）：AMI 后 72 小时之内由于梗死区的伸延，特别是急性前壁梗死常伴有左心室进行性扩张，导致心室大小和形态改变（心室重构）。早期给予 ACEI 能抑制心肌梗死扩展和伸展，晚期给药则能阻止非梗死区的扩张。最近老年 AMI 患者应用 ACEI 研究表明，对伴有左室收缩功能不全或心力衰竭、糖尿病、室颤及服用利尿剂者是长期使用 ACEI 的适应证。

（4）钙拮抗剂：钙拮抗剂有抗心绞痛、扩张血管和抗高血压的特性。临床研究表明钙拮抗剂对缩小梗死范围、降低病死率和再梗率等方面并无更多的益处。最近报道一组心功能正常的 NQMI 老年患者于发病 48～72 小时内用地尔硫䓬治疗 1 年，其病死率由 15% 降至 9%。因此，老年 AMI 除 NQMI 可用地尔硫䓬外，不主张常规使用钙拮抗剂。

（5）透明质酸酶：是一种去聚合黏多糖物质。不少资料提示它能提高毛细血管的通透性，增加缺血心肌的侧支血流，减轻细胞水肿，清除梗死区的有害物质，缩小梗死范围。梗死初期 6 小时内开始使用，过敏性低，不良反应少。一般先用 150 U 皮试，若为阴性可首剂静注 500 U/kg，1 次/6 小时，共 48 小时。

4. 抗凝治疗和抗血小板治疗

（1）抗凝疗法：抗凝治疗不能完全防止冠脉血栓的形成，其重要作用近年来有人认为是可防止梗死面积的扩大，或减少下肢静脉血栓与心腔内附壁血栓的形成，因而也减少了动脉梗死的并发症。但由于早期活动的倡导和住院时间的缩短，下肢静脉血栓形成导致肺梗死的发生率已大为减少。因此，抗凝治疗在我国并不被列为常规，尤其在老年经常伴有多种内科和神经科严重疾病，更应采取慎重态度。

注射抗凝剂：常用的为肝素，可阻断凝血机制，它与抗凝血因子结合，加强抗凝血酶的效率来中和某些激活的凝血因子。一般采用静注 50 ~ 75 mg，6 ~ 8 小时一次；或 75 ~ 100 mg 注射于腹壁、大腿外侧皮下注射，8 ~ 12 小时一次；或在上述静脉使用肝素的第 2 天改为 50 mg 皮下注射，2 次/天，连续 7 ~ 10天。在使用肝素时应以凝血时间保持在应用前对照的 2 ~ 2.5 倍为宜。

（2）抗血小板治疗：血小板激活是冠脉血栓形成的主要原因之一。通过抑制血小板聚集和活化，能阻止血小板参与血栓的形成过程，可降低 AMI 患病率和死亡率。ISIS－2 试验中应用阿司匹林者病死率下降 21%，非致死性再梗死下降 44%。70 岁以上患者接受阿司匹林 5 周治疗，其病死率为 17.6%，而未用药者为 22.3%。用药后病死率下降 21.2%。

强有力地抑制血小板聚集的药物包括有血小板的糖蛋白Ⅱb/Ⅲα 受体单克隆抗体和血栓素 A_2 的受体拮抗剂。这些抑制剂阻断了血小板聚集的最后一步，即血小板的活化必须通过纤维蛋白与血小板的糖蛋白Ⅱb/Ⅲα 受体结合介导。7E3 是血小板糖蛋白Ⅱb/Ⅲα 受体的单克隆抗体。依替非巴肽（integrelin）是另一种多肽类血小板糖蛋白Ⅱb/Ⅲα 受体阻滞剂。噻氯匹定（ticlopidine）的化学性质与其他抗血小板抑制剂不同，其作用机制也未完全阐明。它可能作用于血小板膜Ⅱb/Ⅲα 受体，改变其反应性，或者阻断Ⅷ因子和纤维蛋白原和血小板之间的反应。它可抑制 ADP 诱导的血小板聚集，延长出血时间和血小板生存时间。

5. 心律失常的防治

（1）利多卡因：利多卡因是处理室早、室速和室颤的首选药物，有报道称预防性用药可减少室颤发生率 33%，但未见可降低死亡率的报道。对是否需要预防性使用利多卡因目前仍有争论。

（2）临时起搏器的应用：虽然安装临时起搏器在统计学上难以证明能明显改善 AMI 患者的生存率，但有的资料给人以挽救了患者生命的印象。临时起搏器的安装指征：①心脏静止。②完全性房室传导阻滞。③AMI 发生右束支阻滞合并有左前半或左后半阻滞。④AMI 发生左束支传导阻滞。⑤Ⅱ度Ⅱ型房室传导阻滞。⑥有症状性窦性心动过缓且对阿托品无反应。

（六）预后特点

死于 AMI 的患者中，60% ~80% 是老年人。老年患者病死率明显高于中青年，而且随增龄而上升。AMI3 周病死率，<65 岁为 7.7%，>65 岁为 18.1%，>75 岁为 33.1%；6 周病死率，中青年 9.1%，老年人 28.6%，<50 岁为 8.8%，>50 岁为 12.2%，>60 岁为 24.9%，>70 岁为 30.3%，>80 岁为 45.7%，年龄愈大，病死率愈高；中青年 10 年病死率为 10.5%，老年人为 30% ~40%。老年 AMI 死因以泵衰竭多见（54%），心脏破裂次之（21%）。

四、老年无症状性心肌缺血

无症状性心肌缺血（SMI）是指有心肌缺血的客观证据而无心绞痛及其有关症状。SMI 相当多见，普通人群发生率为 2.5% ~10%，冠心病患者中高达 60% ~80%，其中心绞痛患者中 75% 有 SMI 发生，不稳定性心绞痛患者中90%有SMI发生，急性心肌梗死患者中29%～30%有SMI发生，陈旧性心肌梗死患者中SMI发生率是有症状的4.7倍，冠心病猝死者死前多有SMI，糖尿病SMI发生率很高，冠脉正常的高血压病患者SMI占4.5%。老年人SMI的发生率比中青年人高，发病机制可能部分与高龄、心肌梗死、糖尿病等原因损害疼痛警报系统有关。美国约有数百万人患SMI，由此而导致每年数十万人的心肌梗死和冠心病猝死。因此，掌握本病的基本知识具有重要的临床意义。

（一）发病机制

1. 缺血机制　心绞痛是心肌缺血的一种主观感觉，由心肌供氧与需氧失衡所致。同样，SMI也是心肌供氧与需氧失衡的结果。在SMI中，52%的患者发生于日常生活中，33.5%发生于睡眠时，14.5%发生于剧烈运动中。因此，单纯用冠脉供血减少或心肌耗氧增加均难以解释。在静息状态下，只有冠脉狭窄90%以上才会引起冠脉供血减少。在运动和紧张情况下，冠脉狭窄50%以上就有冠脉血流减少，而且狭窄的长度对冠脉血流减少具有非常重要的作用。SMI和有症状性心肌缺血发作时心率比发作前分别增加13/min和22/min，其增加幅度均小于次极量运动试验的心率水平，提示日常生活中轻微的体力活动和休息时发生的心肌缺血与运动诱发心肌缺血的机制存在某些差异。运动诱发的心肌缺血是心肌耗氧明显增加而冠脉固定狭窄不能相应增加心肌供血所致。日常生活中发生的心肌缺血除了心肌耗氧量轻度增加外，主要是冠脉供血减少。SMI发作有时间节律性，因发作前心率和血压升高而午前发病，可能是心肌耗氧增加起重要作用，而傍晚至夜间发病则冠脉痉挛比心肌耗氧增加更重要。

2. 无痛机制

（1）血浆内啡肽升高：内啡肽是一种很强的镇痛物质，主要由涎腺分泌。现已发现SMI患者血浆中内啡肽浓度较有症状性心肌缺血者升高，若用内啡肽拮抗剂（naloxone）可使SMI患者产生缺血症状。这说明血浆内啡肽浓度增加导致痛阈值升高是引起心肌缺血无痛的原因之一。

（2）缺血程度较轻：心肌缺血后相继出现生化（钾丢失、乳酸堆积）、机械（先舒张功能减退，后收缩功能减退）、心电（ST段降低）和临床（心绞痛）等一系列改变，心绞痛则是心肌缺血出现最晚的表现。若心肌缺血的范围小、程度轻及持续时间短，缺血心肌所释放的缓激肽、前列腺素及5-羟色胺等致痛物质未达到痛阈值而表现无症状。

（3）疼痛警报系统损害：机体存在保护性疼痛警报系统，心肌缺血时产生疼痛，提醒患者减少或停止活动，并及时就诊服药，从而保护心脏免于发生进一步的缺血损害。老年人、大面积心肌梗死、广泛的冠脉病变、糖尿病等，容易引起疼痛警报系统的损害，降低对致痛物质的敏感性，使心肌缺血病变不知不觉地发展，直至致命的发作。

3. 心肌缺血的代偿调节

（1）心肌挫抑：心肌挫抑是指心肌短时间缺血而未发生坏死，但所引起的结构、代谢和功能改变在再灌注后数小时至数天才能恢复。心肌挫抑可以是心肌缺血的结果，也可能是一种代偿保护机制。它的产生主要与氧自由基及钙负荷过重有关。

（2）冬眠心肌：这是一种心肌保护或代偿机制。慢性心肌缺血的血流减少不严重，而有持续较长时间的供氧减少，心肌耗氧也相应减少，在低水平上维持心肌代谢平衡，继之缓慢引起心肌功能减退，但冠脉再灌注后可完全恢复。通过上述心肌缺血的代偿调节反应，使心肌的代谢和功能明显降低，结果就会使缺血的频率和程度降低，心绞痛减少，而表现为以SMI为主。研究表明，心绞痛缺血发作时，心肌血供减少，心脏做功（心率、收缩压）明显增加；而SMI发作时，只表现为局部心肌灌注降低，心率、血压乘积无明显增加。总之，心肌缺血的代偿调节也可能是 SMI 发生的原因之一。

（二）临床特点

1. 发作时间的节律性　一般认为 SMI 在上午多发，午夜少发。老年人与中青年人一样，高发时间仍然在上午 6～10 时，可能与晨起后交感神经兴奋、儿茶酚胺和皮质激素升高、血小板聚集增强及纤溶活性低下等因素有关。因为 SMI 发作前有心率增快和血压升高，而且 β 受体阻滞剂能降低这一时区 SMI 发作频率，提示心肌耗氧增加在这一时间 SMI 发作起一定的作用。但夜间 2～6 时出现 SMI 发作，老年人（18.1%）明显高于中青年人（8.1%），这可能与老年人心功能差，平卧时回心血量增加、心室充盈压升高及左室扩张有关。因此，治疗老年人 SMI 时，应考虑到夜间的药物浓度。

2. ST 段压低程度相同而持续时间长、发作次数多　老年人 SMI 发作时 ST 段压低程度与中青年人无明显差异，分别为（1.8 ±0.6）mm 和（1.7 +0.6）mm，但每次发作持续时间（10.3 ±8.4）min 明显长于中青年人（7.5 ±6.1）min，人均次数也明显高于中青年人。这可能与老年人冠脉病变较重、痛阈值升高及心肌退行性变有关。随着 ST 段压低程度加重、持续时间延长及发作频率增加，SMI 检出率降低，而有症状性心肌缺血的检出率升高。

3. 并发严重心律失常多　老年人 SMI 发作时，出现 LownⅢ级以上的室性心律失常、房颤、Ⅱ度以上的房室传导阻滞等严重心律失常显著高于中青年人（分别为52.4%和32.7%）。心肌缺血可诱发心律失常，较重的心律失常也可诱发或加重心肌缺血。约有 50% 患者的心律失常是心肌缺血所致。严重心律失常与猝死有关，SMI 与急性心肌梗死有关，故 SMI 伴严重心律失常者应积极地治疗。

4. 血清 CK－MB 和 CK－MB/CK 值升高　研究表明，SMI 的老年患者血清 CK－MB 升高，CK 正常，CK－MB/CK 比值明显升高。缺血缺氧能引起心肌细胞膜的理化性质和通透性改变，使心肌中特有 CK－MB 释放入血，导致血清 CK－MB 升高。因后者仅占 CK 的 15%，若 CK－MB 轻中度升高，对 CK 值影响不大（正常），但 CK－MB/CK 比值明显升高。

（三）诊断

本病虽无症状，但可有冠心病的易患因素，部分患者分别有心肌梗死和心绞痛史，诊断主要依靠下述检查：①动态心电图：不仅能检出 SMI，而且还能观察 SMI 发作频率、严重程度及持续时间，可用心肌缺血总负荷（24 小时内每次 ST 段下降程度的毫米数 × 持续时间的总和）作为缺血的定量指标来观察疗效。诊断标准为 ST 段水平型或下斜型≥1 mm 并延至 J 点后 80 ms，且持续时间≥1 分钟，两次发作之间至少间隔 1 分钟。日常生活中发生的 SMI 称为自发性 SMI，较大运动中发生的 SMI 称为诱发性 SMI。②超声心动图负荷试验：老年人由于年龄大、骨关节病及心肺功能不全等，常难以进行心电图运动试验，而特别适合做超声心动图负荷试验，而且后者较前者更为敏感可靠。③放射性核素检查：^{201}铊心肌灌注显像法对诊断本病有较高的敏感性和特异性。

（四）治疗

对冠心病的治疗要树立心肌缺血总负荷的概念，只要有心肌缺血，无论有无症状，均应积极治疗，目的在于消除心肌缺血而不是限于缓解症状。治疗措施可从减少心肌耗氧和解除冠脉痉挛两方面加以考虑。

1. 控制易患因素　有效地控制糖尿病、高血压病、高血凝状态及高脂血症，戒烟酒，合理饮食，对防治是至关重要的。

2. 抗心肌缺血药物　治疗心绞痛的各种药物对 SMI 都有效。β 受体阻滞剂对心肌耗氧增加（发作前心率增快和血压升高）所致的 SMI 最有效，尤其是控制午前发病者疗效更突出。扩血管剂对冠脉痉挛所致者有较好的效果。在钙拮抗剂中，硝苯地平因作用时间短和增加心率，疗效较差，多用比尔硫䓬和氨氯地平。硝酸盐类对 SMI 很有效，但易发生耐受性，主张用硝酸盐类不过夜，以保证数小时的无硝酸盐类的间歇期。由于老年人 SMI 在夜间发作也有一定的频数，可以白天用硝酸盐类，晚间用钙拮抗剂。若由心肌耗氧增加和冠脉痉挛所致的混合性心肌缺血者应联合用药，如氨氯地平和阿替洛尔合用的疗效明显优于单独用药。SMI 高峰多发生于晨后数小时内，短效制剂应在患者晨醒后立即服用，长效制剂应在晚上临睡前使用，有利于控制 SMI 的发作。

3. 介入手术治疗　药物疗效欠佳者应行冠脉造影，了解病变程度和范围，以便选择冠脉搭桥术、冠脉成形术或其他介入方法治疗。

（五）预后

1. SMI 预后比无 SMI 的预后差　SMI 预后与心绞痛相似，SMI 由于无自觉症状，不能得到及时识别和治疗，往往导致严重的后果。随访研究表明，普通人群患 SMI 后，急性心肌梗死发生率为 15.7% ~ 22.8%、心性死亡为 5.8% ~8.1%，而无 SMI 组分别为 2.7% ~2.9% 和 0.8% ~2%，SMI 发生急性心肌梗死和心性死亡的相对危险度分别是 5.7 和 4.1。心肌梗死后发生 SMI 的 1 年病死率为 27%，而心肌梗死后无 SMI 者仅占 2.1%。不稳定性心绞痛伴 SMI 者心肌梗死发生率为 16%，须行冠脉搭桥者占 27%，而无 SMI 者分别为 3% 和 9%。这些事实说明，无论何种人群的 SMI 预后都比无 SMI 者差，应及时诊断和积极治疗。

2. SMI 预后的影响因素　心肌缺血的预后与有无症状无关，而主要取决于下述因素。

（1）心肌缺血持续时间：24 小时心肌缺血持续时间≥60 分钟者心肌梗死发生率为 24.1%、心性死亡为 9.3%，而 <60 分钟者分别为 7.4% 和 1.9%。以无 SMI 人群发生心肌梗死和心性死亡相对危险度为 1，SMI 则分别为 5.5 和 6.6，其中 <60 分钟者分别为 2.6 和 2.4，>60 分钟者分别为 8.3 和 4.6，说明心肌缺血 >60 分钟是影响 SMI 预后的重要指标。

（2）左心功能：在 SMI 中，左心功能不全者比心功能正常者差。SMI 伴左心功能不全者年病死率为 5% ~6%。

（3）冠脉病变：左冠脉主干病变、3 支病变、低运动量诱发心肌缺血者易发生心肌梗死和猝死。

五、老年猝死型冠心病

猝死是指患者平素看来健康或病情基本稳定而突然发生意想不到的自然死亡。从发病至死亡时间尚无一致的意见。世界卫生组织曾规定 24 小时、6 小时、1 小时及数分钟内死亡者定为猝死。目前多数学者主张发病后 1 小时内死亡者称为猝死。猝死是人类死亡的表现形式之一，占人类死亡的 15% ~32%。猝死分心性猝死（60% ~70%）和非心性猝死（30% ~40%）两类。在心性猝死中，冠心病及其并发症引起者占 75%；心肌炎、心肌病、主动脉瓣狭窄、主动脉夹层动脉瘤、肺梗死等其他心血管病占 20%；5% 为无心脏器质性病变，往往是一过性高儿茶酚胺血症所致。冠心病患者以猝死的形式死亡称为猝死型冠心病，其发生率为30% ~65%，是一种最凶险的临床类型，以 60 岁左右为高发人群，以后随增龄而呈下降趋势。据统计，美国每年约有 30 万人死于冠心病，其中猝死占 50%；芬兰赫尔辛基男性冠心病年猝死率为 159/10 万，女性为 21/10 万；荷兰尼梅根男性为 89/10 万，女性为 19/10 万；英国伦敦男性为 76/10 万，女性为 35/10 万；我国北京地区男性为 32/10 万，女性为 17/10 万。总之，冠心病猝死率国外高于国内，男性高于女性。冠心病猝死是一个流行广泛和难于对付的公共卫生课题。

（一）病因

冠心病猝死的原因是电衰竭而非泵衰竭。电衰竭表现为原发性心脏骤停（指无任何原因的情况下，发生意想不到的心脏骤停），包括原发性室颤（80%～90%）、窦性停搏和电－机械分离（各占5%～10%）等三种形式。本病是在冠状动脉粥样硬化的基础上，发生冠状动脉痉挛或微循环堵塞，引起心肌急性缺血，造成局部电生理紊乱而导致严重心律失常特别是室颤所致。冠心病发生心力衰竭后，因伴有严重的冠脉病变和心肌病变，猝死发生率很高，但在心脏骤停前，36%～46%的患者表现为心动过缓或电－机械分离。另一部分患者则为持续性室速，并未见心力衰竭的恶化征象，故心力衰竭不是冠心病猝死的直接原因。冠心病猝死的另一原因是广泛心肌梗死、心脏破裂、神经反射等所致的休克。

大约1/3～1/2患者有下述诱因：①精神因素：情绪异常激动、精神紧张可引起交感神经系统过度兴奋，儿茶酚胺明显增加，使心肌室颤阈值降低而导致猝死。如一场剧烈的拳击、赛马及球赛后，可发生不少例数的猝死。②剧烈运动：老年冠心病患者过度的体力活动（尤其在饱餐和寒冷时），不仅增加心肌耗氧量，而且还降低重度冠心病患者的心输出量和血压，使已缺血的心肌更加供血不足而诱发猝死。③饮食因素：老年人饮食过量（尤其是高脂饮食）、大量饮酒和吸烟等可诱发急性心肌梗死和猝死。④电解质紊乱：血钾、血镁过低或过高，均可诱发猝死。⑤药物：各种抗心律失常药都有不同程度的致心律失常作用而诱发猝死。Ⅰa类抗心律失常药引起扭转性室速，Ⅰc类抗心律失常药易产生单纯性室速，β受体阻滞剂和钙拮抗剂可导致房室传导阻滞和窦房结功能不全，洋地黄中毒产生房速伴房室传导阻滞等。

（二）病理

冠心病猝死者的尸检表明，陈旧性心肌梗死占75%，而新近心肌梗死仅占20%。慢性冠脉病变往往表现为多支严重病变，尤其是老年人，而单支病变少见。由新鲜血栓堵塞所致的急性冠脉病变占10%，猝死多发生于心肌坏死之前。在一组64例冠心病猝死患者中，27例30秒内猝死者均无急性心肌梗死的组织学改变，37例1～24小时内猝死者有急性心肌梗死证据者仅占18%。因此，冠心病猝死愈迅速，心肌组织的急性损伤愈少。由心脏破裂所致的猝死多见于老年高血压患者。猝死与冠脉病变范围与程度并无一定关系，有些冠脉病变严重而侧支循环好，不一定发生猝死；另一些冠脉病变较轻，却在一定的诱因作用下，发生猝死。因此，在很大程度上，冠心病猝死取决于各种原因所致的心肌缺血和心电不稳定状态。

（三）临床表现

猝死型冠心病是冠心病最凶险的一种临床类型，发病后即刻或数分钟内死亡（瞬间死亡）者占30%～35%，1小时内死亡占60%～75%。死亡愈快，冠心病致病的可能性愈大。男性发病后1小时内死亡者几乎全是冠心病所致。猝死多发生于夜间和清晨，可能与以下因素有关：①夜间睡眠时，机体内发生三低（血容量自动减少500～800 mL、血压自动下降、血液循环自行减慢）一高（血黏度升高），可导致冠脉闭塞不通。②冠脉痉挛，一方面是由于冠脉α受体兴奋性在夜间及清晨最高；另一方面是夜间血小板自行黏附和聚集释放血栓素A_2所致。③冠脉血栓，一是夜间血黏度升高和血小板黏附、聚集等功能增强；二是清醒后血压升高，使粥样斑块崩破而形成创面，易形成冠脉血栓。④清醒后交感神经兴奋，儿茶酚胺增多，血压升高，心率增快，导致心肌耗氧量增加。傍晚猝死可能与进食、饮酒、活动期向不活动期移行有关。

据统计，1/5 的冠心病患者以猝死作为首发或唯一表现，而以往无明确的冠心病史。猝死的临床表现如下：

1. 先兆　猝死前可以无任何先兆症状，也可以在猝死前数分钟至数天出现心前区痛、胸闷、气促、心悸、室性期前收缩或急性心肌梗死的表现。在夜间发生者，死前可有异常鼾声或惊叫声。

2. 体征　心脏丧失有效收缩 10 ~ 15 秒，即表现为神志不清、抽搐，呼吸减慢、变浅或停止，发绀，脉搏消失、血压为零。心脏停搏 30 ~ 40 秒后，出现瞳孔散大，对光反应及神经反射消失。

3. 心电图　原发性室颤表现为室颤波粗大，易被药物和电复律；而继发性室颤是各种器质性心脏病的终末表现，室颤波细小，难以除颤复律。窦性静止在心电图上表现为一条直线，可有缓慢的室性自搏心律。电一机械分离在心电图上有规则的 P、QRS、T 波群，但无心脏有效收缩。窦性静止和电－机械分离常见于老年心肌梗死，常常伴有梗死范围大，冠脉血栓形成或心脏破裂。

（四）诊断

诊断猝死型冠心病的主要依据是原有冠心病史和此次骤然死亡。对于过去未被诊断为冠心病，则诊断猝死型冠心病属臆测性的，应做尸检才能证实。病理检查可见冠状动脉粥样硬化性改变，但多数冠脉内无血栓形成，管腔未完全闭塞，也见不到急性心肌坏死的病理变化。通常将突然死亡经复苏成功者诊断为原发性心脏骤停，若复苏失败或未做复苏者则诊断为猝死。诊断本型冠心病须与下述情况相区别：

1. 心肌梗死型冠心病　已确诊为急性心肌梗死，死者若迅速死于严重的心律失常、心力衰竭、休克及心脏破裂，应诊断为心肌梗死型冠心病，而不宜诊断为猝死型冠心病。对于未住院而迅速死亡的急性心肌梗死患者不少见，因死亡时无人在场，无法提供患者死前的症状，也缺乏心电图及酶学资料，鉴别诊断十分困难，只能依靠尸检来判断。

2. 其他心性猝死　只须了解患者原来所患心脏病的病因由此诊断。与中青年相比，老年人猝死由肥厚性心肌病所致者较少见，而由主动脉瘤破裂、主动脉夹层动脉瘤所致者较多见。

3. 非心脏猝死　神经系统（脑出血、蛛网膜下隙出血、脑炎、脑膜炎），呼吸系统（肺炎、窒息、睡眠呼吸暂停综合征、哮喘持续状态），消化系统（急性胰腺炎、急性腹膜炎、上消化道大出血）及内分泌等疾病均可引起猝死，须与之区别。老年人非心性猝死较中青年人多见。肺炎和急性胰腺炎不一定引起青年人猝死，但可以是老年人猝死的原因。窒息在老年人猝死中多见。老年人猝死的临床诊断正确率相对低，如不做尸检就不清楚死因，有的猝死者做了尸检也难以肯定死因。

（五）治疗

原发性心脏骤停是心肺复苏的指征，心肺复苏成功率取决于是否能及时、正确地施行现场抢救。若抢救及时，方法正确，半数患者可救活。

1. 心肺复苏　①立即进行胸部拳击，一次无效者可重复 2 ~ 3 次，然后做胸部心脏按压术和口对口人工呼吸，但老年人因骨质疏松而应避免胸骨及肋骨骨折及其并发症。②尽快电击除颤。由于多数患者是原发性室颤所致，不需用心电图来证实而直接用 200 ~ 300 J 电击，无效者重复使用数次。心脏骤停后 4 分钟内进行电击除颤者成功率为 52%，>4 分钟使用者存活者仅占 4.8%，因此尽快电击除颤是抢救成功的关键。③尽早建立上肢静脉通道，有利于药物治疗。肾上腺素是复苏中关键性药物，其主要作用是兴奋 α 受体，收缩血管，升高主动脉内舒张压。因心内注射须停止心脏按压并可能将药物注入心肌及冠脉，故宜采用静脉注射。只有无法静脉给药时才心内注射。窦性静止和电机械分离者还应加阿托品静脉注射。异丙肾上腺素是 β 受体兴奋剂对复苏无效，去甲肾上腺可引起心肌坏死，现已放弃使用。

利多卡因有利于心电稳定和提高室颤阈值，现已常规使用。④气管插管给药是近来抢救治疗的一大进展。若重复给药最好通过导管给药，长度与气管内插管长度相等。此途径用药吸收完全，起效迅速，作用持续时间长，如肾上腺素给药后15秒内浓度达高峰，作用持久。阿托品、利多卡因、阿尼利定等药物均可稀释后经气管给药（<10 mL/次），而氯化钙、去甲肾上腺素及碳酸氢钠则不能经此途径给药。

2. 复苏后处理

（1）维持循环功能：复苏后可因血容量不足、心肌收缩无力、酸中毒、电解质紊乱及微循环障碍等，导致低血压。如血压<10.7~12 kPa（80~90 mmHg）时，在纠正上述异常的基础上使用升压药物。必要时，测定肺楔压以指导治疗。

（2）防治脑损害：脑组织对缺氧的耐受性最差，必须重视脑组织的保护。降温疗法（使用冰帽和冬眠3~5天，使肛温降至32 ℃左右）可降低脑组织代谢率，提高对缺氧的耐受性。减少脑组织损害和脑水肿（2~3天达高峰）。同时，使用地塞米松（20~40 mg/d）、适量的甘露醇及促进细胞代谢的药物。

（3）预防急性肾功能衰竭：心脏停搏或低血压持续时间长，可引起急性肾功能衰竭。复苏后如尿少应先静脉扩容，无效再静脉注射呋塞米。若尿量增加不到40 mL/h或肺楔压上升，应按急性肾功能衰竭处理。

（六）预测与预防

冠心病猝死是老年内科最严重的急症。正确识别和治疗高危人群，是老年病学医务工作者亟待解决的课题。

1. 预测　根据临床观察和对复苏成功者的调查，猝死的预测很困难，但下述情况可帮助大体预测。

（1）冠心病患者出现异乎寻常的症状：如初发型心绞痛并发恶性或潜在恶性心律失常，心绞痛变为恶化型或不稳定性，疼痛持续时间长，药物治疗无效，血压及心率改变，电解质及心电图改变时，提示有猝死的危险性。

（2）急性心肌梗死：急性心肌梗死后前1年病死率为10%，其中50%为猝死。

（3）陈旧性心肌梗死：陈旧性心肌梗死伴有室壁瘤、再次或多次梗死、射血分数<40%、心律失常、晚电位阳性者易发生猝死。

（4）不稳定型心绞痛：这是介于稳定型心绞痛与急性心肌梗死之间的病理改变，如不及时治疗，44%~70%患者发展成为急性心肌梗死，16%的患者发生猝死。

（5）无症状性心肌缺血：因无症状而未能及时治疗，但心肌缺血依然存在，容易发生猝死。

（6）运动后血压下降：冠心病患者体力运动后收缩压上升>4.0 kPa（30 mmHg）者1年病死率为3%，<4.0 kPa（30 mmHg）者1年病死率为16%。体力运动耐力下降者再梗率及猝死率为23%，而运动耐力不低者仅为2%。冠心病患者体力活动耐力下降及血压下降为心功能不良表现，3年内病死率达30%~50%。

（7）复苏成功者：心肺复苏成功，抢救存活者在1年内复发率达30%~40%，故应全面检查，重点监测。

（8）左室射血分数（LVEF）：冠心病患者左室射血分数0.4的猝死率比>0.5者增加5~10倍，LVFE<0.3者3年内死亡率为30%~50%。

（9）血压变异性：血压变异性大，猝死率愈高。新问世的长效缓释或控释降压药物不仅能降低平均血压，而且缩小血压变异性。

（10）心率变异性（HRV）：这是一种预测猝死的主要方法，比 LVEF 和心室晚电位更敏感和更特异。心电稳定性依赖于自主神经系统张力的平衡。冠心病患者长期因心肌缺血，必然损伤心脏自主神经系统，常表现为交感神经活动相对增强而迷走神经活动减弱，HRV 下降导致心电不稳定性增加和室颤阈值降低，容易发生室颤而猝死。冠心病患者 HRV 下降，24 小时 R－R 间期的标准差（SDNN）$<$ 50 ms比 $>$50 ms 者猝死率高 15～18 倍。

（11）心电图：有下列改变，易发生猝死。①ST 段缺血性下移越明显越提示心内膜下缺血严重，越易发生猝死。②ST 明显抬高及 T 波直立、高耸是冠脉主干痉挛性闭塞，其远端无血液充盈，为梗死前期表现。③ST 段弓背向上抬高超过同导联 R 波，R 波波幅甚低和时限很短等墓碑形（Tombstoning）ST 段改变，为 AMI 早期表现，猝死率较高。④超急性心肌梗死有 6%～10% 发生猝死。

（12）Q－T 离散度（Q－Td）：这是近年来用于预测猝死的主要方法。Q－Td 检查即在 9～12 导联心电图上检测 Q－T 间期，示出最长与最短之差。Q－Td $>$60～100 ms 时，极易发生猝死。

（13）心室晚电位：冠心患者心室晚电位阳性可发生猝死，由于正常人也可呈阳性，其结果应与其他检查综合判断。

2. 预防

（1）防治冠心病：及时诊断和治疗心脏器质性疾病，是防止猝死的首要措施。积极开展冠心病的防治工作，对于预防猝死是至关重要的。

（2）避免诱因：设法避免激动行为和心理应激因素诱发冠脉固定狭窄并冠脉痉挛。

（3）药物预防：①β 受体阻滞剂，通过提高室颤阈值，降低猝死率。②胺碘酮，能有效地降低心肌梗死后的病死率，特别适应于不能应用 β 受体阻滞剂的高危患者。③抗凝抗血小板药，防止血栓形成。④他汀类，如辛伐他汀通过降低血脂来稳定脂质斑块，减少冠脉血栓形成，从而降低猝死率。⑤血管紧张素转换酶抑制剂，不仅能防止心脏扩大和室壁瘤的发生，而且能防止心脏破裂和猝死。⑥长效钙拮抗剂，有效地控制血压，有助于减少高血压患者的猝死风险。

基于冠心病猝死多发生于夜间和清晨，预防的重点应放在夜间和清晨起床前后。可在临睡前服二硝酸异山梨酯 10 mg、阿替洛尔 6.25～12.5 mg 及肠溶阿司匹林 50 mg 三种药物（有人称为防猝死合剂），以预防猝死和急性心肌梗死的发生。

（4）器械植入：①程控起搏器植入后通过快速、短促起搏，消除室性心律失常。②自动除颤器植入后能识别和自动放电矫正室速和室颤。

（5）普及心肺复苏技术：美国西雅图市经过 10 年间的培训，使 20 万医务人员、消防人员及电气工人等掌握了心肺复苏技术，猝死的现场抢救成功率达到 60%，其中 80% 的患者有较长期的生存。因此，普及心肺复苏技术是预防和抢救猝死的重要措施之一。

六、老年缺血性心肌病

缺血性心肌病是指冠状动脉性疾病引起心肌供氧与需氧失衡而导致心肌局限性或弥漫性纤维化，从而引起心脏收缩和（或）舒张功能受损的一种临床综合征。本质上，缺血性心肌病是一种由冠心病引起的严重心功能异常。以往曾称为心肌纤维化、心肌硬化、心力衰竭和（或）心律失常型冠心病。本病多见于老年人，男性多于女性。

（一）病因

缺血性心肌病最常见的病因是冠心病，即主要是由冠状动脉粥样硬化性狭窄、闭塞、痉挛等病变引起。少数是由于冠状动脉先天性异常、冠状动脉炎等疾病所致。

（二）病理

根据心脏大小和心功能受损类型的不同，本病分扩张性和限制性两类。

1. 缺血性扩张性心肌病

（1）多发或多次心肌梗死：病理上可见心肌细胞减少、坏死、弥漫性间质纤维化及瘢痕组织形成。心肌细胞减少和坏死是心肌梗死的直接后果，也可以是慢性累积性心肌缺血所致。64% ~85% 的患者发生过心肌梗死。室壁可有块状坏死区，也可为非连续性多个灶性心肌损害。无论是多发或多次心肌梗死，都是以心内膜下梗死多见（2/3），这与本病患者侧支循环较丰富使心外膜下心肌得到部分保护有关。梗死面积为 8% ~46% 不等，多数患者梗死面积不大，而且分布于多支冠脉供血区，但对心功能的影响较单一部位梗死面积相同者更明显。

（2）心脏扩大、室壁变薄及心力衰竭：心肌梗死后，梗死区扩展、变薄、坏死区膨胀，使心室几何形状改变，引起左室扩大。随着病情进展，右室也受累，表现为心脏普遍增大。同时，心室壁变薄，其平均室壁厚度往往比无缺血性心肌病的多次心肌梗死、原发性扩张性心肌病及心脏瓣膜病患者薄，这不仅与心室扩大有关，而且与广泛的冠脉病变限制了心肌供血，使之不能产生适应性肥大有关。因心脏扩大、室壁变薄，心肌收缩功能明显减弱，其表现类似于原发性扩张性心肌病。因此，充血性心力衰竭是本病的突出表现。急性心力衰竭通常由于短暂心肌缺血引起，慢性心力衰竭是由于冠脉固定狭窄并引起心肌纤维化。严重而短暂（<20 分钟）的心肌缺血可使心功能降低数天，但最后能完全恢复。这种缺血后的暂时心功能低下，称为心肌挫抑，常见于心肌坏死的附近和冠脉痉挛所致心肌缺血之后。长期慢性心肌供血不足时，心肌既可维持组织生存，又处于一种持续数周、数年的心功能低下，即少供血就少工作的心肌，称为冬眠心肌，见于冠脉固定狭窄并引起慢性缺血者。与心肌挫抑相似，冬眠心肌具有收缩力储备，在慢性缺血纠正后，心功能恢复正常。若缺血持续不缓解，挫抑和冬眠心肌则发展成心肌坏死，最终成为无收缩功能的瘢痕组织。

2. 缺血性限制型心肌病　这是本病少见的类型。虽有多支冠脉病变，但病变相对较轻，受累的心肌数目较少，心脏大小正常。由于局灶性心肌纤维化和灶性瘢痕，即使无发作性心肌缺血，心室僵硬度已升高，使左室舒张末压高于正常。当急性心肌缺血发作时，心室僵硬度进一步升高，使左室舒张末压升高到足以产生肺水肿的水平，而收缩功能正常或轻度受损。这种以舒张功能障碍为主的心力衰竭，可酷似原发性限制性心肌病。

（三）临床表现

1. 缺血性扩张性心肌病

（1）有冠心病的易患因素：本病患者可有高血压、高脂血症、吸烟、糖尿病、体力活动缺乏等易患因素之一或几项。

（2）多有心绞痛和（或）心肌梗死史：本病有心肌梗死者占 64% ~85%，有心绞痛史占 42% ~92%。但随着病情进展和心力衰竭症状逐渐突出，心绞痛反而减轻或消失，这是本病的特点之一。部分患者从一开始就无心绞痛或心肌梗死史，可能是缺乏具有保护意义的“疼痛警报系统”所致。

（3）充血性心力衰竭：心脏常呈普遍性扩大，以左室扩大为主，属于一种收缩功能不全性心力衰竭。75% 以上患者表现为左心力衰竭，如咳嗽、阵发性呼吸困难、端坐呼吸及肺部湿啰音。1/3 的患者表现为全心力衰竭。部分老年患者心力衰竭的客观体征明显而无自觉症状，虽然静息时射血分数降低，运动时也不升高，但具有相当的运动耐量，这可能是通过增加舒张末期容量和心率、扩大动静脉氧差以及增加组织对氧的摄取等代偿机制来维持较合适的心输出量所致。心电图可见病理性 Q 波、ST－T 缺血性改变及各种心律失常［以室性和（或）房性期前收缩、房颤、病态窦房结综合征、房室传导阻滞和束支阻滞多见，亦可有阵发性心动过速］。X 线示心脏普大型、心脏搏动减弱及肺淤血。超声检查有心脏普大型，以左室为主，室壁变薄，舒张末期容积增大，室壁运动呈多个节段性减弱或消失，射血分数降低，常 <35% 。心肌显像有多节段心肌放射性核素灌注缺损区。冠脉造影有多支病变。总之，本病的临床表现有三种类型：①有冠心病易患因素，有心绞痛史，有大心脏及充血性心力衰竭。②有冠心病易患因素，有多次心肌梗死史，有大心脏及充血性心力衰竭。③有大心脏和充血性心力衰竭，而无心绞痛和心肌梗死病史。前二者诊断较容易，后者诊断颇困难，常须做冠脉造影等检查。

2. 缺血性限制性心肌病　缺血性限制性心肌病可无心肌梗死史，而主要表现为劳力性呼吸困难和心绞痛，因而限制其运动量。可因反复发生肺水肿而住院。心电图可有各种心律失常。X 线示心脏大小正常和肺淤血。血流动力学示左室舒张末压力和容量增加，而射血分数正常或轻度降低。

（四）诊断

1. 缺血性扩张性心肌病　诊断缺血性扩张性心肌病必须具备三个肯定条件和两个否定条件。

（1）三个肯定条件：①有明确的冠心病史。②心脏明显扩大。③心力衰竭的临床表现和（或）实验室依据。

（2）两个否定条件：①排除冠心病的机械性并发症（室间隔穿孔、室壁瘤和乳头肌功能不全导致的二尖瓣关闭不全）所致心脏扩大和心力衰竭，虽有射血分数下降，但很少 <35% 。②排除其他心血管病引起的心脏扩大和心力衰竭，主要应与原发性扩张性心肌病相区别。后者无明确的冠心病史，心绞痛和病理性 Q 波发生率低，超声提示室壁运动普遍性减弱而非节段性减弱，核素心肌显像呈普遍性灌注降低而非节段性缺损，冠脉造影无明显冠脉狭窄。

2. 缺血性限制性心肌病　缺血性限制性心肌病主要表现为左室舒张功能异常，须与原发性限制性心肌病和右室梗死相区别，前者老年人少见，后者有心电图及酶学改变。

（五）治疗

1. 缺血性扩张性心肌病

（1）控制冠心病：系统的药物治疗及控制易患因素，对早期患者可能延缓病情的发展，对晚期患者也有裨益。

（2）纠正心力衰竭：与原发性扩张性心肌病相同，以利尿剂、血管紧张素转换酶抑制剂和 β 受体阻滞剂为主，β 受体阻滞剂宜小剂量开始。慎用地高辛。

（3）抗心律失常：对有症状的复杂性室性心律失常者应使用抗心律失常药物，胺碘酮是一种疗效较好的药物。

（4）抗凝：本病血栓栓塞发生率为 12% ～24% ，除非有禁忌证，一般应常规抗凝剂，尤其是过去有血栓栓塞史、心脏明显扩大、房颤、超声显示有附壁血栓者更是如此。

2. 缺血性限制性心肌病　本型因心肌纤维化和灶性瘢痕，即使无发作性缺血时，心室僵硬度也升高，治疗较困难。若急性心肌缺血发作，促使心室僵硬度进一步升高，故治疗应防止或减轻心肌缺血的发作，并尽量纠正慢性缺血。临床上可用硝酸盐类、钙拮抗剂、β 受体阻滞剂治疗，必要时考虑冠脉搭桥术。慎用或禁用正性肌力药物。

（六）预后

1. 缺血性扩张性心肌病　本型的预后较原发性扩张性心肌病稍好，5 年和 7 年存活率分别为 45% 和 34%。心脏明显扩大尤其是进行性扩大者，2 年病死率为 50%。射血分数愈低，预后愈差，房颤及室速也是预后不良的指标。主要死因是顽固性心力衰竭、心肌梗死及猝死。

2. 缺血性限制性心肌病　对缺血性限制性心肌病的自然病程和预后了解甚少。有报道急性心肌梗死后射血分数正常而舒张功能异常所致的肺水肿者的病死率和再梗率与急性心肌梗死后收缩功能异常所致的肺水肿相同，那些无急性心肌梗死的本型患者的预后不明。

（刘小鸣）

第四节　老年钙化性心脏瓣膜病

老年钙化性心脏瓣膜病是一种随增龄而增加的瓣膜老化、退行性变和钙质沉积所致的老年心脏瓣膜性疾病。其病变进展缓慢，但随着病变程度的加重，心肌受累范围逐步扩大，可引起瓣膜的狭窄和关闭不全，临床上以主动脉瓣和二尖瓣及瓣环最常受累。它是引起老年人充血性心力衰竭、心律失常、传导功能障碍、晕厥和猝死的重要原因之一，也是老年人最常见的心脏瓣膜病。病理表现有硬化、钙化及黏液样变性等三种形式。病变硬化不是病理性的，为一种适应性改变，代表多年来压力作用的综合结果，钙化及黏液样变性则是病理性改变。老年钙化性心脏瓣膜病是指在心瓣膜退行性改变的基础上发生钙化而引起瓣膜及其支架功能异常所致的老年特有心脏瓣膜病。主要有钙化性主动脉瓣狭窄、二尖瓣环钙化及两者同时存在的联合瓣膜钙化等类型，若本病同时合并冠状动脉、乳头肌及传导系统的钙化，称为老年心脏钙化综合征。尸检表明，钙化性主动脉瓣膜狭窄和（或）二尖瓣环钙化的检出率随增龄而增加，>50 岁占 10%，>70 岁占 30%，>80 岁达 75%，>90 岁为 100%。国外老年人尸检检出率为 60% ~ 80%，超声检出率为 74%。国内尸检检出率为 46.1%，超声检出率为 38.8% ~60.2%。钙化性主动脉瓣狭窄男性多于女性（4 ∶ 1），而二尖瓣环钙化则女性多于男性（4 ∶ 1）。由于本病可引起心力衰竭、晕厥、心律失常及猝死，是威胁老年人生命的重要心脏病。

一、病因

本病病因不明。长期以来认为本病是老年人的退行性改变，近来认为它与多种疾病有关。

1. 动力学因素　本病主要累及承受压力最高的左心瓣膜（主动脉瓣、二尖瓣），其中又以主动脉瓣的主动脉面和二尖瓣的心室面最为明显。二尖瓣置换术后，由于腱索与瓣叶的缓冲作用消失，左室收缩压全部集中于瓣环，术后 44 个月发生二尖瓣环钙化，严重钙化往往发生于 100 个月后。这说明长期血流动力学的冲击对瓣膜及其支架的影响是引起瓣膜钙化的重要因素。

2. 高血压　本病约有 20% ~50% 患者伴有高血压，体循环高压无疑加重了左心瓣膜损害，诱发或加重了心瓣膜的钙化。

3. 高龄　尸检发现，>50 岁者本病检出率为 10%，>70 岁者为 30%，>80 岁者为 75%，>90 岁者为 100%，老年前期未见主动脉瓣和二尖瓣环钙化，>70 岁人群则明显增加，说明本病的发病率、受累范围和程度随增龄而增加，尤以高龄最明显。因此，高龄是本病的一个发病因素。

4. 糖代谢异常　本病在糖尿病和变形性骨炎患者中发病率较高，改善糖代谢可减轻瓣膜钙化程度，说明糖代谢异常在本病发病中起一定作用。

5. 骨质脱钙　有学者测定老年人椎骨的矿物质代谢对主动脉瓣和二尖瓣病变的影响，发现二尖瓣环沉积的钙盐主要来源于椎骨的脱钙，主动脉瓣钙化也有类似情况。因此，骨质脱钙，异位地沉积于瓣膜及瓣环是导致本病发生的原因之一。

6. 其他易患因素　如高脂血症、二尖瓣脱垂及慢性肾功能不全等疾病，都可能是促使本病发生发展的因素。

二、病理

（一）钙化性主动脉瓣狭窄

钙化性心瓣膜病可累及心脏各个瓣膜，但以主动脉瓣多见（91%）、二尖瓣次之（18%）、三尖瓣及肺动脉瓣最少（3%）。在生命过程中，主动脉瓣长期承受较大压力的冲击，容易发生退行性变和钙化。钙质一般先沿主动脉瓣环沉积，然后沿纤维层向瓣叶扩展，以无冠瓣和右冠瓣受累明显。瓣膜的主动脉面可出现针尖至米粒大小的钙化灶，重者钙化斑块填塞瓦氏窦，这些病变可使瓣叶增厚、变硬、活动受限，是导致主动脉瓣狭窄的重要原因。与风湿性心脏病截然不同，本病瓣膜的闭合缘无粘连和融合，即使钙化病变严重，瓣膜仍可活动，狭窄程度一般不重。约有1/4患者伴有主动脉瓣关闭不全，提示主动脉瓣钙化程度严重。钙质沉积向下延伸到纤维三角，当肌部和膜部室间隔交界处出现钙化沉积时，可累及希氏束，可使1/3的患者发生不同程度的房室或室内传导阻滞。在高龄老年人中，容易发生主动脉瓣和二尖瓣环的联合钙化（占26.2%）。

（二）二尖瓣环钙化

二尖瓣环是一种纤维肌性结构，为二尖瓣叶的附着点，系心脏纤维支架的一部分。以往认为二尖瓣环钙化多位于二尖瓣环后部，也可在二尖瓣环前部，甚至整个瓣环。近来认为钙化主要累及二尖瓣环下的前方及后方，而不是真正的瓣环处，因而称之为二尖瓣环区域钙化。由于二尖瓣后叶所承受的收缩压力较前叶大，二尖瓣环钙化主要波及二尖瓣后叶及其基底部的心室面。二尖瓣环钙化的程度不一，轻者仅表现为二尖瓣后叶心室面斑点状或小结节状钙化灶，不影响二尖瓣和左室的解剖结构。随着病变加重，后叶扭曲变形，向心房侧移位；瓣环下的钙化组织相互融合，瓣环固定而失去正常的括约肌作用。一方面瓣环不能随心室收缩而缩小，引起左室变形；另一方面，瓣环固定不能随心室收缩和舒张而缩小和扩张，导致二尖瓣关闭不全和（或）狭窄。当本病瓣膜改变以二尖瓣关闭不全为主，可引起血流动力学障碍；由于本病瓣膜闭合缘不发生粘连和融合，二尖瓣狭窄是相对性的，一般不导致血流动力学改变。一旦发生二尖瓣狭窄，提示二尖瓣环钙化病变严重。希氏束邻近于二尖瓣环，当二尖瓣环钙化时，可使房室束和左束支起始部扭曲，引起不同程度的房室传导阻滞和室内传导阻滞，其发生率明显高于钙化性主动脉瓣狭窄。二尖瓣环钙化伴传导阻滞，说明钙化病变范围广泛，病变程度严重，往往须安装心脏起搏器。

三、临床表现

（一）钙化性主动脉瓣狭窄

1. 症状　本病进展缓慢，无症状的亚临床期可长达几十年，常因健康检查或其他疾病就诊时被发现。一旦进入临床期，平均病程为 3 ~4 年，提示病变较严重。中青年主动脉瓣狭窄患者最常见的症状是心绞痛，而老年患者则以心力衰竭症状多见。临床上可有心慌、气短、劳力性呼吸困难、胸闷、心绞痛等表现，约 15% 患者可有头痛、头晕和晕厥等脑供血不足症状。晕厥往往是主动脉瓣狭窄所致。约 15% 患者可发生猝死。部分患者可同时患有右结肠血管病变引起下消化道出血。半数患者合并有高血压病、冠心病及糖尿病，三者促进病变发展，难以明确症状由何种疾病所致，容易使本病漏诊和误诊。

2. 体征　60% ~90% 主动脉瓣狭窄患者心底部有收缩期杂音，类似音乐样，较柔和，可向颈部、胸骨左缘或心尖部传导，主动脉第二音减弱或消失。部分患者的杂音主要在心尖部听到，而不是在心底部（Gallavardin 效应），向腋中线传导，而不向颈部传导。因此，本病心脏杂音并非局限于病变瓣膜听诊区，杂音特征性也不强，对鉴别诊断意义不大，杂音仅作为提示本病的一个线索。很少出现舒张期叹气样杂音（4%），一旦出现，表明主动脉瓣钙化性病变严重。心力衰竭者可听到奔马律。

3. 辅助检查

（1）心电图：可以正常，也可有左室肥大。1/3 患者有传导障碍，常见是左前半阻滞，左束支阻滞及不同程度房室传导阻滞。老年主动脉瓣狭窄患者房颤发生率明显高于中青年人。

（2）X 线：重者在侧位胸片上可见到扩张的升主动脉和主动脉瓣区钙化，胸透检出主动脉钙化较胸片敏感。

（3）超声：超声检查是目前诊断本病的基本手段和重要依据。M 型超声可见瓣膜反光曲线增强、运动受限或瓣膜关闭异常等现象。B 型超声可见瓣膜增厚或钙化、左房回声减弱、瓣膜开放受阻或关闭线裂隙现象，有时可见瓣膜附着系统回声增强和结构粗糙，主动脉瓣口面积 $<1.5\ cm^2$ 和跨瓣压差 $>2.1\ kPa$（16 mmHg），提示主动脉瓣狭窄。多数患者伴有不同程度的左房增大、二尖瓣前叶 EF 斜率缓慢等左室顺应性减退改变，以及主动脉根部增宽、运动僵直等主动脉硬化改变。因此，本病与心脏老化的其他指标并存是其特点之一。

（二）二尖瓣环钙化

1. 症状与体征　通常多数患者无症状，只是偶然发现。少数患者发生的症状往往是二尖瓣功能紊乱和心律失常所致。二尖瓣功能紊乱主要是二尖瓣关闭不全，这是老年人二尖瓣反流最重要的原因。心尖区可闻及收缩期杂音（35% ~100%），瓣膜变形者收缩期杂音检出率比无瓣膜变形者高 3 倍。一旦发生二尖瓣狭窄，提示二尖瓣环钙化病变严重。老年人心尖区听到舒张期杂音，其 90% 是二尖瓣环钙化所致。二尖瓣关闭不全和狭窄可引起左房扩大、左室肥厚，最后发生心力衰竭。二尖瓣环钙化可损害传导系统，67.4% ~72.2% 患者表现为不同程度的房室传导阻滞及束支阻滞。这是老年人严重传导障碍的最常见原因，远远高于冠心病。在一组 80 例病例中，合并房室传导阻滞者占 41%，其中 21 例安装心脏起搏器。二尖瓣反流引起左房压升高和左房扩大，容易发生房性心律失常（房颤、房扑等）。

2. 辅助检查

（1）心电图：心律失常颇常见，以房性期前收缩、房颤、房扑等房性心律失常多见（80%），房室传导阻滞和左右束支阻滞次之（67.4% ~72.1%）；可有病窦及左室左房扩大等改变。

（2）高千伏胸片或荧光透视：高千伏胸片或荧光透视显示二尖瓣区“J”或“V”形钙化灶，但不能准确定位和确定瓣膜病变的范围。

（3）超声：超声诊断本病的敏感性为 70%，特异性也较高，成为目前诊断本病的主要依据。超声不仅可探测较小的钙化斑点，还能了解瓣膜周围钙化与左室后壁、室间隔、主动脉及二尖瓣的相互关系。常常在二尖瓣叶之后，左室后壁前方，有一异常宽而反映强烈的回声带，EF 斜率减慢；二维扇形扫描可见房室交界处前方有一反映强烈的回声带，与左室后壁同向运动。

（4）CT：有报道对超声未能检出的早期钙化性心瓣膜病，CT 可提高检出率，其敏感性和特异性均高于超声。

（三）并发症

1. 栓塞　本病可使脑卒中的危险性成倍增加，目前认为它是一种独立的危险因素。栓子来源于以下几种情况：①钙化结节蚀损心内膜形成血栓。②钙化环游离的钙质碎片脱落。③左房扩大和房颤可引起左房内形成血栓。④并发感染性心内膜炎的赘生物脱落。上述栓子脱落引起体循环栓塞，以脑栓塞、视网膜动脉栓塞及冠状动脉栓塞多见，但临床症状轻微，尸检证实为亚临床发作，值得重视。

2. 感染性心内膜炎　钙质蚀损的心内膜或心瓣膜，可成为感染性心内膜炎的好发部位是本病的一种潜在并发症。因此，患者进行牙科处理等诊疗操作时，应用抗生素预防。

四、诊断

本病因缺乏特征性临床表现，轻中度患者常无症状与体征，甚至无杂音，故早期诊断颇困难。医务人员对本病认识不足和年龄大者易偏于冠心病的诊断，导致本病漏诊误诊率高。对于老年患者，若无风湿性心脏病史，临床上有主动脉瓣收缩期杂音或伴有舒张期杂音，心尖区有收缩期杂音或伴有舒张期杂音，同时存在房室及室内传导阻滞者，首先考虑本病的可能，应做超声、胸部 X 线等检查，以确定诊断。在鉴别诊断方面，须与风湿性和黏液样变性心瓣膜病相区别。在老年人主动脉瓣狭窄中，80% ~ 90% 是本病所致，10% ~20% 由风湿性心脏病和先天性主动脉瓣畸形引起。老年人即使有风湿热病史，亦不是直接的单纯性主动脉狭窄的病因。

五、治疗

1. 内科治疗

（1）控制易患因素：积极治疗高血压、高血脂、高血糖等易患因素，有利于延缓本病的发生与发展。

（2）防治并发症：一旦发生心力衰竭、心律失常、动脉栓塞及感染性心内膜炎等并发症，应根据老年人的特点进行相应的治疗。心力衰竭宜用洋地黄和利尿剂治疗，减轻后负荷的方法只用于无二尖瓣狭窄的患者。房室传导阻滞伴心率缓慢者，常须安装心脏起搏器。

（3）药物治疗：目前本病病因不明，尚无有效药物治疗。有学者试用钙拮抗剂来阻断钙在血管壁的沉积。硫酸软膏素 A（3 ~6 g/d）可阻止钙沉积于结缔组织。

2. 外科治疗　老年人钙化性主动脉瓣狭窄如瓣面积≤0.75 cm^2、跨瓣压差≥6.7 kPa（50 mmHg）、射血分数<0.5 和频发晕厥与心绞痛者，应进行主动脉瓣置换术。目前认为该手术的危险性较小（死亡率为 3.6%），长期随访预后较好（5 年死亡率降低 1 倍）。

3. 球囊瓣膜成形术（PBAV）　PBAV 是一种重要的非手术介入治疗手段，其操作简单，不需开胸，费用低，患者易于接受，适合于不宜手术治疗的老年患者。对老年人钙化性主动脉瓣狭窄也可行球囊扩张成形术，近期疗效好（跨瓣压差降低 1 倍），但可发生再狭窄。

六、预后

房颤和心力衰竭是本病常见并发症，预后不佳。主动脉瓣狭窄一旦发生心力衰竭，其心排血量降低，左室流出道受阻会更明显，后负荷增加又进一步降低左室功能使心力衰竭加重。因此，主动脉瓣狭窄者一旦出现心力衰竭，临床表现急剧恶化，且猝死率高（5% ~34%）。主动脉瓣狭窄者出现症状后平均寿命4年，出现晕厥为3年，发生心力衰竭仅2年，故有症状者较无症状者预后差。

（罗　杰）

第五节　老年心力衰竭

心力衰竭（心力衰竭）是一种复杂的临床症状群，是各种心脏病的严重阶段，指在一定量的静脉回流情况下，由于心脏收缩功能和（或）舒张功能障碍，使心排血量绝对或相对减少，不能满足机体代谢需求所产生的以循环障碍为主的临床综合征。其发病率高，5年存活率与恶性肿瘤相仿。在2003年美国心脏病学院（America Cardiology College）年会上，Brauuwal教授将心力衰竭称作心脏病最后的大战场，且近期内心力衰竭的患病率仍将继续增长。因此，心力衰竭正在成为21世纪最重要的心血管病症。老年心力衰竭患病率很高，占全部心力衰竭病例的75%，65 ~74岁和75岁以上组心力衰竭患病率比45 ~64岁组分别高4倍和10倍，提示心力衰竭患病率随增龄而升高。根据心脏的病理生理改变，心力衰竭可分为收缩性、舒张性和混合性3个类型。

一、病因特点

1. 病因相同而构成比不同　在临床上，能够导致中青年心力衰竭的病因，也可引起老年人心力衰竭，如冠心病、心肌病、高心病、肺心病、休克和严重贫血等，但病因构成比不同。老年心力衰竭以冠心病（1/3）、高心病（1/4）和肺心病（1/10）多见。

2. 老年特有的心脏病　老年退行性心瓣膜病、老年传导束退化症及老年心脏淀粉样变等老年特有心脏病患病率及其心肌损害程度随增龄而增加，这是老年心力衰竭不可忽视的病因。

3. 多种病因同时存在　老年心力衰竭可以是两种或两种以上心脏病共同作用的结果。其中一种是引起心力衰竭的主要原因，另一种则协同并加重心力衰竭的严重程度，使病情复杂化。在老年心力衰竭中，两种或两种以上心脏病并存的患病率可高达65%，以冠心病伴肺心病、高心病伴冠心病为常见。

4. 诱因相同，但程度有异　老年心力衰竭的诱因与中青年患者并无不同，常以感染（尤其是呼吸道感染）和急性心肌缺血多见，其次是快速心律失常（快速房颤、阵发性室上性心动过速），再次为抑制心肌药物、输血、输液、劳累、激动、高血压、肾功能衰竭及肺栓塞等。但是，在诱因程度上有差异，由于老年人心脏储备功能差和心脏病相对较重，对于中青年患者无关紧要的负荷就可诱发老年患者的心力衰竭，因此，诱因对老年心力衰竭的影响比中青年患者更重要。此外，肺栓塞诱发心力衰竭在老年人中相对常见。

二、病理生理

（一）病理生理改变

1. Frank – Starling 机制　前负荷主要受到静脉回心血量和室壁顺应性的影响，它是影响和调节心脏功能的第一个重要因素。一般用左心室舒张末期压作为前负荷的指标。前负荷增加反映舒张末期容量增多，心室做功增加。心室舒张末期容积的增加，意味着心室的扩张，舒张末压也增加，相应的心房压和静脉压也随之升高。待后者达到一定高度时即出现肺的淤阻性充血或腔静脉系统充血，肺毛细血管压异常升高与左室舒张压升高有关，使心力衰竭者在静息时也发生呼吸困难；当左室功能低至心排出量不能满足静息时周围组织的需要或左室舒张末期压和肺毛细血管压升高时即产生肺水肿。

2. 心肌重塑（心室重塑） 虽然心力衰竭没有单一的发病机制的理论，然而，从20世纪90年代以后，已逐渐明确心肌重塑（remodeling）是心力衰竭发生、发展的分子细胞学基础。心肌重塑的特征是：心肌细胞肥大、心肌细胞凋亡和心肌细胞外基质（ECM）的变化。病理性心肌细胞肥大的分子生物学特征就是胚胎基因再表达，包括与收缩功能有关的收缩蛋白和钙调节的基因的改变。这种胚胎表型的心肌不仅收缩功能低下，且生存时间缩短，从而促进心力衰竭的发展。例如：对心脏病患者超负荷心房肌性肌球蛋白重链（MyHC）mRNA的表达研究表明，αMHC下降而胚胎表型的βMHC上升。应用乳鼠培养心肌细胞的研究表明，内皮素、血管紧张素Ⅱ促进心肌细胞肥大，且使αMHC向βMHC转化，一氧化氮（NO）和血管紧张素Ⅱ受体拮抗剂sarolysin则可逆转上述变化。风湿性心脏病心力衰竭患者左室心肌的研究表明，心肌肌球蛋白轻链（VMLC）1、2相对含量较正常对照组显著下降，尤以VMLC 2含量下降更为显著；VMLC 1、VMLC 2组成比例发生了明显的改变；VMLC 1、2相对含量的变化与心排血量、心脏指数、左心做功、左心做功指数、每搏量、每搏指数等心功能指标密切相关。提示VMLC 2种亚型含量的下降和比值的改变参与了心力衰竭的发生发展。近年来，心肌细胞凋亡在心肌重塑中的作用愈来愈受到重视，很可能是使心力衰竭从“代偿”向“失代偿”转折的关键因素。心肌细胞凋亡或坏死与调节收缩功能有关的病理性心肌细胞肥大胚胎基因再表达的改变，是产生进行性心力衰竭的两个基本过程。研究表明：血管紧张素Ⅱ（AngⅡ）可诱导培养乳鼠心肌细胞凋亡。具有与AngⅡ生理作用相拮抗的Ang（1～7）能抑制AngⅡ诱导的心肌细胞肥大，其作用受体不是AT1或AT2，而是通过一种特殊的受体介导。结扎冠状动脉大鼠心力衰竭模型、自发性高血压大鼠心力衰竭后，心肌细胞凋亡均增加，而血管紧张素转换酶抑制剂（ACEI）可改善之。观察冠状动脉结扎大鼠心力衰竭不同时期心室组织中细胞增殖和凋亡相关蛋白表达改变的研究，提示HCY 2、hbLIM、HRG1、p21、p27、p57基因均参与作用。冠状动脉结扎大鼠心力衰竭模型，左室心肌细胞凋亡率显著高于对照组，肌质网钙泵（SERCA2a）活性显著降低。卡维地洛可以剂量依赖地降低心肌细胞凋亡率，使SERCA2a活性增加。通过对心力衰竭患者的观察，表明患者血清中细胞凋亡抑制因子Fas/Apo1水平显著高于正常对照组，不同病因的心力衰竭患者并无差别；经ACEI和β受体阻滞剂比索洛尔治疗后，血清Fas/Apo1水平有下降趋势。心力衰竭时，心肌细胞外基质的变化可表现为纤维胶原的过度沉积或不适当的降解。研究提示，AngⅡ可促进培养乳鼠成纤维细胞增殖。应用腹主动脉结扎的大鼠压力负荷心力衰竭模型表明，大鼠心肌解偶联蛋白2（UCP2）表达增加，可能参与了心肌纤维化的发生与发展。临床研究表明，扩张型心肌病患者心肌活检标本，Ⅰ、Ⅱ型胶原显著增多，有灶性或融合成片的纤维替代区；而风心病换瓣手术取材心肌则修补性瘢痕少见。衰竭心肌能量耗竭，伴能量代谢障碍亦是心力衰竭的特征。心力衰竭患者的心肌活检标本显示，心肌细胞线粒体膜磷脂定位呈现不同程度的脱失性改变，脱失程度愈重，心功能愈差，生存率亦愈低。

上述一系列复杂的分子和细胞机制导致的心肌结构、功能和表型的变化中，心肌肥厚为主要的代偿机制。心肌肥厚心肌收缩应力增强，克服后负荷阻力，使心排血量在相当长时间内维持正常，患者无心力衰竭症状，但这并不意味着心功能正常。心肌肥厚者，心肌顺应性下降，舒张功能降低，心室舒张末压升高，客观上已存在心功能障碍。

3. 神经内分泌改变　当心脏排血量不足，机体有多种内源性的神经内分泌和细胞因子的激活机制来进行代偿。

（1）交感神经兴奋性增强：心力衰竭发生时，全身交感－肾上腺素系统激活，副交感神经活性受抑制，去甲肾上腺素（NE）水平增高，作用于心肌 β_1 受体，增强心肌收缩力使心排血量增加，以维持动脉压和保证重要脏器的血流灌注，它是早期有效代偿机制。但与此同时外周血管收缩，增加心脏后负荷，心率加快，均使心肌耗氧量增加。

（2）肾素－血管紧张素系统（RAS）激活：由于心排血量降低，肾血流量随之减低，RAS 被激活。其有利的一面是增强心肌收缩力，周围血管收缩维持血压，调节血液的再分配，保证心、脑等重要脏器的血液供应。同时促进醛固酮（ALD）分泌，使水、钠潴留，增加总体液量及心脏前负荷，对心力衰竭起到代偿作用。

研究表明，除肾上腺素、血管紧张素外，醛固酮（ALD）、内皮素（ET）、肿瘤坏死因子（TNF－α）、心房钠尿肽（ANF）、β 内啡肽、NO、5－羟色胺、神经肽 Y、白介素（IL－2和6）、细胞间黏附分子（ICAM1）和肾上腺髓质素（AM）均有升高，且与心力衰竭严重程度相关。神经内分泌细胞因子系统的长期、慢性激活促进心肌重塑，加重心肌损伤和心功能恶化，后者又进一步激活神经内分泌细胞因子，如此形成恶性循环。

4. 舒张性心力衰竭　舒张性心力衰竭（diastolic heart failure，DHF）是由于舒张期心室的主动松弛的能力受损和心室顺应性降低导致心室在舒张期的充盈障碍，因而心搏量降低，左室舒张末压增高而发生心力衰竭，而代表收缩功能的射血分数正常。约占整个心力衰竭患者的1/3。左室松弛性障碍主要受控于心肌肌质网 Ca^{2+} 摄取能力的减弱及心肌细胞内游离 Ca^{2+} 的水平降低缓慢。因为这两种过程均为耗能过程，缺血引起 ATP 耗竭、能量供应不足时，主动舒张功能即受影响。如冠心病伴有明显心肌缺血时，在出现收缩功能障碍前即可出现舒张功能不全。心室肌的顺应性减退及充盈障碍，主要见于心肌肥厚如高血压及肥厚型心肌病，它明显影响心室充盈压，当左室舒张末压过高时，出现肺循环高压和肺淤血的表现，即舒张性心力衰竭。此时心肌收缩功能尚保持正常。

心力衰竭发展中的各种因素是互相关联，互为因果的。血流动力学异常可激活神经内分泌系统，加重心肌损害；神经内分泌系统的持续激活可直接损害心肌和加剧血流动力学异常；而心肌损害、左室进行性扩大和衰竭的结果又导致血流动力学紊乱的加重和神经内分泌系统的激活。

（二）老年性的病理生理特点

1. 心排血量明显降低　增龄所致的心脏退行性改变，可使心排血量减少，30 岁后每增长 1 岁，心排血量减少 1%，即使无心力衰竭的老年人心排血量较中青年人减少，因而老年人轻度心力衰竭就有心排血量明显减少，重度心力衰竭则极度减少。

2. 较易发生低氧血症　老年心力衰竭时，由于增龄性呼吸功能减退、低心排血量、肺淤血、肺血流及换气分布异常等，容易出现低氧血症，即使轻度心力衰竭也可有明显的低氧血症。

3. 对负荷的心率反应低下　老年人因窦房结等传导组织的退行性变，患心力衰竭时心率可以不增快，即使在运动和发热等负荷情况下，心率增快也不明显。这与中青年心力衰竭不同。

三、临床表现

心力衰竭的临床表现取决于多种因素，如患者的年龄、心功能受损程度、病变发展速度及心室的受累状况等。

（一）左心衰竭

主要表现为肺循环淤血和心排血量降低所致的临床综合征。

1. 症状

（1）呼吸困难：是左心衰竭较早出现的主要症状。劳力性呼吸困难最先仅发生在重体力活动时，休息时可自行缓解。夜间阵发性呼吸困难常在夜间发作。患者突然醒来，感到严重的窒息感和恐怖感，并迅速坐起，需30分钟或更长时间后方能缓解。通常伴有两肺哮鸣音，称为心源性哮喘。其发生的可能机制与卧床后间质液体重吸收和回心血量增加、睡眠时迷走神经张力增高，使小支气管痉挛及卧位时膈肌抬高，肺活量减少等因素有关。卧位时很快出现呼吸困难，常在卧位1～2分钟出现，须用枕头抬高头部。卧位时回心血量增加，左心衰竭使左室舒张末期压力增高，从而肺静脉和肺毛细血管压进一步升高，引起间质性肺水肿，降低肺顺应性，增加呼吸阻力而加重呼吸困难。急性肺水肿是心源性哮喘的进一步发展。

（2）咳嗽、咳痰和咯血：咳嗽是较早发生的症状，常发生在夜间，坐位或立位时咳嗽可减轻或停止。痰通常为浆液性，呈白色泡沫状，有时痰内带血丝，如肺毛细血管压很高，或有肺水肿时，血浆外渗进入肺泡，可有粉红色泡沫样痰。

（3）体力下降、乏力和虚弱：它们是几乎所有心力衰竭患者都有的症状，最常见原因是肺淤血后发生呼吸困难，以及运动后心排血量不能正常增加，心排血量降低导致组织器官灌注不足。老年人可出现意识模糊、记忆力减退、焦虑、失眠、幻觉等精神症状，动脉压一般正常，但脉压减小。

（4）泌尿系统症状：左心衰竭血流再分配时，早期夜尿增多。严重左心衰竭时心排血量重度下降，肾血流减少而出现少尿，或血尿素氮、肌酐升高并有肾功不全的相应表现。

2. 体征　左心衰竭的体征变化主要有以下几方面。

（1）一般体征：活动后呼吸困难，重症出现发绀、黄疸、颧部潮红、脉压减小、动脉收缩压下降、脉快。外周血管收缩，表现为四肢末梢苍白、发冷及指（趾）皮肤发皱、窦性心动过速、心律失常等交感神经系统活性增高伴随征象。

（2）心脏体征：一般以左心室增大为主。在急性病变，如急性心肌梗死、突发的心动过速、瓣膜或腱索断裂时还未及心脏扩大已发生衰竭；可闻及舒张早期奔马律（S_3奔马律），P2亢进；心尖部可闻及收缩期杂音，交替脉最常见于高血压、主动脉瓣膜狭窄、动脉粥样硬化及扩张型心肌病。

（3）肺部体征：肺底湿性啰音是左心衰竭时肺部的体征。阵发性呼吸困难者，两肺有较多湿啰音，并可闻及哮鸣音及干性啰音。发生肺水肿时，双肺布满湿啰音及哮鸣音。

（二）右心衰竭

主要表现为体循环淤血为主的综合征。

1. 症状

（1）胃肠道症状：长期胃肠道淤血，可引起食欲不振、腹胀、恶心、呕吐、便秘及上腹隐痛症状。

（2）肾脏症状：肾脏淤血引起肾功能减退，白天尿少，夜尿增多。可有少量蛋白尿、少数透明或颗粒管型和红细胞。血尿素氮可升高。

（3）肝区症状：肝脏淤血肿大，肝包膜被扩张，右上腹饱胀不适，肝区疼痛，重者可发生剧痛而误诊为急腹症等疾病。长期肝淤血的慢性心力衰竭，可发生心源性肝硬化。

（4）呼吸困难：单纯右心衰竭时通常不存在肺淤血，气喘没有左心衰竭明显。在左心衰竭基础上或二尖瓣狭窄发生右心衰竭时，因肺淤血减轻，故呼吸困难较左心衰竭时减轻。但开始即为右心衰竭有不同程度的呼吸困难。

2. 体征　除原有心脏病体征外，还可有以下体征。

（1）心脏体征：因右心衰竭多由左心衰竭引起，故右心衰竭时心脏增大较单纯左心衰竭时明显，呈全心扩大。单纯右心衰竭患者，可有右心室和（或）右心房肥大。当右心室肥厚显著时，可在胸骨下部左缘有收缩期强而有力的搏动。剑突下常可见明显搏动，亦为右室增大的表现。可闻及右室舒张期奔马律。右心室显著扩大引起相对性三尖瓣关闭不全，在三尖瓣听诊区可闻及收缩期吹风样杂音。若有相对性三尖瓣狭窄时可在三尖瓣听诊区听到舒张早期杂音。

（2）肝颈静脉反流征：轻度心力衰竭患者休息时颈静脉压可以正常，但按压右上腹时上升至异常水平，称肝颈静脉反流征。颈外静脉充盈较肝大或皮下水肿出现早，故为右心衰竭的早期征象，有助于与其他原因引起的肝脏肿大相区别。

（3）淤血性肝大和压痛：常发生在皮下水肿出现之前，是右心衰竭最重要和较早出现的体征之一。右心衰竭在短时间迅速加重，肝脏急剧增大，肝包膜迅速被牵张，疼痛明显，并出现黄疸，转氨酶升高。长期慢性右心衰竭患者易发生心源性肝硬化，肝脏质地较硬，压痛不明显。

（4）水肿：发生于颈静脉充盈及肝脏肿大之后，是右心衰竭的典型体征。首先出现在足、踝、胫骨前较明显，向上延及全身，发展缓慢。早期白天出现水肿，睡前水肿程度最重，睡后消失。晚期可出现全身性、对称性凹陷性水肿。当伴有营养不良或肝功能损害、血浆白蛋白过低时，出现颜面水肿，常预示预后不良。

（5）胸腔积液和腹腔积液：主要与体静脉和肺静脉压同时升高及胸腹膜毛细血管通透性增加有关。一般以双侧胸腔积液多见，常以右侧胸水量较多。如为单侧，多见于右侧。腹腔积液多发生在病程晚期，多与心源性肝硬化有关。

（6）其他：发绀多为周围性，或呈混合性，即中心性与周围性发绀并存；严重而持久的右心衰竭可有心包积液、脉压降低或奇脉等。

（三）全心衰竭

全心衰竭多见于心脏病晚期，病情危重，同时具有左、右心衰竭的临床表现。

（四）老年人心力衰竭特点

1. 症状特点

（1）症状缓和：老年人常由于精神状态消极，或伴有运动障碍性疾病（偏瘫、关节病）以及视力减退等，使日常生活的活动量减少，可以不出现劳力性呼吸困难，甚至中度心力衰竭也可完全无症状，但遇到诱因则可发生重度急性左心力衰竭，危及生命。老年心力衰竭因肺血管代偿性变化（肺静脉容积及压力缓慢增加），可以不产生端坐呼吸及夜间阵发性呼吸困难，重症肺水肿也少见。因此，老年心力衰竭常表现为慢性干咳、疲乏、虚弱、不愿意行走等症状。疲乏可能是毛细血管基膜增厚、通透性降低、功能性毛细血管数目减少引起肌肉疲劳所致。

（2）神经精神症状常见：老年心力衰竭因有明显的低心排血量和低氧血症，使脑组织供血和供氧减少，从而导致注意力减退、淡漠、焦虑、失眠、昏睡、精神错乱等症状。精神错乱可以是老年心力衰竭的主要表现，容易漏诊，高龄患者心力衰竭确诊率不足半数，可能与此有关。

（3）消化道症状多见：老年心力衰竭因肝及胃肠淤血所致的腹痛、恶心及呕吐等消化道症状比中青年患者多见。

（4）肾功能不全较常见：由于低心排血量和利尿治疗，使肾脏供血减少，表现为尿量减少和肾前性氮质血症（BUN升高）。在老年心力衰竭中，其患病率可高达65%。

（5）粉红色泡沫痰少见：老年重症肺水肿可有满肺湿啰音，常伴有神志障碍，但粉红色泡沫痰少见。如有血痰、呼吸困难及右心力衰竭表现时，要考虑肺梗死的可能。

（6）水电解质及酸碱失衡较常见：由于水、电解质及酸碱平衡等调节能力随增龄而减退，老年心力衰竭患者发生低钾血症、低镁血症、低钠血症、低氯性碱中毒、代谢性酸中毒等明显高于中青年患者。这些因素常使心力衰竭变为难治性，各种治疗措施难以见效，因此必须及时识别与处理。

（7）阵发性呼吸困难：夜间阵发性呼吸困难常常是左心力衰竭早期具有特征性症状，但老年左心力衰竭可表现为白天阵发性呼吸困难，尤其是餐后或体力活动后，其意义与夜间阵发性呼吸困难相同。老年人夜间阵发性呼吸困难需要排除慢性支气管炎伴痰阻塞气道和重症睡眠呼吸暂停综合征。痰液阻塞所引起的呼吸困难，在坐起后并不能马上缓解，但咳出痰液后症状可立即减轻。老年人急性心肌缺血多无症状，常以短期内反复发作阵发性呼吸困难作为首发表现，遇到此情况，应做心电图明确诊断。

（8）味觉异常：心力衰竭发作或加重时，部分老年患者常感到口腔内有一种令人讨厌的味道，因而使患者精神苦恼、食欲丧失及不断饮水。这种味觉异常可随心力衰竭的控制而消失。

（9）大汗淋漓：心力衰竭发作时，有些老年患者仅表现为不寻常的大汗淋漓，尤其是面颈部大汗，往往是心力衰竭发作的征象。

2. 体征特点

（1）发绀明显：老年心力衰竭患者嘴唇和指甲发绀一般较中青年患者明显。

（2）潮式呼吸多见：老年心力衰竭患者由于低氧血症和循环时间延长，导致呼吸中枢缺氧，表现为潮式呼吸，常见于伴有脑血管病患者。

（3）呼吸增快：老年人呼吸 >25/min，如无其他原因解释应考虑心力衰竭的可能。

（4）心率不快：一部分老年心力衰竭患者由于窦房结及传导组织退行性变、病态窦房结综合征或房室传导阻滞等，即便发生心力衰竭，心率也不快，甚至心动过缓。

（5）体循环淤血体征轻：老年人静脉压较中青年人低，故老年心力衰竭静脉压升高的程度不如中青年患者明显，体循环淤血体征相对轻。但是，老年人颈静脉怒张虽常见于心力衰竭，但也见于肺气肿、纵隔肿瘤或因伸长扭曲的主动脉压迫所致。如深吸气时颈静脉怒张消失，提示主动脉压迫所致。

（6）湿性啰音和水肿常见，但不一定都是心力衰竭所致。湿性啰音和水肿在老年人中特别常见，不仅见于非心力衰竭性疾病，而且也见于健康老年人，应结合其他表现综合判断。如湿啰音伴有心率增快、奔马律，则应视为心力衰竭的表现，而且在利尿后啰音减少或消失。老年体弱患者因长期卧床，心性水肿可首先见于面部而非下肢。若出现下肢非对称性水肿，应注意慢性静脉功能不全。

（7）胸腔积液：老年慢性心力衰竭患者可发生不同程度的胸腔积液，这与体静脉压升高和低蛋白血症有关。一般以双侧多见，右侧次之，左侧较少见；漏出液多见，也可出现渗出液，这可能是漏出液被部分吸收，使现存的液体相对浓缩所致。心性胸腔积液可发生于典型心力衰竭症状之前，容易误诊。

四、诊断

（一）检查项目

1. 实验室检查　常规化验检查有助于对心力衰竭的诱因、诊断与鉴别诊断提供依据，指导治疗。①血常规：贫血为心力衰竭加重因素，WBC 增加及核左移提示感染，为心力衰竭常见诱因。②尿常规及肾功能：有助于与肾脏疾病所致的呼吸困难和肾病性水肿的鉴别。③水电解质紊乱及酸碱平衡的检测：低钾、低钠血症及代谢性酸中毒等是难治性心力衰竭的诱因。④肝功能：有助于与门脉性肝硬化所致的非心源性水肿的鉴别。

2. 心电图检查　心力衰竭本身无特异性心电图变化，但有助于心脏基本病变的诊断，如提示心房、心室肥大，心肌劳损，心肌缺血，从而有助于各类心脏病的诊断，确定心肌梗死的部位，对心律失常作出正确诊断，为治疗提供依据。心房终末电势（$ptfV_1$）是反映左心功能减退的指标，若 $ptfV_1 < -0.03$ mm/s，提示左房负荷过重，或有早期左心衰竭。

3. 超声心动图　采用 M 型、二维或彩色多普勒超声技术测定左室收缩功能和舒张功能及心脏结构，并推算出左室容量及心搏量（SV）和射血分数（EF）。

4. X 线检查　左心衰竭 X 线表现为心脏扩大，心影增大的程度取决于原发的心血管疾病，并根据房室增大的特点，可作为诊断左心衰竭原发疾病的辅助依据。肺淤血的程度可判断左心衰竭的严重程度。左心衰竭 X 线显示肺静脉扩张、肺门阴影扩大且模糊、肺野模糊、肺纹理增强、两肺上野静脉影显著、下野血管变细，呈血液再分配现象。当肺静脉压 >25～30 mmHg（3.3～4 kPa）时产生间质性肺水肿，显示 Kerley B 线，肺门影增大，可呈蝴蝶状，严重者可见胸腔积液。右心衰竭继发于左心衰竭者，X 线显示心脏向两侧扩大；单纯右心衰竭，可见右房及右室扩大，肺野清晰。

5. 心脏核素检查　心血池核素扫描为评价左、右室整体收缩功能以及心肌灌注情况提供了简单方法。利用核素技术可以评价左室舒张充盈早期相，但进一步了解左室舒张功能异常十分困难，显像技术可用于不能行心脏超声检查者。静息状态运动及运动后的心肌灌注显像可以用来评价缺血存在与否及其严重程度。其不利的是在评价瓣膜功能、心室肥厚方面无价值，其可利用性与超声相比受到较大的限制，且费用相对较高，对心室容积的测定重复性一般，而且患者接受射线的辐射。这些因素限制了核素显像在临床的应用。

6. 有创性血流动力学监测　多采用 Swan－Ganz 漂浮导管和温度稀释法进行心脏血管内压力和心排血功能的测定，用于评估心泵功能、泵衰竭分型及指导临床用药。

（二）诊断要点

1. 寻找心力衰竭早期征象　左心力衰竭的早期表现有一般活动后气短、平卧气短而高枕缓解、夜间干咳而坐位缓解、夜间阵发性呼吸困难、睡眠中气短憋醒、交替脉、第二心音逆分裂、奔马律、肺底部呼吸音减弱、$ptfV_1$ 阳性及胸片示中上肺静脉纹理增粗等。右心力衰竭的早期征象有颈静脉搏动增强、颈静脉压随吸气而升高（Kussmaul 征阳性）、左叶肝大、尿少及体重增加等。

2. 重视心力衰竭不典型表现　有心力衰竭的典型表现容易诊断，但老年心力衰竭常常表现不典型（见临床特点），故诊断中特别重视心力衰竭的不典型表现。若有提示心力衰竭的征象，应及时做心电图、胸片、超声、核素心室造影等检查。

3. 明确类型　收缩性心力衰竭和舒张性心力衰竭的药物治疗有原则上不同，诊断时必须明确是收缩性或舒张性，还是混合性。收缩性心力衰竭其特点是心室腔扩大、收缩末期容积增大和射血分数降低。舒张性心力衰竭其特点是心肌肥厚、心室腔大小和射血分数正常、峰充盈率和峰充盈时间异常，常伴有心率增快。

（三）心功能分级

1. 美国纽约心脏学会（NYHA）分级　一般将心功能分为 4 级，心力衰竭分为 3 度。

Ⅰ级：体力活动不受限，日常活动不引起过度的乏力、呼吸困难或心悸。即心功能代偿期。

Ⅱ级：体力活动轻度受限。休息时无症状，日常活动即可引起乏力、心悸、呼吸困难或心绞痛。亦称Ⅰ度或轻度心力衰竭。

Ⅲ级：体力活动明显受限，休息时无症状，轻于日常的活动即可引起上述症状。亦称Ⅱ度或中度心力衰竭。

Ⅳ级：不能从事任何体力活动，休息时亦有充血性心力衰竭症状，任何体力活动后加重。亦称Ⅲ度或重度心力衰竭。

2. 美国心脏学院和美国心脏学会（ACC/AHA，2001 年）分期　分为 4 期。

A 期：患者有发生心力衰竭的高度危险，但无器质性心脏病。

B 期：患者有器质性心脏病，但未发生过心力衰竭症状。

C 期：患者过去或目前有心力衰竭症状，且有器质性心脏病。

D 期：为终末期患者，需要如机械辅助循环、持续静脉滴注正性肌力药物、心脏移植或临终关怀等特殊治疗。

五、治疗要点

心力衰竭治疗的近期目标是缓解症状和改善生活质量，其远期目标是通过逆转进行性心肌损害来延长寿命。

（一）收缩性心力衰竭

1. 病因治疗　高血压既是心力衰竭的病因又是心力衰竭的诱因，是导致慢性心力衰竭最常见的、至今仍未被控制的主要危险因素。由于老年人常有心、脑、肾等动脉粥样硬化，需要较高的灌注压才能提供适当的血液供应，因而老年心力衰竭降压治疗的血压指标是否应高于中青年人，目前仍然有争议，但肯定的是在患者能忍耐的情况下，尽可能降至 140/90 mmHg 以下。肺心病心力衰竭重点是抗感染和改善通气换气功能，而洋地黄作用有限。心室率缓慢的心力衰竭主要是提高心率，药物疗效不佳应安装起搏器。中青年患者有时可通过手术等措施根治或改善基础疾病（如风心病、冠心病），使心力衰竭得到彻底控制，而老年患者往往不能做到这一点。但是，去除诱因对控制老年心力衰竭仍然起重要作用，不能忽视。

2. 一般治疗

（1）充分休息：老年心力衰竭的急性期必须禁止行走，可以卧床休息，坐安乐椅，但应鼓励在床上活动，以免发生褥疮和形成静脉血栓。心力衰竭控制（水肿消失、体重维持恒定）后，应逐渐开始活动。起初可以上厕所，然后可以在室内活动，最后可以上楼，每周增加一级，不要在 1 周内连续增加活动量，以免再次诱发心力衰竭。

（2）合理饮食：减少热量和脂肪摄入，增加水果和蔬菜。与中青年患者相比，老年人限钠不能太严格，因为老年人肾小管浓缩功能和钠重吸收功能减退，如同时使用利尿剂，限钠可诱发或加重低钠血症，故射血分数（EF）≥35 老年患者一般不须限钠，尤其伴有低钠血症时。但 EF < 0.20 和伴有肾功能不全者则须适当限钠（3 ~4 g/d）。过分限钠影响食欲，引起失水、低钠血症及醛固酮升高，反而加重水肿。但是，一般食品之外不应再增加钠盐。

（3）积极吸氧：中青年人的轻中度心力衰竭不一定吸氧，而老年人的轻度心力衰竭可有明显的低氧血症，应积极吸氧（2 ~4 L/min）。肺心病患者应持续低流量给氧（1 ~2 L/min），烦躁的老年患者常需要面罩给氧。

（4）适当镇静：老年心力衰竭患者如伴有烦躁、定向力障碍等精神症状，应注意安全，床周加栏杆。烦躁不安者可用少量地西泮，避免用巴比妥类（加重定向力障碍）。失眠可用水合氯醛或地西泮。急性左心力衰竭应用吗啡 3 ~5 mg 静脉注射或 5 mg 肌内注射，但对于伴有脑循环障碍或慢性阻塞性肺病者，吗啡可抑制呼吸中枢诱发或加重潮式呼吸，故应禁用，可用哌替啶 50 mg 肌内注射或溶于 20 mL 液体中静脉注射。

3. 药物治疗

（1）利尿剂：可减少血容量，减轻周围组织和内脏水肿，减轻心脏前负荷，减轻肺淤血。利尿后大量排 Na^+，使血管壁张力降低，减轻心脏后负荷，增加心排血量而改善左室功能。常用利尿剂不仅消除继发于心力衰竭的各种表现，而且通过缩小扩大的心脏来增加心脏工作的效率。呋塞米（呋喃苯胺酸）在利尿效应出现之前具有扩小静脉作用，可降低前负荷。由于老年人体液总量和体钾比中青年人少，过急过猛的利尿易引起失水及电解质紊乱。因此，尽量选择口服利尿剂，而且用量比中青年人要小（半量开始），给药时间应放在午前，以免夜间频繁排尿影响睡眠。氢氯噻嗪 12.5 ~25 mg，1 ~2 次/天，对肌酐清除率（Ccr）< 30 mL/min 者无效，故此药仅用于无明显肾损害的轻、中度水肿。若合并肾功能衰竭，袢利尿剂呋塞米是唯一有效的药物，但 Ccr < 20 mL/min，须增大剂量才生效。当呋塞米 > 40 ~120 mg/d时，加用血管紧张素转换酶抑制剂（ACEI）对抗利尿剂所致的低钾和神经内分泌激活等不良反应，以提高生存率。老年患者常有肾脏损害，应用保钾利尿剂和（或）补钾，可以出现高钾血症，故最好联合使用排钾与保钾利尿剂。只有急性肺水肿才静脉注射呋塞米（20 ~80 mg），但对排尿困难的老年人易发生尿失禁或尿潴留，必要时置导尿管，以防止膀胱对钠的吸收。如水肿消退后，体重不再下降，恢复发病前活动量也无心力衰竭表现，可考虑停用利尿剂。持续应用利尿剂可出现排钠的自限现象，大约利尿 3 天后，钠代谢不再呈负平衡，可能是利尿后血容量减少和近曲小管加强对钠的重吸收所致，故应间歇用药。有时口服大量呋塞米（可达 200 mg）无明显利尿反应，这与肠壁水肿影响药物吸收有关，此时应改为静脉给药，几天后肠壁水肿减轻，可恢复口服给药。老年人由于营养不良性低蛋白血症，胶体渗透压降低，必须并用蛋白制剂才能消退水肿。此外，使用利尿剂后，尽管水肿仍存在，都容易发生血管内失水，故对脑动脉硬化、房颤、重度心力衰竭者应加强抗凝治疗（肠溶阿司匹林 80 mg，1 次/天，或噻氯匹定 0.125 ~0.25 g，1 次/天），以防血栓形成。

（2）血管紧张素转换酶抑制剂（ACEI）：是心力衰竭治疗的基石，ACEI 能缓解慢性充血性心力衰竭症状，降低患者死亡率和改善预后，可预防或延缓临床心力衰竭的发生。ACEI 同时抑制肾素 - 血管紧张素系统（RAS）和交感神经系统（SNS），兼有扩张小动脉和小静脉作用，抑制醛固酮生成，促进水钠排出和利尿，减轻心脏前后负荷；抑制心脏的 RAS，逆转心室肥厚，防止和延缓心室重构。ACEI 不宜用于严重肾功能不全、双侧肾动脉狭窄及明显主动脉瓣及二尖瓣狭窄等疾病。美国和欧洲的心力衰竭治疗指南认为：全部心力衰竭患者，包括无症状性心力衰竭，除非有禁忌证或不能耐受，均需应用

ACEI，而且需无限期地终生应用。治疗宜从小剂量开始，逐渐增加至最大耐受量或靶剂量，而不按症状的改善与否及程度调整剂量。注意观察低血压或低灌注，监测肾功能和血钾等。卡托普利6.25 mg，2～3次/天,或依那普利25 mg，1次/天，然后依临床反应逐步增量，并密切观察血压和心率等变化，Ccr＜30 mL应减量使用。此外，硝酸盐由于扩张静脉作用大于扩张动脉，对减轻前负荷和缓解呼吸困难有明显作用，主要用于肺淤血患者。急性者用硝酸甘油含服或静滴，慢性者用异山梨酯5～10 mg，3次/天。

（3）硝酸酯类：主要直接作用于血管平滑肌，扩张外周静脉、肺小动脉及冠状动脉，对外周小动脉的扩张较弱。可减少回心血量，使肺循环阻力、肺毛细血管楔嵌压、左室舒张末压下降，使肺淤血和肺水肿减轻。适用于急性左心衰竭和肺水肿、严重难治性心力衰竭及二尖瓣狭窄和（或）关闭不全伴肺循环阻力增高和肺淤血者。硝酸甘油静脉用药时要从小剂量开始，逐渐增量，欲停药时逐渐减量，以免发生“反跳”。初始剂量10ug/min，最高剂量200ug/min。二硝酸异山梨酯针剂半衰期为20～30分钟，静滴后2小时即达到稳态血药浓度，输液停止后仍提供足够时间的作用，是高效安全的静脉制剂。单硝酸异山梨醇酯半衰期长达4～5小时，有效血浆浓度维持17小时，是理想的口服制剂。硝酸酯类制剂应用时注意低血压及反射性心动过速等不良反应。长期应用时最主要的是耐药性。间歇用药，每天保留数小时空隙，可减少耐药性的产生。

（4）其他血管扩张剂：钙拮抗剂对心力衰竭患者并未证实有益，因此不主张应用于收缩性心力衰竭患者，但临床试验证明，长效非洛地平、氨氯地平对收缩性心力衰竭患者是安全的，故可用于冠心病心绞痛伴心力衰竭患者。血管紧张素受体（AT）阻滞剂尚无充分资料证明对心力衰竭的疗效。哌唑嗪有较好的急性血流动力学效应，可用于各种心脏病所致的慢性充血性心力衰竭，首次服药从小剂量开始（0.25～0.5 mg），避免发生突然虚脱、心动过速等“首剂现象”，同时极易产生耐药性，应逐渐增加剂量或停药1周再继续使用。

（5）正性肌力药物：洋地黄制剂仍然是治疗老年心力衰竭的重要药物。老年人肾小球滤过率降低，使药物清除减少，半衰期延长，易引起洋地黄中毒。因此，老年人用洋地黄的剂量比中青年患者小。非急性心力衰竭选用地高辛，肾功能基本正常者，0.25 mg/d，3～5天后改为0.125 mg/d；肾功能减退、电解质紊乱或高龄者，0.125 mg/d，7天后0.125 mg/d或隔天。急性肺水肿选毛花苷C 0.2 ～0.4 mg静注，必要时3～4小时后重复0.2 mg，或毒毛花苷K 0.125～0.25 mg静注，必要时2小时后重复0.125 mg。一旦心力衰竭改善即用口服制剂。纠正心力衰竭后，强心苷的维持量究竟用多久尚未统一。一般来说，对发病前心功能处于代偿期，此次发病又有明确的诱因，于急性期应用后，75%患者可完全停药，对于伴快速房颤的心力衰竭或无诱因而且心脏明显增大的慢性心力衰竭，宜长期服用维持量。其他情况可在纠正心力衰竭后维持3～12个月方停药，但要继续限钠，必要时利尿治疗。老年人比中青年人容易发生洋地黄中毒（20%）。其机制主要是肾功能减退，其次是低钾低镁增加心肌对洋地黄的敏感性，此外，高龄者心肌淀粉样变中的Asca蛋白容易与地高辛结合，使其敏感性增加。老年人房颤常见，在此情况下，洋地黄中毒所致的心律失常和轻度房室传导阻滞无法显露，因而掩盖了中毒表现，值得临床重视。中毒的典型表现（恶心、呕吐及心动过缓等）在老年人不常见，而神志恍惚、抑郁、中毒性精神病等神经精神症状和男性乳房发育比较常见。老年洋地黄中毒死亡率高（22%），若不停药，发生阵发性房速伴传导阻滞者几乎100%死亡，室性心动过速者死亡率也高达92%。一旦中毒，应停用洋地黄，补充钾镁制剂，最好口服，静脉给药应严格掌握指征。

对于心率不快甚至心动过缓的老年患者，禁用洋地黄类（安装心脏起搏器后仍可应用），宜选用儿茶酚胺类。相同剂量情况下，多巴酚丁胺的强心作用大于多巴胺，多巴胺的升压作用大于多巴酚丁胺。因此，血压正常者，单用多巴酚丁胺［开始按 5 ~ 10ug/（kg · min）的速度静滴］或多巴酚丁胺加小剂量多巴胺［开始按 1 ~ 5ug/（kg · min）的速度静滴］；血压偏低或心源性休克者，用大剂量多巴胺加小剂量多巴酚丁胺。此类药物连续使用，因 β 受体下调而出现耐受现象，可采用间歇用药来避免。磷酸二酯酶抑制剂（氨力农）对儿茶酚胺类发生耐受现象者有较好的疗效，但该药除增强心肌收缩力外，还有较强的扩血管作用，故伴低血压老年患者不宜使用。长期使用非洋地黄类药物可使病死率和室性心律失常增加，故此类药仅用于急性心力衰竭或慢性心力衰竭恶化时做短期辅助治疗。

（6）醛固酮受体拮抗剂：醛固酮在心肌细胞外基质重塑中起重要作用；而心力衰竭患者长期应用 ACE 抑制剂，常出现“醛固酮逃逸”现象，即血醛固酮水平不能保持稳定而持续的降低。因 ACEI 能抑制醛固酮分泌，醛固酮受体拮抗剂阻断醛固酮的作用，故两者是很好的联合。1999 年公布的 RALES 试验证明，重度心力衰竭患者在常规治疗基础上，加用螺内酯，最大剂量 25 mg/d，平均应用 24 个月，总死亡率降低 29%。

（7）β 体阻断剂：β 受体阻滞剂可减轻儿茶酚胺对心肌的毒性作用，使 β 受体数量上调，增加心肌收缩反应性，改善舒张功能；减少心肌细胞 Ca^{2+} 内流，减少心肌耗氧量；减慢心率和控制心律失常；防止、减缓和逆转肾上腺素能介导的心肌重塑和内源性心肌细胞收缩功能的异常。临床试验显示：选择性 β_1 受体阻滞剂比索洛尔、美托洛尔和非选择性 β 受体阻滞剂卡维地洛（并有 α 受体阻滞作用）能显著降低慢性充血性心力衰竭患者总死亡率、猝死率及心血管事件死亡率，并可被患者良好耐受。安全应用 β 受体阻滞剂应注意以下问题：①充分应用 ACEI、利尿剂和洋地黄类等药物控制心力衰竭，应在血流动力学稳定基础上，特别是患者体重恒定，保持“干体重”（dry weight）时开始使用 β 受体阻滞剂。②从小剂量开始，如比索洛尔从 1.25 mg/d，美托洛尔从 6.25 mg/d 起始。③递增剂量渐进缓慢，每 1 ~ 4周增加剂量，达最大耐受量或靶剂量。④即使注意以上各点，仍有一些患者在开始使用 β 受体阻滞剂 1 个月内心力衰竭加重，这种作用常被误认为 β 受体阻滞剂对心脏的负性变力性作用，而实际上多由于 β 受体阻滞剂对肾血流量影响，导致水肿加重。此时若使用利尿剂可使心力衰竭好转。可继续使用 β 受体阻滞剂，长期应用 3 个月左右以后，血流动力学可明显好转。⑤清醒静息状态下，心率不慢于 50/min 左右可继续用药。1999 年美国公布的 ACTION - HF 建议：所有 NYHA Ⅱ、Ⅲ级病情稳定者均须应用 β 受体阻滞剂，除非有禁忌证，而且尽早应用，不要等到其他疗法无效时再用。由于国人对 β_1 阻滞剂耐受性低和老年的个体差异大，使用时应从小量开始（阿替洛尔 6.25 mg，1 ~ 2 次/天），密切观察，缓慢增量，长期维持，以达到改善患者生活质量，提高生存率。

（二）舒张性心力衰竭

舒张性心力衰竭的治疗目标是尽可能改善心室舒张期充盈和降低心室舒张末压。其一般治疗（休息、吸氧等）与收缩性心力衰竭相同，但药物治疗有相当大的区别。洋地黄和大剂量利尿剂与扩血管剂可使心室充盈进一步减少，以致舒张性心力衰竭加重，形成顽固性心力衰竭。

1. 纠正病因　舒张性心力衰竭多有明确的病因，高心病和冠心病所致者应积极控制血压和改善心肌缺血，缩窄性心包炎者应手术治疗。

2. 维持适当的心率　心率过快过慢都使心排血量减少，应把心率维持在 60 ~ 90/min。多数舒张性心力衰竭患者伴有心率增加，因而舒张充盈时间缩短，心排血量降低，故应用 β 受体阻滞剂和钙拮抗剂，使心率维持在允许范围。

3. 改善舒张早期充盈　改善心室舒张早期充盈对舒张性心力衰竭治疗十分重要，钙拮抗剂是比较有效的药物。

4. 恢复窦性节律　老年人因心肌肥厚、间质纤维化、淀粉样变及脂肪浸润等变化，使心肌紧张度增加，心室顺应性降低，心室舒张早期充盈比青年人降低 50%，但通过心房收缩可使心室晚期充盈增加 46%。因此，老年人心室充盈量特别依赖于心房收缩。房颤时，心房失去有效收缩，严重影响心排血量，故对房颤患者应尽可能用药物或电复律恢复窦性节律。对完全性房室传导阻滞者，应安装房室顺序性起搏器，以维持心房功能。

5. 减轻肺淤血　肺淤血症状明显者可用小剂量静脉扩张剂和作用缓和的利尿剂，以降低前负荷，减轻肺淤血。但舒张性心力衰竭患者常需较高充盈量，才能维持正常心搏量。如前负荷过度降低，心室充盈压下降，心排血量减少，利尿剂和静脉扩张剂的用量以缓解呼吸困难为止，切勿过量和久用。

（三）混合性心力衰竭

对于收缩与舒张功能障碍的混合性心力衰竭的处理较困难，长期使用洋地黄类可加重舒张功能损害，应用改善舒张功能药物又抑制了心脏收缩功能，放舒张功能障碍已成为老年心力衰竭恶化的重要因素。对此种情况应仔细分析病情，抓住主要矛盾，酌情采取两者兼顾的方法进行处理。

六、预后特点

20 世纪 50 年代老年心力衰竭 3 年病死率在 80% 以上，其中大部分 2 年内死亡。最近资料表明，男、女性老年心力衰竭 2 年病死率分别为 37% 和 38%，6 年病死率分别为 82% 和 61%。虽然随着治疗措施的改进，预后有所改善，但老年心力衰竭病死率仍比中青年患者高 4 ~ 8 倍，85 岁以上男性较 75 ~ 84 岁高 3 倍，而女性高 4 倍，高龄者预后最差。抗心力衰竭治疗不会延长慢性严重心力衰竭中患者的生存期，但可提高生存质量。治疗老年心力衰竭的最终目的是改善生存质量而不是延长生存期。

（罗　杰）

第六节　老年高血压病

高血压（hypertension）是导致老年人充血性心力衰竭、脑卒中、冠心病、肾功能衰竭、主动脉瘤的发病率和病死率升高的主要危险因素之一，严重影响老年人的健康、长寿等生活质量，是老年人最常见的疾病之一。美国老年高血压的发病率为 50%，WHO 的资料表明，65 岁以上老年高血压发病率为 50%。我国 2001 年一项多中心调查资料表明，37 ~ 74 岁高血压的发病率为 27.2%，老年人为 57%。20 世纪 90 年代以来随着循证医学的研究与发展，对高血压的认识与治疗的理念的转变是心血管领域发展的重要进展之一，就是老年高血压患者经过有效降压治疗能显著减少心脑血管病发生率和病死率，证明在心血管病高发的这类人群中实施降压治疗不仅是可行的、安全的，而且获得的益处较大。

一、定义与分类

（一）定义

老年高血压病是指以动脉血压升高，伴有心、脑、肾损害为主要年龄特征的全身性疾病。其诊断标准是：在 60 岁以上、未服抗高血压药情况下，血压持续或非同日 3 次以上超过高血压的诊断标准［收缩压（SBP）≥140 mmHg 和（或）舒张压（DBP）≥90 mmHg]，且伴有上述器官损害，排除假性或继发性高血压者称为老年人高血压病。

（二）分类

1. 按患者的血压水平分类　2004 年《中国高血压防治指南》及 2005 年《中国高血压防治指南》的修订版是在《中国高血压防治指南》1999 年版的基础上，根据我国近年来心血管流行病学和以大规模随机对照临床研究为主的循证医学的进展，并参考《2003 年 WHO/ISH 高血压处理指南》、欧洲高血压（European society of hypertension/ European society of cardiology，ESH/ESC）指南及国外最新研究成果和高血压建议而完成的。按不同水平分类见表 6－2。

表 6－2　血压水平的定义和分类

类别	收缩压（mmHg）	舒张压（mmHg）
正常血压	<120	<80
正常高值	120～139	80～89
高血压	≥140	≥90
1 级高血压（轻度）	140～159	90～99
2 级高血压（中度）	160～179	100～109
3 级高血压（重度）	≥180	≥110
单纯收缩期高血压	≥140	<90

注：若患者的收缩压与舒张压分属不同级别时，则以较高的分级为准。单纯收缩期高血压也可按照收缩压水平分为 1、2、3 级。

早在 1978 年，WHO 建议老年人高血压是指 >60 岁的人群中，血压值或非同日 >3 次 SBP≥160 mmHg和（或）DBP≥95 mmHg，可诊断为老年人高血压。这一诊断标准一直沿用了 15 年，到 1993 年 WHO 将高血压定义为血压≥140/90 mmHg。1997 年 ISH 和美国预防、检测、评估与治疗高血压全国第 6 次报告（JNC6）提出，老年人单纯收缩期高血压诊断标准为 SBP≥140 mmHg，DBP<90 mmHg，但应排除高动力循环状态、甲状腺毒症、维生素 B_1 缺乏病等。1999 年 WHO/1SH 提出的高血压治疗指南，高血压诊断标准为≥140/90 mmHg，没有单独提出老年人高血压诊断标准。2003 年 5 月美国预防、检测、评估与治疗高血压全国第 7 次报告（JNC7），没有列出老年人高血压诊断标准，也没再列出单纯收缩期高血压。而 2003 年 6 月欧洲高血压学会和心脏病学会（ESH/ESC）颁布的欧洲高血压指南中，建议所有的高血压患者的血压均应严格控制在 <140/90 mmHg，这意味着老年人高血压诊断标准和目标血压与一般人相同，即应 <140/90 mmHg。2004 年英国又推出了高血压治疗指南，对于老年人这一特殊人群，强调轻度血压增高而心血管病高危者——老年人高血压的知晓率和治疗率亟待提高。修订后的中国高血压防治指南借鉴了国际的经验，也与中国高血压防治的具体实际相符。

2. 按患者的心血管危险绝对水平分层　按危险因素、靶器官损伤及并存临床情况的合并作用将危险量化为低危、中危、高危、很高危四档。每一档既反映疾病的绝对危险，各档内又因患者的危险因素的数量与严重性还有程度的不同。

（1）低危组：男性年龄 <55 岁、女性年龄 <65 岁，高血压 1 级，无其他危险因素者，属低危组。典型情况下，10 年随访中患者发生主要心血管事件的危险 <15%。

（2）中危组：高血压 2 级或 1～2 级同时有 1～2 个危险因素，患者应否给予药物治疗，开始药物治疗前应经多长时间的观察，医生须予十分谨慎的判断。典型情况下，该组患者随后 10 年内发生主要心血管事件的危险约15%～20%，若患者属高血压1级，兼有一种危险因素，10年内发生心血管事件危险约15%。

（3）高危组：高血压水平属1级或2级，兼有3种或更多危险因素，兼患糖尿病或靶器官损伤患者，或高血压水平属3级，无其他危险因素患者属高危组。典型情况下，他们随后10年间发生主要心血管事件的危险约20%～30%。

（4）很高危组：高血压3级同时有1种以上危险因素兼患糖尿病或靶器官损害（TOD），或高血压1～3级并有临床相关疾病。典型情况下，随后10年间发生主要心血管事件的危险最高，>30%，应迅速开始最积极的治疗。

WHO/ISH指南委员会根据“弗雷明汉心脏研究”观察对象（年龄45～80岁，平均60岁）的10年心血管病死亡、非致死性脑卒中和非致死性心肌梗死的资料，计算出某几项因素合并存在时对日后心血管事件绝对危险的影响，列于表6-3、表6-4。尽管该资料不一定适合于我国情况，如我国学者分析了中国多省市心血管病危险因素队列研究（CMCS）资料，认为CCMS队列人群10年冠心病发生危险和危险因素水平明显低于弗雷明汉研究。但由于我国目前尚缺乏有关系统的研究资料，故仍以此为参考。

表6-3　影响预后的因素

心血管病的危险因素	靶器官的损害（TOD）	糖尿病	并存的临床情况（ACC）
收缩压和舒张压水平（1～3级）	左心室肥厚	空腹血糖>7.0 mmol/L	脑血管病
男性>55岁	心电图	（126 mg/dL）	缺血性卒中
女性>65岁	超声心动图：LVMI	餐后血糖>11.1 mmol/L	脑出血
吸烟	或X线	（200 mg/dL）	短暂性脑缺血发作
血脂异常	动脉壁增厚		心脏疾病
TC>5.7 mmol/L	颈动脉超声IMT≥0.9 mm或		心肌梗死史
（220 mg/dL）	动脉粥样硬化性斑块的超声		心绞痛
或LDL-C>3.3 mmol/L	表现		冠状动脉血运重建
（130 mg/dL）	血清肌酐轻度升高		充血性心力衰竭
或HDL-C<1.0 mmol/L	男性115～133 μmol/L		肾脏疾病
（40 mg/dL）	（1.3～1.5 mg/dL）		糖尿病肾病
早发心血管病家族史	女性107～124 μmol/L		肾功能受损（血清肌酐）
一级亲属，发病年龄<50岁	（1.2～1.4 mg/dL）		男性>133 μmol/L
腹型肥胖或肥胖	微量白蛋白尿		（1.5 mg/dL）
腹型肥胖WC*男性>85 cm	尿白蛋白30～300 mg/24h		女性>124 μmol/L
女性>80 cm	白蛋白/肌酐比：		（1.4 g/dL）
或肥胖BMI>28 kg/m²	男性>22 mg/g		蛋白尿（>300 mg/24h）
缺乏体力活动	（2.5 mg/mmol）		外周血管疾病
	女性>31 mg/g		
高敏C反应蛋白>3 mg/L	（3.5 mg/mmol）		视网膜病变：出血或渗出，视盘水肿
或C反应蛋白>10 mg/L			

注：TC：总胆固醇；LDL-C：低密度脂蛋白胆固醇；HDL-C：高密度脂蛋白胆固醇；LVMI：左室质量指数；IMT：内膜中层厚度；BMI：体重指数；WC：腰围；*为中国肥胖工作组标准。

表6-3列出了危险分层中常用的危险因素、靶器官损害、糖尿病和并存的临床情况。对1999年指南相应内容的更新主要体现在：①危险因素增加了“腹部肥胖”，突出强调了它是“代谢综合征”的重

要体征之一。②糖尿病被列在单独一栏，主要是为了强调它作为危险因素的重要性（与非糖尿病患者相比，至少使危险增加了1倍）。③微量白蛋白尿也被视为靶器官损害的征象之一，而蛋白尿是肾脏疾病（并存临床情况）的表现之一。④血清肌酐轻度升高（107～133 μmol/L，1.2～1.5 mg/dL）是靶器官损害的特征之一，而血清肌酐男＞133 μmol/L（1.5 mg/dL）、女＞124 μmol/L（1.4 mg/dL）则为肾功能不全，被归为并存临床情况。⑤C－反应蛋白亦被列为危险因素（或标志物），因为越来越多的证据表明，C－反应蛋白预测心血管事件的能力至少与低密度脂蛋白胆固醇（LDL－C）一样强，而且还与“代谢综合征”密切相关。⑥靶器官损害中删除视网膜动脉普遍性或局灶性狭窄，因为这种征象在50岁以上的人群中十分普遍，但眼底的出血和渗出以及视盘水肿仍被归为并存临床情况。

表6－4　按危险分层，量化地估计预后

其他危险因素和病史	血压（mmHg）		
	1级高血压 SBP 140～159 或 DBP 90～99	2级高血压 SBP 160～179 或 DBP 100～109	3级高血压 SBP ≥180 或 DBP ≥110
Ⅰ无其他危险因素	低危	中危	高危
Ⅱ1～2个危险因素	中危	中危	极高危
Ⅲ≥3个危险因素或靶器官损害或糖尿病	高危	高危	极高危
Ⅳ并存的临床情况	极高危	极高危	极高危

高血压患者的心血管病发病危险不仅取决于血压水平，还取决于同时存在的其他危险因素的数量和程度，患者的心血管危险常在更大程度上取决于其他危险因素，而不仅取决于血压水平。

二、发病机制

研究发现发展中国家的某些农村地区，成年人的血压并不随年龄而升高，因而血压随年龄而升高可能有其他一些因素在起作用。

1. 大动脉粥样硬化　老年人的动脉壁特别是主动脉壁发生许多病理改变，包括内膜和中层变厚，胶原、弹性蛋白、脂质和钙盐增加，中层弹性纤维丧失，内膜表层不规则，内膜下间隙的细胞浸润。这些病变导致大动脉僵硬、弹性减低，使舒张期顺应性下降。大动脉越僵硬，心脏射血时遇到的阻力就越大，越容易引起左心室肥厚，射血时产生的脉搏波速度也就越大，SBP也就越高。血管弹性的降低则使收缩期储能减少，导致舒张期血流减少，而产生较低的DBP。因此，有SBP升高和DBP降低的老年高血压患者，可能有与高血压相关的更为严重的病理改变，随年龄的增长，逐渐出现SBP升高、DBP下降、脉压增大。老年人高血压的实质就是动脉粥样硬化——动脉硬化性高血压。年龄和高血压是动脉壁变僵硬的主要因素，它只是产生高血压的条件之一。

2. 总外周血管阻力升高　由于小动脉壁的透明样变性，动脉壁与腔径的比值升高，对血管活性物质的反应性增强，血管的阻力增大。因此，尽管多数老年人高血压以SBP升高为特征，但血流动力学改变如同中年人舒张期高血压一样，即总外周血管阻力明显升高，心排血量正常或降低。

3. 肾脏排钠能力减退　随着年龄的增长，肾皮质变薄，有效肾单位减少，肾小球滤过率降低，肾曲小管的浓缩功能减退，故尽管尿量未减甚至夜尿增多，肾的排钠能力反而减退，致钠、水潴留。

4. 受体功能亢进　老年人体内去甲肾上腺素的灭活、清除能力减弱，致其血浆浓度升高。另一方面，血管平滑肌细胞上的β受体数目及敏感性下降，交感神经系统的α受体数目相对增多，造成α受体功能亢进，血管收缩性增加。

5. 血小板释放功能增强　血小板释放功能随年龄的增长而增强，尤其在其迅速通过有粥样斑块的血管时，贮存其中的致血栓与缩血管性物质，如血栓素 - B_2（TXB_2）、血栓球蛋白（β - TG）、血小板第四因子（PF4）、5 - 羟色胺（5 - HT）等较多地释放入血。5 - HT 的缩血管活性较弱，但在粥样硬化的血管内，其作用显著增强。另外，血流速度减慢，纤维蛋白原的立体构型改变，均可使血液的黏滞度增大，进一步增强血管的阻力。动脉内皮细胞的变性、坏死，影响前列腺环素的合成，可能是血压升高的一个原因。

6. 压力感受器功能减退与失衡　随着年龄的增长，位于主动脉弓与颈动脉窦的压力感受器的敏感性减退，影响对体循环的血压波动的缓冲能力，而位于肺循环的低压压力感受器功能正常，提示两种压力感受器之间的功能失衡是使血压升高的较重要的因素。

7. 不良生活方式的影响　已观察到，血压和身体活动、健康状况相关。因此，血压随年龄的升高可能反映了随年龄增长而来的生活方式的改变。研究表明，体育锻炼降低血压的作用独立于年龄和体重的减轻。在各年龄段，体重和血压相关，10 kg 体重的差异，就伴随着 SBP 2 mmHg 和 DBP 3 mmHg 的血压的差异。从年轻时的体重可以预测将来的血压。饮酒量和血压水平成正比，这在老年人中尤为明显。研究还表明，每日摄入的钠每增加 100 mmol，SBP 和 DBP 就会相应地增加 4 和 2 mmHg，钠升高血压的作用随年龄而增强。我国从南到北高血压的患病率逐步增加，与食盐摄入量的增加有关。

三、临床特点

1. 单纯 SBP 升高多见　1991 年我国第 3 次高血压抽样调查中发现，60 岁以上的人群，按 WHO 诊断标准，高血压患病率高达 40.4%，老年单纯性收缩期高血压患病率为 21.50%，占老年高血压总人数的 53.2%。流行病学观察提出 SBP 升高是心血管病死亡的主要危险因素之一，这说明单纯 SBP 升高对老年人健康和生命是十分有害的。在老年患者中，半数以上患者是单纯收缩期高血压，这是主动脉弹性减退加上很隐蔽的血管收缩所致，是老年人动脉硬化的表现。因此，单纯收缩期高血压已成为老年高血压病的最重要特征。在 SBP 升高、脉压增宽的患者中，DBP 越低危险性越大。通过对比研究，发现中青年单纯收缩期高血压主要是左心室收缩力增强，用 β 受体阻滞剂有效，危险性较小，预后较好。而老年患者主要是主动脉顺应性减退，扩血管剂较为有效，但危险性大，预后差。由于动脉血管口径决定了器官的血流量，以往只重视 DBP 的危险性。近来研究表明，老年心脑血管并发症与 SBP 密切相关，而且靶器官受损程度与 SBP 水平呈正相关，通过积极治疗可使并发症和病死率明显降低，因而老年单纯收缩期高血压受到广泛重视。

2. 血压波动大　老年人的压力感受器敏感性减弱，反应变慢。这直接影响心率和血压的变异性，因此使心率的变异性变低，血压的变异性增大。故老年患者无论是 SBP、DBP、脉压都比中青年患者波动大，尤其是 SBP，而心率波动则比中青年患者小。

（1）体位：长期的高血压损害了压力感受器调节血压功能，可能与血管收缩因子活性下降或分泌量不足有关，也可能是血管收缩因子功能失调，降低了心血管顺应性以及某些降压药的应用，使 1/3 的老年患者发生直立性低血压，重者立卧可相差 10.07/4.0 kPa（80/30 mmHg）以上，其恢复时间也长。糖尿病伴高血压患者如果立位 SBP 3 ~4 分钟比卧位降低 2.7 kPa（20 mmHg）以上，5 年生存率明显降低。有直立性低血压患者不能耐受某些降压药物治疗，容易出现不良反应。

（2）昼夜：老年患者血压的昼夜节律未发生特殊变化，但一日内 SBP 可波动达 5.33 kPa

(40 mmHg)，DBP 波动 2. 7 kPa (20 mmHg)，少数一日内波动达 12/5. 3 kPa (90/40 mmHg)，易误诊为嗜铬细胞瘤。

(3) 季节：中青年人以 DBP 变化明显，春季高于冬夏季。老年人由于自主神经功能紊乱，约有1/3的老年患者血压呈季节性变化，以 SBP 变化明显，尤其是 70 岁以上的老年人，一般冬季高、夏季低，一年内 SBP 可波动 2. 7 ~ 17. 3 kPa (20 ~ 130 mmHg)，因而应加强冬季血压的监测与控制。

3. 症状少　老年人反应迟钝，对持续高血压有较长时间的适应，在靶器官明显损害前，半数老年患者无症状，往往在健康查体或因其他疾病就诊时发现。因此，定期对老年人群进行健康查体，能够提高早期确诊率。

4. 并发症多　老年患者高血压并发症发生率为 40%，明显高于中青年患者 (20. 4%)，这是因为脏器老化，长期高血压加速动脉硬化发展，无症状时而未及时治疗，使老年患者容易发生心、脑、肾等靶器官损害。并发症的发生与血压密切相关，与血压正常组相比，老年高血压心力衰竭并发率高 2 倍，冠心病高 3 倍，心血管意外高 8 倍。血压愈高，病程愈长，年龄愈大，并发症也愈重。并发症大致分为两类：①与高血压本身有关，如心力衰竭、脑出血、高血压脑病、肾细小动脉硬化、肾功能衰竭及主动脉夹层分离。②与加速动脉粥样硬化有关，如冠心病、一过性脑缺血性发作、脑血栓形成、肾血管病及动脉阻塞性病变。西方国家以冠心病多见，我国则以脑卒中多见。

5. 致残致死率高　老年高血压致死率为 13%，而一般成年高血压为 6. 9%。从死因来看，西方国家是心力衰竭占首位，我国以脑卒中为最多，在幸存的脑卒中患者中，75% 以上患者有不同程度的残疾，其中大部分是老年人。

四、诊断要点

1. 定期测血压　没有并发症的高血压通常无症状，本病通过累及靶器官才表现出临床症状，如肾脏受累的早期症状是夜尿多，心脏受累的早期表现为容易疲劳、心悸、期前收缩 (期前收缩) 等。因此，对老年人特别有高血压家族史者，应定期测量血压，有利于早期诊断。如连续三次非同日血压测定，有两次 SBP≥140 mmHg 及 (或) DBP≥90 mmHg，才认为有高血压。

2. 区分真假高血压　区分真假高血压是诊断老年高血压中必须重视的问题。假性高血压是指普通袖带测压法所获得的血压值高于动脉内直接测得的血压值。一般前者 SBP 比后者高 1. 33 kPa (10 mmHg) 即可诊断。有时老年人间接法和直接法相差 4 kPa (30 mmHg) 以上，这是因为肱动脉中层钙化使间接测压的气囊不能有效地阻断血流而获得较高读数的血压。老年高血压患者中假性高血压患病率达 50%，而中青年患者仅占 16. 7% ~31. 3%，可能与肱动脉硬化程度有关。假性高血压并非真正的高血压，因而不能耐受降压治疗，否则出现严重的不良反应。因此，临床上凡遇到收缩压明显升高，但无慢性高血压的视网膜病变或左室肥厚等靶器官损害的证据，应考虑假性高血压的可能，可采用 Osler 试验辅助诊断，即将袖套充气使其压力超过患者 SBP 2. 67 kPa (20 mmHg) 以上，若此时仍能明显触及桡动脉搏动，表示 Osler 试验阳性，说明有假性高血压，有条件做动脉内直接测压证实。

3. 排除继发性高血压　一旦高血压诊断确立应明确是原发性高血压还是继发性高血压，因为治疗方法不同，前者采用内科治疗，后者多数可通过手术而得到根治或病情明显缓解。在老年继发性高血压中，重点排除肾动脉粥样硬化性狭窄，占终末期肾病的 5% ~15%，同时，两侧肾动脉硬化性狭窄是转化酶抑制剂的绝对禁忌证。老年原发性醛固酮增多症和嗜铬细胞瘤等少见，老年人过量饮酒和使用非甾体抗炎药亦可导致继发性高血压，常被忽视。

4. 评估病情 ①有无靶器官损害。②有无心血管危险因素。③并存的临床情况如糖尿病、心、脑、肾血管病。

五、治疗要点

1. 治疗目标 治疗高血压的主要目标是最大限度地降低心血管病死亡和病残的总危险。

（1）降低血压：高血压的降压目标是将血压严格控制至140/90 mmHg以下。糖尿病和肾病患者的血压则应降至130/80 mmHg以下，而对于蛋白尿 >1 g/d 的患者将血压降到125/75 mmHg。2005年修订的《中国高血压防治指南》中要求：老年人的收缩压降至150 mmHg以下，如能耐受，还可以进一步降低，但舒张压不宜 <70%，这就是老年人与成年人的不同之处。抗高血压治疗的总的靶目标仍为 <140/90 mmHg。目前尚无非常充分的证据认为抗高血压治疗后血压 <120/80 mmHg 肯定比 <140/90 mmHg 能获得更大的益处和安全性。HOT、ALLHAT 等重要临床试验和许多观察性资料都显示，抗高血压药联合治疗能使90%的患者 DBP 控制在 <90 mmHg，但只有60%左右的患者 SBP 能控制在 <140 mmHg，即“60/90”规律。

（2）纠正心血管病危险因素：要求医生在治疗高血压的同时，干预患者检测出来的所有可逆性危险因素（如吸烟、高脂血症、糖尿病等），并适当处理患者同时存在的各种临床情况。

2. 治疗原则 检查患者并全面评估其总危险谱，判断患者属低危、中危、高危或很高危。①很高危与高危患者：无论经济条件如何，必须立即开始对高血压及其并存的危险因素和临床情况进行药物治疗。②中危患者：如果病情允许，先观察患者的血压及其他危险因素数周，进一步了解病情，然后决定是否开始药物治疗，或由临床医生决定何时开始药物治疗。③低危患者：观察患者数月，然后决定是否开始药物治疗。

（1）先基础治疗，后药物治疗：基础治疗包括改善生活方式，消除不利于心理和身体健康的行为和习惯，减少高血压以及其他心血管病的发病危险。最有效的措施是超重者控制体重和限制钠盐摄入。体重每减轻一磅（约为0.45 kg），血压降低0.133/0.199 kPa（1/1.5 mmHg）。限钠（6 g/d），对钠敏感性高血压有效，至少是利尿剂疗效的1/2。如能将膳食脂肪控制在总热量25%以下，P/S（即不饱和脂肪酸/饱和脂肪酸）比值维持在1，连续40天可使男性 SBP 和 DBP 下降12%，女性下降5%。此外，还应多吃蔬菜和水果，限制饮酒，增加体力活动，减轻精神压力，保持平衡心理等。

（2）个体化低剂量渐增量药物治疗原则：老年人由于肝肾功能减退，自身调节功能低下，对药物敏感性改变，在使用降压药时，应从采用最小的有效剂量开始，以获得可能有的疗效而使不良反应减到最小，如有效可逐步增加剂量以获得最佳疗效。

（3）尽可能使用长效降压药物：为了有效地防止靶器官损害，要求24小时抗高血压稳定。防止从夜间较低血压到清晨血压突然增高而导致猝死、脑卒中和心脏病发作。最好使用1天1次的长效降压药物，使降压谷峰比值 >50%，同时也增加老年患者的依从性。

（4）联合用药原则：老年人的联合用药应强调低剂量联合，既可增加疗效又可减少不良反应。联合治疗具有安全有效抗高血压、更好保护靶器官、提高依从性的优点。联合治疗另一个优势是可以提高费用效益比。目前常用的有效联合用药组合是：利尿剂 + β受体阻滞剂；利尿剂 + ACEI；钙拮抗剂 + ACEI；钙拮抗剂 + β受体阻滞剂。

（5）老年人不宜用的降压药：老年人易发生直立性低血压，故应避免选用可引起直立性低血压的药物，如胍乙啶、哌唑嗪和拉贝洛尔（柳胺苄心定）等药物。最好不用中枢性抗高血压药，如利舍平

（利血平）、可乐定、甲基多巴，以免发生老年抑郁症。最好不在夜间服用抗高血压药，以免夜间血压过低和心动过缓，导致脑血栓形成。

3. 降压药物分类　当前用于降压的药物主要为以下 6 类，即利尿剂、β 受体阻滞剂、血管紧张素转换酶抑制剂（ACEI）、血管紧张素Ⅱ受体拮抗剂、钙拮抗剂和 β 阻滞剂。

（1）利尿剂：主要用于轻中度高血压，尤其为老年高血压并发心力衰竭者。但痛风患者禁用，糖尿病和高脂血症患者慎用。小剂量可以避免低血钾、糖耐量降低和心律失常等不良反应。药物可选择使用氢氯噻嗪（hydrochlorothizide）12.5 mg，1～2 次/天；吲达帕胺（indapamide）1.25～2.5 mg，1 次/天。呋塞米（furosemide）仅用于并发肾功能衰竭时。

（2）β 受体阻滞剂：主要用于轻中度高血压，尤其在静息心率较快（＞80/min）或合并心绞痛者。心脏传导阻滞、哮喘、慢性阻塞性肺病与周围血管病患者禁用。胰岛素依赖性糖尿病患者慎用。可选择使用的 β 受体阻滞剂有美托洛尔（metoprolol）50 mg，1～2 次/天；阿替洛尔（atenolol）25 mg，1～2 次/天；比索洛尔（bisoprolol）2.5～5 mg，1 次/天；倍他洛尔（betaxolol）5～10 mg，1 次/天。

（3）钙拮抗剂：可用于各种程度的高血压，尤其在老年高血压并发稳定型心绞痛时。并存心脏传导阻滞和心力衰竭高血压患者禁用非二氢吡啶类钙拮抗剂。并存不稳定性心绞痛和急性心肌梗死时禁用速效二氢吡啶类钙拮抗剂。优先选择使用长效制剂，例如非洛地平（felodipine）缓释片 5～10 mg，1 次/d；硝苯地平（nifedipine）控释片 30 mg，1 次/天；氨氯地平（amlodipine）5～10 mg，1 次/天；拉西地平（lacidipine）4～6 mg，1 次/天；维拉帕米（verapamil）缓释片 120～240 mg，1 次/天。一般情况下也可使用硝苯地平或尼群地平普通片 10 mg，2～3 次/天。

（4）血管紧张素转换酶抑制剂（ACEI）：ACEI 主要用于高血压并发糖尿病，或者并发心脏功能不全、肾脏损害有蛋白尿的患者。妊娠、肾动脉狭窄、肾功能衰竭（血肌酐＞265 μmol/L 或 3 mg/dL）患者禁用。可供选择使用的 ACEI 制剂有：卡托普利（captopril）12.5～25 mg，2～3 次/天；依那普利（enalapril）10～20 mg，1～2 次/天；培哚普利（perindopril）4～8 mg，1 次/天；西拉普利（cilazapril）2.5～5 mg，1 次/天；贝那普利（benazepril）10～20 mg，1 次/天；雷米普利（ramipril）2.5～5 mg，1 次/天；赖诺普利（lisinopril）20～40 mg，3 次/天。

（5）血管紧张素Ⅱ受体拮抗剂：血管紧张素Ⅱ受体（ATI）拮抗剂，例如氯沙坦（losartan）50～100 mg，1 次/天；缬沙坦（valsartan）80～160 mg，1 次/天。适用证和禁忌证与 ACEI 相同，目前主要用于 ACEI 治疗后发生干咳的患者。

4. 如何选择降压药物　降压药物选择应根据治疗对象的个体状况，药物的作用、代谢、不良反应和药物相互作用等做出决定。

（1）高血压并发糖尿病：糖尿病患者发生高血压是非糖尿病患者的 1.5～2 倍，糖尿病患者约 50% 合并高血压。研究表明，ACEI 对 1 型糖尿病、血管紧张素Ⅱ受体拮抗剂（ARB）对 2 型糖尿病防止肾脏损害有益。在 BIP 试验中，2 723 例 2 型糖尿病患者接受 β 受体阻滞药和未接受 β 受体阻滞药治疗评价 3 年死亡率的差异，结果发现，与未接受 β 受体阻滞药治疗组相比，β 受体阻滞药治疗组总死亡率降低 44%，心血管死亡率降低 42%。一般认为利尿药应禁用或慎用于糖尿病患者，主要是低血钾所致胰岛素分泌受抑制，空腹血糖增高，糖耐量下降，对心血管产生不利影响。SHEP 研究亚组显示，使用小剂量氯噻酮（12.5～25 mg/d），2 型糖尿病老年单纯收缩期高血压组与非糖尿病组相同，与安慰组相比血管事件发生率均下降 34%。利尿药组血糖水平增高 0.51 mmol/L，安慰剂组增高 0.31 mmol/L；利尿药组糖尿病新病例无明显增加；糖尿病患者的冠心病并发症和死亡率的下降程度明显大于非糖尿病患者

(54%：23%)。钙拮抗剂（CCB）缓释剂用于高血压糖尿病治疗对肾脏有保护作用，延缓糖尿病肾病的进程。

（2）高血压并发冠心病：稳定型心绞痛时首选β受体阻滞药或长效CCB；急性冠脉综合征时选用β受体阻滞剂和ACEI；心肌梗死后患者选用ACEI、β受体阻滞药和醛固酮拮抗药。对于CCB药物的有效性的争议，实际上是对长效和短效CCB作为长期治疗高血压的安全性问题的再认识。近年来大量随机对照的临床试验已经证实：CCB是一组在化学结构上有很大差异的药物，但它们均能选择性阻滞电压依赖性钙通道的跨膜钙内流，抗高血压作用主要是扩张小动脉、降低周围血管阻力所致。最近一项抗高血压和抗高血脂预防心脏病发作的ALLHAT试验，随访4~8年，在33 357例老年人高血压人群中观察了氯噻酮、赖诺普利及长效氨氯地平的药物差异。结果显示，氨氯地平的抗高血压疗效与赖诺普利相当，氯噻酮、赖诺普利及长效氨氯地平3组的主要终点分别为11.5%、11.4%、11.3%。对总死亡率3组分别为17.3%、17.2%、16.8%。对于脑卒中的发生率，3组分别为5.6%、6.3%、5.4%，均无显著统计学差异。ALLHAT试验还显示对上述药物对肾功能、癌症和消化道出血影响与利尿剂无差异，再次证明长效CCB长期应用的安全性和有效性。

（3）高血压并发心力衰竭：1996年Framingham的研究报道，有15.7%的高血压患者在随访期间出现心力衰竭，而高血压患者一旦发生心力衰竭则预后不良，5年存活率男性为24%，女性则为31%。高血压在朝向心力衰竭发展过程中，左室肥大是重要环节，要重视对左室肥大的逆转。目前临床试验证实对左室肥大逆转较好的抗高血压药为ARB、ACEI类、利尿药，但左室肥大的逆转需要在充分的抗高血压达标的基础上才能达到。高血压并发心力衰竭时β受体阻滞剂的应用与单纯降压完全不同，应加以注意，要特别注意β受体阻滞剂的心率减慢和负性肌力作用，但并非禁忌。

（4）高血压并发脑血管病：2005年修订的《中国高血压防治指南》指出对于有短暂性脑缺血发作（TIA）或脑卒中史（非急性期）者，不论血压是否增高均应进行抗高血压治疗。PATS试验（入选5 665例脑血管病史患者，给予吲达帕胺2.5 mg/d，随访2年）表明：脑卒中后抗高血压药物，治疗组脑卒中发生率较对照组减少29%（P=0.000 9）。

对脑卒中急性期血压增高的治疗一直存在争议。急性脑卒中时脑血流量的变化直接关系到脑功能的恢复，足够的脑血流量取决于脑灌注压和脑血管阻力。为维持合适的脑灌注压，对于急性脑卒中患者的高血压处理必须慎重，除非血压特别高或有其他并发症，否则最好不予抗高血压治疗，这一原则在国内外脑卒中治疗中已达成共识。除非血压>200/130 mmHg；24小时内血压下降应<25%。急性脑梗死并高血压，即使不用抗高血压治疗血压也会逐渐降低。如血压持续增高，应先给脱水剂和利尿药，仍无效者再考虑抗高血压。降压应缓慢进行，第1个24小时平均降压10%~20%。如有以下情况须适当进行抗高血压治疗：脑卒中后继发危及生命的严重高血压、急性心力衰竭、心肌缺血、肾功能衰竭。脑出血患者的高血压，DBP>130 mmHg或SBP>200 mmHg时会加剧出血，应在6~12小时内逐渐降低血压，降低血压幅度<25%；血压不能<140/90 mmHg，防止受损部位脑血流自主调节障碍，脑灌注突然下降，造成同侧或其他部位梗死。此外，凡脑血管病急性期有脑水肿、颅内压增高时禁用一切血管扩张药。Chen等认为持续严重的高血压可造成活动性出血时间延长和再出血。建议使SBP每天降低10%，直到<200 mmHg或达到治疗前控制水平。

5. 高血压并发肾脏损害　目前诊断高血压性肾损害的条件包括：①原发性高血压。②出现蛋白尿前一般已有>4年持续血压增高。③有持续性蛋白尿或尿微量清蛋白排泄增加。④排除了各种原因的原发性肾小球疾病和继发性肾脏疾病。对于伴有肾脏损害或有蛋白尿的患者（尿蛋白>1 g/24h），控制高血压宜更严格。ALLHAT 试验结果表明：①到达终末肾脏病（包括透析、肾移植或死亡），氯噻酮组 6 年死亡率为 0.4/100 人，氨氯地平组和赖诺普利组为 0.5/100 人，3 组无显著性差异。②肾小球滤过率变化，治疗前 3 组分别为（77.6 ± 19.7）mL/min，（78.0 ± 19.7）mL/min、（77.7 ± 19.9）mL/min；第 4 年时氯噻酮组、氨氯地平组和赖诺昔利组分别为（70.0 ± 19.7）mL/min、(75.1 ± 20.7）mL/min、（70.7 ± 20.1）mL/min。③血清 Cr 倒数斜率变化，仅氨氯地平组优于氯噻酮试验组。该试验表明利尿药和二氢吡啶类 CCB 肾脏保护作用肯定。ACEI 在该试验疗中疗效欠佳，与此前许多循证医学试验结果不同，而引起了很多争议，认为不能就此试验结果得出 ACEI 类药肾脏保护作用不好的结论。

在保护肾脏方面，目前首推 ACEI。但是，ARB 是不能耐受 ACEI 的有效备选药物。动物实验和临床研究证实：ARB 具有改善血管内皮的功能，而 β 受体阻滞药则无此作用。ARB 在有效控制高血压之外，还能减少蛋白尿，阻止肾脏疾病慢性进展适用于心力衰竭、糖尿病、慢性肾脏疾病的高血压患者。与 ACEI 相比，ARB 具有以下优点：①可以从受体水平完全阻断各种途径生成的 AngⅡ的作用，不发生 AngⅡ、醛固酮逃逸。②仅作用于 AT1 受体，不影响 AT2、AT3、AT4 受体可能介导的有益作用。③对激肽系统无影响，咳嗽不良反应与安慰剂相似。④其中氯沙坦钾具有尿酸排泄作用，血尿酸是经过肾小球滤过、近端肾小管重吸收和分泌，最终排出体外。目前认为氯沙坦钾促进尿酸排泄的作用是药物本身的效应，而非拮抗 AT1 所致。

综上所述，循证医学使高血压治疗指导进一步完善和充实了高血压治疗的个体化原则。即在实现治疗达标时，兼顾患者同时存在的心血管危险因素、靶器官受累的具体情况，施行针对性强、远期效果好、不良反应少，而适合于长期治疗的最佳选择。

（张海丽）

第七章 老年消化系统疾病

第一节 消化系统结构和功能的老化改变

消化系统由消化管和消化腺组成。消化管为肌性管道，全长 8 ~ 10 米，包括口腔、咽、食管、胃、小肠和大肠等。消化管各段外观和功能虽然不完全相同，但它们的组织结构有其共同特点，均由黏膜、黏膜下层、肌层和外膜构成。消化腺分为大、小两种类型。小消化腺位于消化管壁内，如食管腺、贲门腺、胃底腺、幽门腺、十二指肠腺、小肠腺和大肠腺。此外，消化管上皮内还有单细胞腺如杯状细胞。大型消化腺为单独存在的腺器官，在管壁之外，通过腺导管与消化道相通，如涎腺（腮腺、颌下腺、舌下腺）、肝脏和胰腺等。消化系统还散布大量内分泌细胞，其分泌的胃肠道激素在完成消化过程中的调节作用十分重要。消化系统的各器官虽然形态、结构不完全相同，但是它们都协力于完成食物的消化和吸收。随着年龄的增长，消化系统的组织结构及生理功能都出现一系列的变化，即消化系统的老化改变，这些改变是老年消化疾病发生的基础。目前老年人死亡原因中最主要的前几位是心血管疾病、肿瘤、脑血管疾病、感染、糖尿病等，但在就诊的老年患者中，老年消化疾病求医者仍占很大一部分。因此，了解消化系统的老化改变对掌握老年消化疾病的诊治极为必要。消化系统老年性变化主要见于以下几个方面。

一、口腔

随着年龄的增长，牙釉质逐渐被磨损、变薄，牙颈部楔状缺损，牙龈及齿槽骨萎缩，牙根暴露，牙齿部分或全部缺失。舌表面光滑，乳头、味蕾数目明显减少。Arey 等报告，小儿每个乳头有 248 个味蕾，而 74 ~ 85 岁老年人只有 88 个，约半数发生萎缩，功能单位损失约 80%。老年人唾液减少，每日分泌量约为青年人的 1/3，因而口腔黏膜干燥，弹性减少，致口腔自洁作用低下，影响食物团的吞咽。50 岁时唾液中淀粉酶含量明显降低，对糊精的消化减弱。随着肌肉的萎缩，健康老年人张口较年轻人小，咀嚼力也有所下降，尤其在无牙者中更明显。口腔这些老年化改变，影响了食物的研磨和润滑功能，进而影响消化吸收。由于唾液分泌减少，大约 40% 的健康老年人出现口干症状，口干除了分泌减少引起外，更可能与药物治疗、糖尿病、关节炎和躯体药物依赖性有关。

二、食管

随年龄增加食管黏膜上皮逐渐萎缩，黏膜固有层弹力纤维增加，食管的神经节细胞数减少，神经丛中有大量淋巴细胞浸润，平滑肌变弱、蠕动及输送食物的功能减弱，排空延迟，食管扩张，食管下括约肌位置上移，贲门括约肌松弛。传统的X线影像研究显示，在65岁以上的无症状研究对象中，22%的人有咽部低张力和环咽肌开放不完全。测压研究证实，在老年人食管上端括约肌静息压下降，吞咽时咽收缩压升高，延缓松弛。另一研究发现在80岁以上的无症状人群中2/3的人存在吞咽困难，1/4有咽相吞咽机能不良，几乎40%显示食管异常。

1. 老年性食管　由于老年人食管肌肉发生了退行性变化，食管下段可同时发生很多无推进力的收缩，这种食管运动异常一般无症状，偶有胸痛和吞咽困难，称“老年性食管”（preshyesophagus），易混淆为食管疾病。此种“弥漫性食管痉挛”是老年性正常生理的延伸，其发生率随增龄而增加。由于食管平滑肌层的萎缩，食管裂孔疝的发生率随年龄增长而增加，这被认为是老年人的生理现象。

2. 咽食管运动功能减退　会厌软骨窝常有食物或唾液停留，食管在胸腔内蠕动减退，约50%看不到吞咽后的食管蠕动，老年人食管蠕动仅占吞咽动作的50%，青年人占90%，致老年人发生轻度的咽下困难，有时必须用力才能迫使食物自口腔入食管。由于食管蠕动功能下降，食管对食物颗粒的清除作用下降，食管黏膜与一些刺激性食物或与致（辅致）癌剂接触时间延长，这也是食管易患感染、肿瘤的相关因素。

3. 食管括约肌松弛　食管括约肌张力也可因年老而失调，约20%老年人食管下括约肌吞咽后反应异常，食管下括约肌松弛缓，导致食管内容物向胃内输送过程延迟，消除反流物的能力降低，易发生反流性食管炎。食管癌在我国占恶性肿瘤的第二位，50岁以后患病率明显上升，65～70岁达到最高峰。由于食管下段括约肌压力的下降，胃十二指肠内容物自发性反流引起食管黏膜损伤——反流性食管炎常常发生。长期的慢性食管炎症是Barrett食管的发生基础；而Barrett食管被认为是食管癌的癌前病变。

三、胃

胃的老年性变化表现在运动功能减退、分泌功能减退或这两方面均减退。纤维胃镜广泛应用之后发现，多数老年人均有不同程度的胃黏膜萎缩性变化，文献报道为80%左右，同时肠化达100%。随增龄胃肠血流量减少，腺体萎缩，胃腺多种细胞分泌功能减弱，致老年人胃功能低于青壮年，胃溃疡和胃癌的发生率高。

1. 胃分泌功能降低　胃内盐酸分泌减少，60岁下降到正常水平的40%～50%。应用组胺刺激法证明，50岁以上的正常人基础胃酸（BAO）和最大胃酸排出量（MAO）均有不同程度减少，老年人比老年前期的BAO和MAO排出低了30%。有研究发现40%左右的老年人BAO缺乏；组胺刺激后2%～3%老年人缺乏MAO分泌。由于胃腺体萎缩，老年人的胃酸、内因子等分泌减少，影响了铁离子、维生素B_{12}的吸收，可导致老年人易出现缺铁性贫血。约有1/10的老年人因无胃酸而出现腹泻，这种腹泻可用稀盐酸治疗。

老年人胃蛋白酶原分泌减少。用放射免疫法测定胃蛋白酶原Ⅰ，发现40%的70岁以上老年人分泌量低于1.18×10^{-10}mmol/L，而40岁以下的青壮年低于此值仅占5%。这些结果提示老年人的蛋白酶分泌也是减低的。由于低酸或无酸，使胃蛋白酶原转变成活性的胃蛋白酶减少，蛋白质在胃内水解消化降低。

2. 胃排空时间延长　用^{99m}TC－DTPA液体餐观察胃排空时间，发现健康老年人（平均77岁）的胃半排空时间是123分钟，而青年人（平均26岁）为47分钟。进一步研究发现，老年人仅液体餐排空慢。老年人胃排空延迟，可能与萎缩性胃炎比例较高有关。胃排空时间延长可导致消化不良，并在一定程度上影响药物的生物利用度。

3. 胃“黏液屏障”作用减弱　由于老年人胃黏膜萎缩，黏液分泌减少，“黏液屏障”作用减弱，易受到理化因素侵袭。胃黏膜受损后，由于胃供血不足，使损伤后的黏膜修复能力降低，故老年人易发生较大的胃溃疡。

4. 幽门螺杆菌（HP）感染率增高　老年人 HP 感染率明显高于年轻人，有一组对照研究显示 HP 感染率在老年组高达 57.1%，而青年组只有 13.6%。HP 可通过使黏膜萎缩而致胃泌酸功能低下。

5. 胃肠血流量减少　随着年龄增加，胃肠血流量减少，病理检查发现诊断慢性萎缩性胃炎的患者的胃黏膜微血管内皮细胞肿胀，基膜增厚，且随着老化而加重。Kuramado 也观察到，老年人胃黏膜微动脉中层存在电子致密物的沉积，这种改变与原发性高血压的小动脉壁硬化的表现相似。由于胃黏膜代谢率比胃壁其他各层高，因而它受到血流量减少的影响较大。胃血流量减少，黏膜萎缩，老年人胃腺细胞分泌功能减弱，故老年人的胃功能低于青壮年，表现为消化能力低下，胃张力、排空速度及饥饿收缩均减弱，临床表现为食欲不振、腹胀、早饱、上腹不适。

由于食物潴留在胃窦的时间延长，以及 HP 的高感染率，胃血流量、黏液分泌的减少等诸多因素，老年人胃溃疡比中青年患病率高已得到公认。胃溃疡、萎缩性胃炎及其肠化的高发生率，导致胃癌的发生率随年龄增加而上升，已占我国恶性肿瘤的首位。针对慢性萎缩性胃炎及溃疡病在老年人中十分普遍这一特点以及与胃癌间的密切联系，在胃镜检查时应注意活检，这对胃炎、胃黏膜不典型增生、可疑癌变的诊断及观察十分必要。

四、小肠

老年人小肠的重量减轻，空肠绒毛变短、变宽。小肠黏膜萎缩、扁平，有效吸收面积减少。老年人黏膜皱襞比青年人粗大杂乱。由于小肠蠕动较慢，上皮细胞数目减少，胰腺分泌功能及活性降低致吸收功能下降，易出现吸收不良综合征，表现为单糖类（木糖、半乳糖等）、脂肪、矿物质和维生素的吸收减少。小肠主动运转和被动扩散两个方面均受到妨碍，故乳糖、木糖、3－甲基葡萄糖等吸收均减少。脂肪吸收延迟是由于胰腺功能不足、黏膜吸收功能减低。但胆固醇的吸收随年龄增长而增加，这可能是老年人易患动脉硬化的原因之一。老年人对锌的吸收功能下降，但对锌的排泄也相应减少，因而能保持锌的平衡。钙的吸收在 60 岁以上老年人和患慢性萎缩性胃炎者减少。最近研究表明，在小肠维生素 D 受体的密度下降或许可使小肠对维生素 D 活性的反应性下降，故老年人要维持血清钙内环境的稳定，就必然需要 1，25－$(OH)_2D$ 的产生增加来使骨钙的丢失减少。老年人肠蠕动减弱、胃酸减少等综合因素使小肠内细菌增多（$>10^6/mL$），过度繁殖，导致细菌过度繁殖综合征，表现为体重下降、贫血、脂肪泻、腹泻及脂肪吸收障碍所致的骨软化、维生素 A 缺乏及低血钙等。另外，老年十二指肠憩室、小肠假性梗阻综合征也较常见。后者涉及的机制包括肠壁血供不足、自主神经传导装置病变、肠壁水肿、水电解质紊乱等。胃酸缺乏及摄入过多谷类食物可致铁吸收障碍，因为碱性环境使铁保持在高铁状态，形成巨分子整合物而影响吸收，成为老年贫血最常见原因。老年人血清维生素 A、维生素 B 族、维生素 C 的含量降低，但一般不引起明显的临床症状。

五、结肠

老年人的结肠常有黏膜萎缩、肠腺形态异常、结缔组织增多、肌层萎缩、张力降低、小动脉硬化等老化改变。老年人活动减少，导致结肠集团运动的减少，使肠内容物通过结肠时间延长，水分重吸收增加，粪便变坚硬，加之肠壁平滑肌、肛提肌、膈肌及腹壁肌四组肌肉的收缩力减弱，粪便向前推动的动力不足，老年人直肠还需要较大的容量，才能引起扩张的感觉，故老年人易发生便秘。由于骨盆底部肌肉及肛提肌软弱无力，使直肠缺乏支托，加之老年人因便秘、排尿困难、慢性咳嗽等使腹内压增高，促使直肠向下、向外脱出而致直肠脱垂（即脱肛）。老年人结肠壁肌肉变弱，加上结肠内压上升，易形成结肠憩室。肛门括约肌张力降低，易于导致大便失禁。长期便秘与服用泻药，可使老年人大肠黑变病的发生率增多。腹胀在老年人中是常见症状，大肠胀气则是其主要原因，但不是唯一原因。其他导致胀气的原因还有如吞气过多、食产气食物、吸收不良、肠道功能紊乱等。大肠憩室为内压推出型假憩室，因其壁仅有黏膜、黏膜肌和浆膜组成，无肌层。大肠癌也随年龄增大而增多，长期便秘，各种致（辅致）癌（突变）物与肠壁接触时间延长是其发生的原因之一。

六、胃肠道血管

老年人动脉硬化，栓塞亦常发生，或因心力衰竭、低血压、低血容量等使血液灌注减少而致胃肠道出血。结肠侧支循环较多而小肠缺乏侧支循环，故易出现小肠缺血。临床上老年人肠道缺血性病变表现为 4 个类型：急性肠系膜缺血、局限性小肠缺血、缺血性大肠炎和慢性肠系膜缺血。

七、肝脏

成人肝重约 1 200 ~ 1 500 g，约占体重的 2% ~ 2.5%。随年龄增大，由于肝实质细胞数减少或细胞变性，肝再生功能减退，使老年人肝脏体积缩小，肝重减少。

增龄可使肝细胞核空泡化及双核、巨核细胞增多，细胞质内线粒体减少，内质网空泡化，间质胶原合成增加，可出现白蛋白减低，γ 球蛋白增高，γ - 谷氨酰转肽酶、碱性磷酸酶、乳酸脱氢酶等轻度增高；肝糖原减少，轻度脂肪变性；库普弗细胞减少，吞噬功能下降。因血流量减少，库普弗细胞减少，吞噬功能下降，肝细胞酶活性、解毒功能及蛋白合成能力降低。肝细胞的 DNA、RNA 质量有改变，使肝细胞的再生功能减弱。许多资料指出，老年人的肝功能试验未见明显异常，胆红素、血清谷丙转氨酶、碱性磷酸酶等均在正常范围内。用碘溴酞钠（BSP）方法测定 65 岁以上老年人的肝功能，发现 26% BSP 有异常潴留，清除率降低，这与肝脏储备功能下降有关。约 10% 的老年人碱性磷酸酶偏高，利用同工酶分析，其升高部分来自骨骼。由于老年人肝血流量减少，肝脏摄取、转运、代谢、排泄均受到影响。在药物代谢方面主要表现为清除率降低，药物转化酶减少，转化酶活性减低，药物在肝内的代谢延缓，作用时间延长，易出现副作用，甚至毒性作用。那些需要在肝内转化后发挥作用的药物则其药效降低，故老年人长期服用某些药物应考虑到老年人药物代谢动力学的改变，用药剂量一般应减少。

八、胆囊和胆道

老年人胆道系统黏膜萎缩，肌层肥厚，弹力纤维减少，管壁松弛，胶原纤维增加，胆囊充盈迟缓，但浓缩能力和排空能力不变；胆汁量减少，无机盐减少而胆汁中胆固醇浓度增加，胆固醇与胆汁酸、卵磷脂含量比例发生了变化，胆汁稠厚。因此胆结石的患病率随年龄增加而明显增加，60 ~ 70 岁者为 40%，80 岁以上者为 55%，年龄超过 90 岁则增至 80%。由于胆囊壁张力减低易发生穿孔及有胆囊下垂的倾向。随着年龄增长，胆总管直径也在发生变化，12 岁时直径为 6 ~ 8 mm，70 岁时则为 9.2 mm，更重要的是胆总管近十二指肠乳头部分随年龄增加而逐渐变窄，致使胆汁流出受到一定障碍，造成了老年胆道疾病的一些特点，如急性胆囊炎和胆总管结石患病率增加，结石大，临床症状和体征少，就诊时病变较晚并发症多，急诊手术及手术死亡率高，胆道肿瘤发生率高，Oddi 括约肌张力减退而引起胆汁逆流致胰腺炎。

九、胰腺

研究证明，随着年龄增长，胰腺细胞萎缩，酶原颗粒减少，细胞数量减少，微小脂肪颗粒沉着，因此，出现胰腺重量逐年减轻的现象。在 30 岁时胰腺重量为 60 ~ 100 g，50 岁以后减轻。Rossle 报道，到 80 岁可减到 40 g。

随着年龄增加，十二指肠圈逐渐下降，胰腺的位置降低，Vater 乳头在第三腰椎水平以下。随着年龄增长，主胰管的管径扩大，平均中年后每 10 年增宽 8%，其他分支也显示出与任何其他异常无关的局灶性扩张或狭窄，其头、体、尾部的增宽程度一致，较宽的胰管易形成囊状扩张。因此，老年人在经内镜逆行胰管造影时对 X 线片结果的分析应该慎重。在病理解剖上，腺泡萎缩、导管增生、小叶间纤维增多、脂肪沉着而使小叶结构不清，腺泡细胞嗜碱性减弱，脂褐素沉着。胰酶的分泌量和浓度下降，妨碍老年人对脂肪的吸收，但仍可维持正常的消化功能。有人报道，老年人十二指肠液的胰淀粉酶、蛋白酶、脂肪酶降低，并认为 20% 的老年人脂肪酶减少，40% 脂质消化不良，27% 肌纤维消化不良。以上变化在患有胰腺、胆道疾病、糖尿病时表现更明显。

（张　爽）

第二节　老年胃食管反流病

胃食管反流病（gastroesophageal reflux disease，GERD）是指胃和（或）十二指肠内容物反流入食管引起烧心等症状，可引起反流性食管炎（reflux esophagitis，RE），以及咽喉、气管等食管以外的组织损害。胃食管反流病在西方国家十分常见，人群中约 7% ~15% 有胃食管反流症状，发病随年龄增加而增加，Stoke 认为 GERD 发病高峰期年龄为 60 ~ 70 岁。Heading 的研究结果表明，GERD 患病的平均年龄为 61 岁，其中 25% 的患者 >75 岁。国内上海、北京两地的报道显示，胃食管反流病的患病率为 5.77%，低于西方国家，病情亦较轻。老年人胃食管反流病的流行病学资料尚缺乏。

一、病因和发病机制

正常人 24 小时约有 2% 的时间可在食管下端测到胃内食物的 pH，这种时间短、暂不产生症状的反流为生理性胃食管反流。如 24 小时 pH <4 的百分比时间 >2%，且有胃食管反流症状或合并食管组织学改变证据的，则称之为病理性胃食管反流。GERD 发生发展是抗反流机制破坏和反流物对食管黏膜攻击作用的结果。

1. 抗反流解剖屏障损害　食管胃连接处的解剖结构有利于抗反流，其中食管下括约肌（LES）在抗胃食管反流作用方面十分重要。LES 长为 2 ~ 4 cm 的高压带，该处静息压为2.0 ~ 4.0 kPa（15 ~ 30 mmHg），构成一个压力屏障，起着防止胃内容物反流入食管的生理作用。LES 的抗反流功能受神经 - 体液控制，也受消化道及其他激素的影响。促胃液素、胃动素、缩胆囊素、P 物质等可使 LES 收缩，而胰泌素、胰高糖素、血管活性肠肽、前列腺素 E_1、前列腺素 E_2 和前列腺素 A_2 则可使之松弛。临床资料表明 GER 者的 LES 压降低，而增加 LES 的药物则可使反流症状改善。正常人腹内压增加能通过迷走神经而引起 LES 收缩反射，使 LES 压成倍增加以防 GER。LES 压过低和腹内压增加时不能引起有力的 LES 收缩反应者，则可导致 GER。老年人肌肉松弛，肌张力降低，加之肥胖、便秘及胃排空延缓等腹内压或胃内压增加的因素，加重抗反流屏障的破坏，使胃食管反流增加。

2. 食管的清除作用　食管的清除能力是通过食管蠕动、唾液中和及食管的重力实现的。三者的相互作用决定了食管暴露于酸性反流物的时间，食管蠕动是一种推动性收缩，通过收缩可达到容量清除作用。唾液分泌量减少时，会降低稀释、中和食管内酸性物质及化学清除作用。老年人的食管蠕动功能下降，无推动性的自发性收缩增加，唾液分泌减少，使食管清除能力下降。

3. 食管黏膜抗反流屏障功能的下降　食管黏膜具有上皮前、上皮及上皮后三部分防御功能。上皮前因素包括黏液层、黏膜表面的 HCO_3^- 浓度；上皮因素包括上皮细胞膜和细胞间的连接结构，以及上皮运输、细胞内缓冲液、细胞代谢等功能；上皮后因素为黏膜下丰富的血液供应，黏膜下毛细血管能提供 HCO_3^- 并中和氢离子，从而减轻氢离子对黏膜的损害。当上述防御屏障受损伤时，即使在正常反流情况下，亦可致食管炎。研究发现，食管上皮细胞增生和修复能力的削弱是反流性食管炎产生的重要原因之一。老年人上皮增生和修复能力下降，食管黏膜组织防御功能受影响，易致食管反流。反流物如胃酸、胃蛋白酶、胆酸、胰酶均可使黏膜上皮蛋白变性，能增加食管黏膜渗透性，加重黏膜损害。

二、临床表现

胃食管反流病的临床症状和表现形式多样，多数患者以烧心、反胃、胸痛等胃食管反流本身的症状为主，少数患者则以食管以外的症状如咳嗽、喘息为主要表现。严重食管炎者可因食管黏膜糜烂而致出血。

1. 食管症状

（1）胃烧灼（烧心）：烧心是本病最典型的症状，是指胸骨后或上腹部烧灼感或不适，多出现于餐后 1 小时左右。平卧位、躯体前屈或剧烈运动可诱发，在服制酸剂后可消失，而过热、过酸食物可使之加重。因此，称之为“姿势性烧心”。这是反流物对食管黏膜感觉神经末梢的化学刺激所致，约 50% 以上的患者有此症状。1995 年芬兰调查了 2 800 例 GERD 患者，发现老年烧心、反胃者比年轻人多。胃酸缺乏者，烧灼感主要由胆汁反流所致，则服制酸剂的效果不著。夜间反流较多的患者，睡眠时常为烧心惊醒，烧心程度与病变程度不一定相平行，当食管黏膜因炎症而增厚、狭窄时，反流症状可减轻。

（2）反胃：反胃是指患者在无烧心、干呕、无腹部收缩等情况下，胃内容物涌入口咽部。空腹时反胃为酸性胃液反流，称为反酸。

（3）胸痛：胸痛为胃食管反流常见症状之一，近年来已受到临床重视，疼痛位于胸骨后，上腹部或剑突下，可放射到颈、肩背、耳部和上肢等处，是由反流物刺激机械性感受器引起食管痉挛所致，为食管源性胸痛。由于食管与心脏的感觉神经纤维在体壁和皮肤上的投影定位相互重叠，这种胸痛易与冠心病心绞痛相混淆，须注意鉴别。一般来说，胃食管反流病的胸痛改变体位可诱发、加重或缓解，食管 pH 监测及酸灌注试验异常，抗酸剂治疗有效；而心绞痛可因体力活动加重，休息后缓解，运动试验阳性，抗酸剂治疗无效。

（4）吞咽困难：由于炎症造成食管痉挛，可出现间歇性吞咽困难和呕吐。而纤维瘢痕所致的狭窄可出现持续性吞咽困难。

2. 食管外症状　部分老年患者以呼吸道症状为主，如咳嗽、气短、夜间阵发性呛咳或发生吸入性肺炎。反流性胃液侵蚀咽部、声带和气管而引起慢性咽炎、慢性声带炎和气管炎，临床上称之为

Delahunty 综合征。因此对于难以解释的慢性咳嗽、发热、反复发作的肺炎应疑有胃食管反流病之可能。值得注意的是，尽管老年人常常有严重胃食管反流，但反流症状并不一定与其平行。近来，对胃食管反流病与哮喘的研究发现：胃食管反流病是导致哮喘的原因之一。这是因为支气管和食管同受迷走神经支配，胃液反流刺激食管迷走神经，可反射性引起支气管痉挛；少量反流物吸入气管可致支气管收缩；再则，反流使支气管反应性增高，患者对各种触发哮喘因素的敏感性增强。另一方面，哮喘常并发胃食管反流，这是因为哮喘发作时，胸膜腔内压增大，跨横膈压力梯度增大利于反流；膈肌的下降以及支气管舒张剂的应用（如茶碱、β-肾上腺能制剂）可影响食管下段括约肌功能，导致胃食管反流。胃食管反流病与哮喘互相影响形成恶性循环，可致胃食管反流病进行性加重或顽固性哮喘。

3. 并发症

（1）上消化道出血：严重食管炎者可出现食管黏膜糜烂而致出血，多为慢性少量出血。长期少量出血或大量出血均可导致缺铁性贫血。

（2）食管狭窄：食管炎反复发作致使纤维组织增生，最终导致瘢痕狭窄，这是严重食管炎表现。

（3）Barrett 食管：在食管黏膜的修复过程中，食管贲门交界处的齿状线 2 cm 以上的食管鳞状上皮被特殊的柱状上皮取代称之为 Barrett 食管。Barrett 食管发生溃疡时，又称为 Barrett 溃疡。Barrett 食管是食管腺癌的主要癌前病变，其腺癌的发生率较正常人高 30 ~ 50 倍。

三、诊断和鉴别诊断

对于有明显的反流症状和（或）内镜下有反流性食管炎表现者诊断并不困难。但症状不典型或严重烧心以及疑有食管外表现者，有必要做进一步检查，以证明有无 GERD，明确反流与有关症状的联系。

1. 内镜检查　内镜检查是诊断反流性食管炎最准确的方法，并能判断反流性食管炎的严重程度和有无并发症，结合活检可与其他原因引起的食管炎和其他食管病变（如食管癌等）作区别。内镜下无反流性食管炎不能排除胃食管反流病。当老年人出现贫血，咽下不畅等先兆症状时，应尽快地做内镜检查，以排除巴氏食管、恶性食管肿瘤，并进行定期的监视，排除其发展为不典型增生或腺癌。内镜也可以作为对药物治疗反应如何的一种监测。

按照 Kaharilas 分型，内镜下反流性食管炎分为 4 级：

1 级：食管下段有一个或几个充血、渗出的非融合性病变。

2 级：充血糜烂、渗出可融合成片，但尚未弥漫成环周。

3 级：糜烂、渗出病变弥漫环周。

4 级：病变呈慢性，可为溃疡、狭窄、Barrett 食管，局部组织增生可形成息肉。意大利的一组报道认为，20.8% 的老年 GERD 患者为 3 ~ 4 级食管炎，<60 岁者则为 3.4%。内镜检查同时行病理组织活检还有利于明确病变的良恶性质。

2. 食管 pH 测定　24 小时食管 pH 值测定是 GERD 诊断的金标准。通过食管腔内放置 pH 电极不仅可以发现反流，还可以定量了解反流程度。测定 24 小时食管 pH <4 的百分比时间，卧位和立位时 pH <4 的百分比，pH <4 的反流次数，pH <4 持续 5 分钟以上的反流次数，最长反流持续时间等参数，能帮助确认有无酸反流，有助于可疑胃食管反流病的诊断，还可以用于估计治疗效果。

3. 食管腔内压力测定　正常人静止时 LES 压力约 2 ~ 4 kPa（15 ~ 30 mmHg）或 LES 压力与胃腔内压力比值 >1，当静止时 LES 压力 <0.8 kPa（6 mmHg），或两者比值 <1，则提示 LES 功能不全，或有

GERD 存在。该试验对判断是否有 GERD 有一定局限性，仅用于不典型的胸痛患者。

4. 食管吞钡 X 线检查　食管吞钡检查在早期可发现食管痉挛，随访后该处痉挛松弛，食管癌则为持久性的钡剂缺损，或呈细线条状狭窄，反流性食管炎的黏膜像呈高低不平锯齿状，有蠕动。当发展到后期，食管狭窄咽下困难时，X 线呈现器质性管腔狭窄，可呈局限性狭窄，也可呈漏斗状狭窄，但与食管癌的僵硬、充盈缺损不同。

老年人凡有于体位有关的胃烧灼、胸痛或原因不明的夜间阵发性呛咳、哮喘甚至窒息者，应考虑有胃食管反流病的可能。胃食管反流病的诊断应基于：①有明显的反流症状。②内镜下可能有反流性食管炎的表现。③食管过度酸反流的客观证据。如患者有典型的烧心和反酸症状，可作出胃食管反流病的初步诊断。内镜检查如发现有反流性食管炎并能排除其他原因引起的食管病变，本病诊断成立。对有症状而内镜检查阴性者，行 24 小时食管 pH 监测，如证实有食管过度酸反流，诊断成立。

无法行 24 小时食管 pH 监测者，可用质子泵抑制剂（PPI）作试验性治疗（如奥美拉唑 20 mg/次，2 次/d，连用 7 天），如有明显效果，本病诊断一般可成立。对症状不典型者，常须结合内镜检查、24 小时食管 pH 监测和试验性治疗进行综合分析来作出诊断。

虽然胃食管反流病的症状有其特点，临床上仍应与其他病因的食管炎、消化性溃疡、各种原因的消化不良、胆道疾病以及食管动力疾病等相鉴别。胸痛为主时，应与心源性、肺心源性胸痛的各种原因进行鉴别，如怀疑心绞痛，应作心电图和运动试验，在除外心源性胸痛后，再行有关食管性胸痛的检查。对有吞咽困难者，应与食管癌和食管贲门失弛缓症相鉴别。对有吞咽疼痛，同时内镜显示有食管炎的患者，应与感染性食管炎（如真菌性食管炎）、药物性食管炎等鉴别。

四、治疗

胃食管反流病的治疗目的是控制症状、减少复发和防止并发症。

1. 一般治疗　改变生活方式和饮食习惯。为了减少卧位及夜间反流可将床头抬高 20～30 cm；避免睡前 2 小时内进食，白天进餐后亦不宜立即卧床；饮食宜少量多餐，避免进食过饱；忌酸食、脂肪、烟、酒、咖啡和巧克力；避免增加腹压的因素，肥胖者应减轻体重，裤带不要过紧；避免使用任何能使 LES 压力下降的药物如抗胆碱药（阿托品）、肾上腺能抑制剂、地西泮等。

2. 药物治疗

（1）酸抑制疗法：应用抑酸剂是治疗胃食管反流的重要手段。质子泵抑制剂如兰索拉唑（30 mg/次，每晚 1 次或 2 次/天）或奥美拉唑（20 mg/次，每晚 1 次或 2 次/天）有较强抑酸效果。亦可选择组胺 H_2 受体拮抗剂法莫替丁（20 mg/次，2 次/天或 40 mg/次，每晚 1 次）或雷尼替丁（150 mg，2 次/天）。

（2）促进食管和胃的排空：莫沙比利（加斯清）是一种全胃肠道动力剂。该药为选择性 5 - 羟色胺 4（5 - HT_4）受体激动剂，通过选择性地促进肠肌间神经丛和胆碱能神经元释放乙酰胆碱，从而增加 LES 压力和食管蠕动，加快胃排空，减少反流。多潘立酮（吗丁啉）为周围性多巴胺拮抗剂，能增加胃排空，不良反应为增加血泌乳素的浓度。甲氧氯普胺作为一种多巴胺能拮抗剂，有促进食管蠕动，减少反流的作用，但长期服用可导致锥体外系神经症状，故老年患者慎用。

促动力剂可以在部分患者中使用，尤其是作为酸抑制治疗的辅助用药。对大多数 GERD 患者，目前可用的促动力药物不能作为 GERD 患者的理想单一用药。

（3）黏膜保护剂：硫醣铝、枸橼酸铋钾等可在食管表面形成保护层，保护食管黏膜免受胃酸、胃蛋白酶的损害。老年人应注意，长期服用会引起便秘。

（4）联合用药：促进食管胃排空药和制酸剂联合应用有协同作用，能促进食管炎的愈合。质子泵抑制剂与促动力剂联合应用效果较好。

3. 维持治疗 胃食管反流病具有慢性复发倾向，据西方国家报道停药后半年内复发率高达70% ~ 80%。为减少症状复发，防止食管炎反复复发引起的并发症，需考虑给予维持治疗。停药后很快复发且症状持续者，往往需要长期维持治疗；有食管炎并发症如食管溃疡、食管狭窄、Barrett食管者，肯定需要长期维持治疗。质子泵抑制剂、组胺 H_2 受体拮抗剂、促动力剂均可用于维持治疗，其中以质子泵抑制剂效果最好。维持治疗的剂量因个体而异，以调整至患者无症状之最低剂量为最适剂量。

4. 手术治疗 用于内科药物治疗无效时，或食管炎症已形成瘢痕、狭窄者。老年人外科手术风险大，即使手术之后，也难免需要继续服用抗反流的药物治疗，手术并不能降低患者患食管癌的危险。手术方法一是对狭窄食管进行扩张术，另一种是传统的胃底折叠术。有资料报告一项198例经腹腔镜下Nissen折叠术，其死亡率仅为0.5%，并能降低术后反流复发率。

5. 内镜治疗 目前有三组内镜治疗方法来控制反流：在LES区域进行射频技术、内镜下缝合技术以减少反流、LES区域注射技术。射频技术是用来加强LES的反流屏障作用。所有这些技术都可以改善症状，但LES压力没有显著的变化。不过对内镜治疗的长期有效性、可接受性和安全性，还需进一步的观察，对于质子泵抑制剂治疗有效的GERD患者并不建议应用内镜治疗。

五、预后

绝大部分患者经内科治疗可获得满意的近期疗效。与消化性溃疡一样，须解决复发及维持治疗的问题。关于Barrett食管处理的关键是密切随访，必须3 ~ 6个月复查一次胃镜，必要时采取手术治疗。最近有研究证实，质子泵抑制剂可预防Barrett上皮的发生，也可逆转Barrett上皮为鳞状上皮。

（张 爽）

第三节 老年慢性胃炎

慢性胃炎（chronic gastritis）是多种原因所致的胃黏膜慢性炎性疾病，患病率高，病程持续时间长，且有的类型如萎缩性胃炎，目前人们仍无法使其逆转，为中、老年人常见的慢性疾病，随着年龄的增长，本病的患病率有增加的趋势。有人统计，50岁以后约50%以上的人患慢性胃炎。老年人的慢性胃炎又多见肠上皮化生和胃黏膜细胞的不典型增生，后者与胃癌的发生关系密切。因此，对老年人的慢性胃炎尤应重视。

一、病因和发病机制

慢性胃炎的病因目前尚不完全清楚，一般认为与多种因素的作用及机体的易患性有关，病因持续存在或反复发生即可形成慢性胃炎。老年慢性胃炎的发病除与中青年患者病因相同外，还有以下特点。

（一）胃黏膜的改变

1. 不良生活习惯对胃黏膜的影响

（1）刺激性食物：老年人最明显的变化是牙齿及牙周组织的退行性变，同时由于牙齿脱落、牙龈萎缩引起的上下颌骨及下颌关节改变，致使咀嚼困难，进入胃内的食物常较粗糙。此外，老年人的味觉迟钝，对盐、香料的敏感性明显减弱，因此，常喜欢吃厚味食品如过咸、过甜、过酸、过辣及香料过重的食品。研究表明，食物粗糙、过冷、过热、过酸、过咸或各种原因的冰水洗胃均可引起胃黏膜损伤，长期如此可引起胃黏膜的慢性炎症性改变。

（2）饮酒：动物实验证实胃腔内乙醇浓度大于14%时可直接损伤胃黏膜。但停止饮酒后胃黏膜的损伤可恢复。有研究认为长期慢性饮酒可以减少胃黏膜前列腺素 E_1 和 γ－亚油酸的含量，导致慢性胃炎。乙醇不仅增加氢离子对黏膜的反弥散，破坏黏膜内和膜下的血管，并可减少氧化磷酸化和黏膜内ATP合成，进而破坏组织功能。有报道称适量的低度乙醇对胃黏膜不但无害反而有保护作用，这可能是低浓度的乙醇通过提高胃黏膜的前列腺素水平而对胃黏膜有保护作用。但就临床而言，尤其是老年人过量饮酒往往是慢性胃炎的诱因。

（3）吸烟：烟草酸可直接作用于胃黏膜，也可通过刺激胆汁反流而致胃黏膜损伤。

（4）药物：老年人由于身体功能的衰退常患多种疾病，如冠心病、高血压、糖尿病、关节炎、慢性支气管炎和肺心病等，需长期服药。长期服用阿司匹林等非甾体抗炎药（NSAIDs）、洋地黄、短链脂肪酸等药物均可引起胃黏膜损害。NSAIDs能引起胃的功能或（和）结构的改变，最常见的是出血糜烂性胃炎（占20%～40%），可于几天内自行愈合。但长期服用可引起慢性的组织学改变或溃疡形成，且老年人常发生较严重的并发症，如上消化道出血、胃穿孔等。

2. 胃黏膜退行性变　胃黏膜是代谢率最高的组织之一。随着增龄，胃的血流量减少，小血管扭曲，小动脉壁玻璃样变和管腔狭窄，这些局部血管因素和老年性胃黏膜生理性的退行性改变导致胃黏膜营养不良、黏膜萎缩变薄、上皮细胞数量减少及细胞类型发生改变，以及分泌功能降低和胃黏膜屏障功能低下。

（二）胃动力及括约肌的改变

正常情况下，胃的节律性收缩可调节胃的排空，使胃内容物不断流向十二指肠，并防止十二指肠液向胃内反流。老年人胃肠道的肌纤维发生退行性改变，萎缩，弹力下降，使胃肠运动减弱，影响食物的消化与胃排空（健康老年人的胃半排空时间是123分钟，而青年人为47分钟），再加上幽门括约肌的退行性改变和功能紊乱，易引起十二指肠液及胆汁反流入胃腔。研究证实胆汁可以破坏黏膜屏障，损伤上皮细胞和细胞间的紧密连接而发生胃炎。胆汁中的牛黄脱氧胆酸引起胃黏膜损害的作用最大。十二指肠液卵磷脂在胰酶、磷酸酯酶A的作用下变成溶血卵磷脂，其去垢作用可破坏胃黏膜表面上皮对酸反弥散的屏障作用，造成慢性损伤，最后形成胃炎。

胃黏膜退行性变、胃动力及括约肌的改变是老年人易患慢性胃炎的前提条件，也是其他因素致病的病理生理基础。

（三）幽门螺杆菌感染

自从1983年Marshall和Warren从慢性活动性胃炎患者的胃黏膜中分离出幽门螺杆菌（helicobacter pylori，HP）之后，HP与慢性胃炎之间的关系受到消化界及微生物学家的极大关注。现已确认HP是慢性胃炎的主要致病因素之一。这为慢性胃炎的病因、发病机制、治疗等均带来了新的概念。我国HP相关性胃炎的流行病学调查发现，随着年龄的增大，HP的感染率也增加。其中20～29岁的感染率为45.7%，30～39岁为63.6%，>70岁为78.9%。而且慢性胃炎的患病率也随着年龄增长。由此可见，HP感染也是老年人慢性胃炎的主要致病因素之一。

（四）自身免疫

自身免疫反应的发生和发展是衰老过程的重要表现之一。老年人自身免疫调节功能低下，调节自身抗体产生的抑制功能减退，体内出现多种自身抗体，如抗壁细胞抗体（PCA）、抗胃泌素分泌细胞抗体（GCA）及抗内因子抗体（IFA），这些抗体与相应抗原结合，激活补体或调节T淋巴细胞、巨噬细胞而破坏胃黏膜腺体而导致慢性胃炎。老年人抗核抗体的阳性率为11%，而青年人只有2.5%。类风湿因子的阳性率老年人比年轻人约高5倍。自身免疫疾病的发生率在免疫功能正常人群中<0.01%，但在有免疫缺陷的人群中可达14%，而老年人就属于此类人群，故自身免疫性疾病的发生率较高。近年来的研究表明，慢性萎缩性胃炎的发生可能与自身免疫有关。通过对慢性萎缩性胃炎与正常人免疫指标的比较，发现该型胃炎含有内因子抗体、抗壁细胞抗体和促胃液素分泌细胞抗体。

（五）多种慢性病

老年营养不良，如蛋白质、维生素B族缺乏、缺铁性贫血等疾病可引起消化道黏膜萎缩而导致慢性胃炎；肝、胆、胰的病变可致十二指肠反流而发病；心力衰竭、肾功能不全、肺心病、门静脉高压症等，可使胃黏膜淤血导致黏膜屏障功能受损，易发生慢性炎症；糖尿病、甲状腺疾病、肝硬化、溃疡性结肠炎、类风湿性关节炎、垂体功能减退等均可引起慢性胃炎。

二、流行病学

慢性胃炎是常见疾病，据统计此病的发病率占全部人口的30%。且其发病率随年龄而增加，年龄每增加10岁，其平均递增率为1.4%。老年人慢性胃炎的患病率为40%~60%。有关文献指出，1万例胃镜检查慢性胃炎的检出率为55.02%。其中萎缩性胃炎在50岁以上者中占64.71%。在1 016例老年期及1 733例老年前期患者（45~59岁）胃镜检查中，发现慢性胃炎的患病率居上消化道疾病的首位，且患病率随年龄升高而有递增趋势。按性别统计，各年龄组中，中度至重度慢性胃炎的患病率均以男性为高，男性高龄组患病率达80%。

三、分类

慢性胃炎的分类方法很多，早在1947年Schindler便根据半屈式胃镜所见及胃黏膜活检结果，把慢性胃炎分为原发性和继发性两大类，原发性又分为浅表性、萎缩性和肥厚性三型，从而奠定了胃炎分型的基本框架。这一分类方法沿用甚久。20世纪70年代纤维胃镜广泛应用之后，新的胃炎分类方法不断出现，其中意义大、影响广泛的包括：

1. Whitehead分类　Whitehead于1972年从病理角度按病变部位、程度、活动性及有无化生进行慢性胃炎分类。将慢性胃炎分为浅表性胃炎和萎缩性胃炎两类。萎缩性胃炎根据萎缩程度又分为轻、中、重三型；再根据活动性分为静止期和活动期，根据病变部位分为幽门、胃体、贲门、移行部和不能定位，再加上有无肠上皮化生和假幽门腺化生而再进一步分类。

2. Strickland分类　1973年，Strickland以病变部位结合免疫学方法，根据壁细胞抗体阳性与否，将萎缩性胃炎分为A、B两型。A型主要为胃体部弥漫性萎缩，壁细胞抗体阳性，可发展为恶性贫血。胃窦部黏膜基本正常。B型炎症主要在胃窦部，而胃体部黏膜无明显萎缩，壁细胞抗体阴性。Strickland分类可以解释萎缩性胃炎的部分发病原理，在一定程度上有助于分析预后。

3. 我国的分类　自1977—1982年国内多次召开有关慢性胃炎的诊治座谈会，并制订了胃炎分类。

将胃炎分为原发性和继发性，原发性包括浅表性、萎缩性和肥厚性胃炎。

国内慢性胃炎分类多年来已在全国广泛使用，医生们已比较熟练掌握，习惯于此种分类。最近有人提出将疣状胃炎也列入其中。

4. 悉尼胃炎分类 1990 年第九届世界胃肠病学大会上，Misiewlcz 等提出一种新的与以往不同的胃炎分类方法，它由组织学和内镜两部分组成，组织学以病变为核心，确定 3 种基本诊断：急性胃炎、慢性胃炎和特殊类型胃炎。新分类的特点是把胃炎的病因和相关病原也纳入诊断，再加上病变的部位、组织学改变和胃镜所见，使诊断更为全面完整。新分类废除了浅表性和萎缩性胃炎的诊断病名，并要求标明有无幽门螺杆菌的感染及其程度。但是，悉尼新分类未将不典型增生这一癌前病变列入且临床上准确的病因诊断亦难做到，故尚有进一步探讨的问题。

四、临床表现

慢性胃炎缺乏典型的症状。多数患者无症状，且病变程度与临床症状亦不相一致。最常见的症状为上腹隐痛不适、饱胀和程度不同的消化不良症状如食欲不振、嗳气、反酸、恶心等。空腹时比较舒适，饭后往往出现上腹不适，可因冷食、硬食、辛辣或其他刺激性食物引起症状或使症状加重。慢性胃炎的腹痛多不规则，一般为弥漫性上腹隐痛或钝痛，很少表现为剧痛。胃窦胃炎可呈消化性溃疡样腹痛，有节律性，但无周期性。有胃黏膜糜烂者可有少量或大量上消化道出血。长期少量出血可引起缺铁性贫血。恶性贫血者常有全身衰弱、疲软、精神淡漠和隐性黄疸等。

老年人慢性胃炎的临床特点如下：

1. 无特异性症状 老年人随年龄增长，感觉较迟钝，故自觉症状轻微，甚至无症状，即使有症状也无特异性，如上腹饱胀、腹痛、嗳气、乏力等，常与其他消化系统疾病混淆。特别是老年人常与其他脏器疾病并存（如心衰、胆囊炎等），往往并存疾病的症状较为突出，易忽略本病的表现。

2. 并发症与伴发病较多 老年人慢性胃炎并发出血，且因胃黏膜血管硬化不易止血；又由于血容量减少，致使心、脑、肝、肾等重要脏器血液灌流不足，发生功能障碍；老年人体内调节水与电解质功能障碍，在慢性胃炎活动期或饮食失当时，引起呕吐与腹泻，易致水、电解质平衡紊乱。老年人慢性胃炎常有伴发病，如慢性支气管炎、肺气肿、高血压、冠心病、糖尿病等。

五、诊断与鉴别诊断

1. 诊断 慢性胃炎的临床表现不典型，对诊断帮助不大。X 线检查仅能协助排除其他胃部疾病。胃镜和胃黏膜活组织检查是诊断慢性胃炎最直接、最可靠的方法，可了解胃黏膜炎症的范围、程度和类型。此外，胃液分泌功能测定、胃蛋白酶原测定、壁细胞抗体和内因子抗体测定、血清促胃液素测定及 HP 检测等辅助检查可了解胃功能状态、与贫血的关系以及是否存在 HP 感染，从而有助于明确诊断和鉴别诊断。

2. 鉴别诊断 慢性胃炎应与消化性溃疡、胃癌及胃轻瘫、胃排空加快、神经性厌食等胃的疾病进行鉴别。消化性溃疡、胃癌经胃镜检查可作出鉴别。胃轻瘫、胃排空加快及神经性厌食等除进行胃镜检查外，尚须进行胃排空检查、胃腔内测压、胃电图及 HP 监测等检查方能作出鉴别。另外，腹部 B 超及 X 线检查有助于排除胆道疾病，如胆囊炎、胆石症等。

六、治疗

慢性胃炎发病普遍，病因复杂，症状轻重不一，表现多样，因此，对慢性胃炎的治疗，尤其是老年人，应强调全面、综合治疗。

1. 建立健康、合理的生活方式　老年慢性胃炎患者，应做到生活有规律，戒除烟酒，勿暴饮暴食，避免饮浓茶，饮食要定时定量。对于精神紧张、焦虑、忧郁及失眠者，应对其精神生活予以足够重视，帮助其确立积极健康的生活态度，安度晚年。对于长期失眠的患者，可令其口服温和的安眠药物。把有关保健知识教给患者，帮助他们认识疾病，使之对自身病态有较完整的认识，对有恐“癌”心理的患者应使他们正确理解疾病的演变过程，建立治疗信心。

2. 药物治疗

（1）清除 HP 感染：幽门螺杆菌（HP）感染与慢性胃炎关系密切，因此对有 HP 感染的慢性胃炎患者应采用清除 HP 治疗。HP 对多种抗生素敏感，如阿莫西林、甲硝唑、左旋氧氟沙星、四环素、链霉素、庆大霉素、呋喃唑酮、头孢菌素、克拉霉素等。另外，胶态次枸橼酸铋在酸性环境中能形成铋盐和黏液组成的复合物覆盖在黏膜表面，除具有保护黏膜作用外，还具有直接杀灭 HP 的作用。单一药物治疗 HP 感染的清除率低，且易产生 HP 耐药。目前国内共识的 HP 三联疗法（2003 年修订），即质子泵抑制剂（奥美拉唑 20 mg、埃索美拉唑 20 mg、兰索拉唑 30 mg）+克拉霉素（0.5 g）+阿莫西林（1.0 g）或甲硝唑（0.4 g），2 次/天，连用 7 天，其 1 周 HP 清除率在 95% 以上；亦可采用胶态次枸橼酸铋（120 mg/d）加阿莫西林和甲硝唑三联治疗，2 周为 1 疗程，其 HP 的清除率可达 90% 以上。

（2）黏膜保护剂：黏膜保护剂可增强胃黏膜屏障功能，促进上皮生长。此类药物包括胶态次枸橼酸铋、硫糖铝、前列腺素 E、谷氨酰胺（麦滋林）、甘珀酸、十六角蒙脱石及替普瑞酮等，对缓解上腹不适症状有一定作用，但单用效果欠佳，其中甘珀酸对老年高血压、心脏病及肾病者要慎用。

（3）抑酸剂：慢性胃炎胃酸可高可低。对于胃酸高的应用抑酸剂可以降低胃内 H^+ 浓度，减轻 H^+ 对胃黏膜的损害及 H^+ 的反弥散程度，从而为胃黏膜的炎症修复创造有利的局部环境。同时，低酸又可以促进促胃液素释放，促胃液素具有胃黏膜营养作用，促进胃黏膜细胞的增生和修复。目前认为对于上腹疼痛症状明显，或伴有黏膜出血患者，采用抑酸剂治疗，通常能使腹痛症状明显缓解。常用的抑酸剂包括 H_2 受体阻断剂（西咪替丁、雷尼替丁及法莫替丁）及质子泵抑制剂（奥美拉唑与兰索拉唑等）。

（4）胃动力药：慢性患者常伴有胃肠运动功能失调。因此，在慢性胃炎的治疗中，尤其在老年患者中，胃动力药起着不可缺少的作用。这类药物包括甲氧氯普胺、多潘立酮及莫沙比利等。甲氧氯普胺可引起锥体外系反应，现临床已少用。多潘立酮为外周多巴胺受体拮抗剂，极少有中枢作用，系目前广泛应用的胃动力药，约 50% 的患者胃排空迟缓症状能缓解。

（5）其他：目前发现有一些胃肠激素具有明显的增强胃黏膜防御功能的生物活性，如生长抑素、转化生长因子 α、神经降压素、表皮生长因子等。由于老年人胃肠激素呈生理性降低，因此有条件时可以应用一些商品化的胃肠激素如施他宁和善得定等。缺铁性贫血者可补充铁剂，有恶性贫血者需用维生素 B_{12} 治疗。

目前认为慢性浅表性胃炎经治疗症状可完全消失，部分患者胃黏膜慢性炎症病理改变亦可完全恢复，但对于慢性萎缩性胃炎，目前的治疗方法主要是对症治疗，通常难以使萎缩性病变逆转。对重度病变，应做定期随访。

七、预防

对急性胃炎患者应及时治疗。平时应注意饮食卫生，避免刺激性食物和饮料的长期食用和饮用；不用或慎用对胃黏膜有强刺激性药物；积极治疗口腔疾病及呼吸道的慢性感染病灶等。老年人有维生素及微量元素缺乏倾向，应适当补充维生素 B_{12} 及锌、硒等微量元素。

（邸洪强）

第四节　老年便秘

老年便秘（elderly constipation）是指排便次数减少，同时排便困难，粪便干结。正常人每日排便 1～2次或 2～3 天排便 1 次，便秘患者每周排便少于 2 次，并且排便费力，粪质硬结、量少。随着人口的老龄化趋势，便秘已成为老年病中一种高发性疾病，65 岁以上老年人便秘的发生率约为 30%，便秘由于能引起胃肠及心脑血管方面的并发症而危及老年人的健康，严重影响老年人的生活质量。

一、病因和发病机制

1. 与增龄有关　老年人便秘的患病率较青壮年明显增高，主要是由于随着增龄，老年人的食量和体力活动明显减少，胃肠道分泌消化液减少，肠管的张力和蠕动减弱，腹腔及盆底肌肉乏力，肛门内外括约肌减弱，胃结肠反射减弱，直肠敏感性下降，使食物在肠内停留过久，水分过度吸收引起便秘；此外，高龄老人常因老年性痴呆或精神抑郁症而失去排便反射，引起便秘。

2. 不良生活习惯

（1）饮食因素：老年人牙齿脱落，喜吃低渣精细的食物，或少数患者图方便省事，饮食简单，缺少粗纤维，使粪便体积缩小，黏滞度增加，在肠内运动缓慢，水分过度吸收而致便秘。此外，老年人由于进食少，食物含热卡低，胃结肠通过时间减慢，亦可引起便秘。有报道显示，胃结肠反射与进食的量有关，1 000 cal 膳食可刺激结肠运动，350 cal 则无此作用。脂肪是刺激反射的主要食物，蛋白质则无此作用。

（2）排便习惯：有些老年人没有养成定时排便的习惯，常常忽视正常的便意，致使排便反射受到抑制而引起便秘。

（3）活动减少：老年人由于某些疾病和体型肥胖等，致使活动减少，特别是因病卧床或乘坐轮椅的患者，因缺少运动性刺激以推动粪便的运动，往往易患便秘。

3. 精神心理因素　患抑郁、焦虑、强迫观念及行为等心理障碍者易出现便秘，据 Merkel 等研究表明，1/3 便秘患者抑郁、焦虑方面的评分明显增高。

4. 肠道病变　肠道的病变有炎症性肠病、肿瘤、疝、直肠脱垂等，此类病变导致功能性出口梗阻引起排便障碍。

5. 全身性病变　全身性疾病有糖尿病、尿毒症、脑血管意外、帕金森病等。

6. 医源性（滥用泻药）　由于长期使用泻剂，尤其是刺激性泻剂，可因损伤结、直肠肌而产生“导泻的结肠”，造成肠道黏膜及神经的损害，降低肠道肌肉张力，反而导致严重便秘。此外，引起便秘的其他药物还有如鸦片类镇痛药、抗胆碱类药、抗抑郁药、钙离子拮抗剂、利尿剂等。

正常排便包括产生便意和排便动作两个过程。进餐后通过胃结肠反射，结肠运动增强，粪便向结肠远端推进。直肠被充盈时，肛门内括约肌松弛，同时肛门外括约肌收缩，使直肠腔内压升高，压力刺激超过阈值时即引起便意。这种便意的冲动沿盆神经、腹下神经传至腰骶部脊髓的排便中枢，再上行经丘脑到达大脑皮质。如条件允许，耻骨直肠肌和肛门内、外括约肌均松弛，两侧肛提肌收缩，腹肌和膈肌也协调收缩，腹压增高，促使粪便排出。老年人这组肌肉静息压普遍降低，黏膜弹性也减弱，甚至肛门周围的感受器的敏感性和反应性均有下降，使粪便易堆积于壶腹部而无力排出。老年人脑血管硬化容易产生大脑皮质抑制，胃结肠反射减慢，容易产生便秘。新近的研究表明，血胃肠激素参与控制结肠的动力，如血管活性肠肽、血浆胰多肽、胃动素、生长激素、缩胆囊素等，激素的改变可能在老年便秘发病中起重要的作用。

二、临床表现及并发症

便秘的主要表现是排便次数减少和排便困难。许多患者的排便次数每周少于 2 次，严重者长达 2 ~ 4 周才排便 1 次。然而，便次减少还不是便秘唯一或必备的表现，有的患者可突出地表现为排便困难，排便时间可长达 30 分钟以上，或每日排便多次，但排出困难，粪便硬结如羊粪状，且数量很少。此外，有腹胀、食纳减少，以及服用泻药不当引起排便前腹痛等症状。体检左下腹有存粪的肠襻，肛诊有粪块。

老年人过分用力排便时，可导致冠状动脉和脑血流的改变，由于脑血流量的降低，排便时可发生晕厥，冠状动脉供血不足者可能发生心绞痛、心肌梗死，高血压者可引起脑血管意外，还可引起动脉瘤或室壁瘤的破裂、心脏附壁血栓脱落、心律失常甚至发生猝死。由于结肠肌层张力低下，可发生巨结肠症，用力排便时腹腔内压升高可引起或加重痔疮，强行排便时损伤肛管，可引起肛裂等其他肛周疾病。粪便嵌塞后会产生肠梗阻、粪性溃疡、尿潴留及大便失禁，还有结肠自发性穿孔和乙状结肠扭转的报道。

三、诊断和鉴别诊断

便秘可能是唯一的临床表现，也可能是某种疾病的症状之一。对于便秘患者，应了解病史、体格检查，必要时做进一步的检查，以明确是否存在消化道机械性梗阻，有无动力障碍。

1. 询问病史　详细了解便秘的起病时间和治疗经过，近期排便时间的改变，问清排便次数，有无排便困难、费力及大便是否带血，是否伴有腹痛、腹胀、上胃肠道症状及能引起便秘的其他系统疾病，尤其要排除器质性疾病。如病程在几年以上病情无变化者，多提示功能性便秘。

2. 体格检查　体格检查能发现便秘存在的一些证据，如腹部有无扩张的肠型，是否可触及存粪的肠襻。进行肛门和直肠检查，可发现有无直肠脱垂、肛裂疼痛、肛管狭窄，有无嵌塞的粪便，还可估计静息时和用力排便时肛管张力的变化。

3. 特殊检查

（1）腹部平片：能显示肠腔扩张及粪便存留和气液平面，可确定器质性病变如结肠癌、狭窄引起的便秘。

（2）钡灌肠：可了解结肠、直肠肠腔的结构。

（3）结肠镜及纤维乙状结肠镜：可观察肠腔黏膜以及腔内有无病变和狭窄，还可发现结肠黑变病（melanosis coli）。

（4）肛管直肠压力测定：可以帮助判断有无直肠、盆底功能异常或直肠感觉阈值异常。

（5）球囊逼出试验：有助于判断直肠及盆底肌的功能有无异常。

（6）盆底肌电图检查：可判断有无肌源性或神经源性病变。

（7）结肠传输功能实验：了解结肠传输功能。

（8）排粪造影：有助于盆底疝及直肠内套叠的诊断。

四、治疗

（一）非药物治疗

1. 坚持参加锻炼　对60岁以上老年人的调查表明，因年老体弱极少行走者便秘的发生率占15.4%，而坚持锻炼者便秘的发生率为0.21%，因此，鼓励患者参加力所能及的运动，如散步、走路或每日双手按摩腹部肌肉数次，以增强胃肠蠕动能力。长期卧床患者应勤翻身，并进行环形按摩腹部或热敷。

2. 培养良好的排便习惯　进行健康教育，帮助患者建立正常的排便行为。可练习每晨排便一次，即使无便意，亦可稍等，以形成条件反射。同时，要营造安静、舒适的环境及选择坐式便器。

3. 合理饮食　老年人应多吃含粗纤维的粮食和蔬菜、瓜果、豆类食物，多饮水，每日至少饮水1 500 mL，尤其是每日晨起或饭前饮一杯温开水，可有效预防便秘。此外，应食用一些具有润肠通便作用的食物，如黑芝麻、蜂蜜、香蕉等。

4. 其他　防止或避免使用引起便秘的药品，不滥用泻药；积极治疗全身性及肛周疾病；调整心理状态，良好的心理状态有助于建立正常排便反射。

（二）药物治疗

1. 促动力药　莫沙比利是全胃肠促动力药，对老年便秘疗效较好。可缩短胃肠通过时间，增加排便次数。

2. 泻药

（1）润滑性泻药：大多是无机矿物油，容易通过肠腔而软化粪便，可以口服或灌肠。此类制剂主要有甘油、液状石蜡，适宜于老年人心肌梗死后或肛周疾病手术后，避免用力排便，对药物性便秘无效。长期使用会影响脂溶性维生素A、D、E、K的吸收，还会引起肛门瘙痒和骨软化症。餐间服用较合适，避免睡前服用，以免吸入肺内引起脂性肺炎。

（2）容积性泻药：为含有较高成分的纤维素或纤维素衍生物，它有亲水性和吸水膨胀性的特点，可使粪便的水分及体积增加，促进肠蠕动而转运粪便。此类药有金谷纤维王、美特泻、康赐尔，适宜用于低渣饮食的老年人，不但通便，还能控制血脂、血糖，预防结肠癌的发生。在服用时必须同时饮240 mL水或果汁，以免膨胀后凝胶物堵塞肠腔而发生肠梗阻。

（3）刺激性泻药：此类药物含有蒽醌，可刺激结肠蠕动，6～12 小时即有排便作用，但会产生腹痛、水电解质紊乱等不良反应。此类药物有果导、番泻叶、舒立通、大黄苏打等，长期使用可丧失蛋白质而软弱无力，因损害直肠肌间神经丛而形成导泻的结肠（cathartic colon）。此类制剂含有蒽醌，长期摄取后在结肠黏膜下会有黑色素沉积，形成所谓的结肠黑变病。对于慢性便秘者，应避免长期应用或滥用刺激性泻药。

（4）高渗性泻剂：如山梨醇、乳果糖溶液是含不被吸收糖类的电解质混合液。乳果糖是一种合成的双糖，由一分子果糖与一分子半乳糖连接而成，人体内不含有能将它水解为单糖的酶，因此乳果糖口服后能完整地通过胃肠道到达结肠，并分解为单糖，随后分解为低分子量的有机酸，增加肠腔的渗透压和酸度，从而易于排便。乳果糖（杜秘克）口服 15～30 mL/d，24～48 小时即有排便功效。福松是聚乙二醇 4 000 散剂，通过氢键固定水分子，使水分保留在结肠内，增加粪便含水量并软化粪便，恢复粪便体积和重量至正常从而促进排便。该药不被胃肠道吸收，其毒性极小；而且福松不含糖，所以可以用于糖尿病患者和需要无乳糖饮食的患者。用法为每次 1 袋，每天 1～2 次；或每天 2 袋，1 次顿服。当大剂量服用时，可能出现腹泻，停药后 24～48 小时内即可消失，随后可减少剂量继续治疗。

（5）盐性轻泻药：如硫酸镁、磷酸钠，由于渗透压的作用会很快增加粪便中水分的含量，半小时后即可产生突发性水泻。此类泻剂可引起电解质紊乱，不宜长期使用，对有粪便嵌塞者可灌肠排出粪便。有肾功能不全者不宜使用含镁制剂。

（6）通便胶囊：系纯中药制剂，具有“健脾益肾、润肠通便”的功能。本品用量小，通便作用可靠，具有“通而不泻，补不滞塞”的特色。2～4 粒/次，2～3 次/天，1～2 天即可通便，通便后改为 1～2粒/次，1 次/天。

（三）综合序贯疗法

对于习惯性便秘，在训练定时排便前，宜先清肠，即用生理盐水灌肠清洁肠道，2 次/天，共 3 天。清肠后检查腹部，并摄腹部平片，确定肠内已无粪便嵌塞。清肠后可给液状石蜡，5～15 mL/(kg·d)，或乳果糖 15～30 mL/d，使便次至少达到 1 次/天。同时鼓励患者早餐后解便，如仍不排便，还可鼓励晚餐后再次解便，使患者渐渐恢复正常排便习惯。一旦餐后排便有规律地发生，且达到 2～3 个月以上，可逐渐停用液状石蜡或乳果糖。在以上过程中，如有2～3 天不解便，仍要清肠，以免再次发生粪便嵌塞。文献报道，这种通过清肠、服用轻泻剂并训练排便习惯的方法，治疗习惯性便秘，其成功率可达到 70%～80%，但不少会复发。

（四）生物反馈治疗

是一种以意念去控制机体功能的训练，以前被用来治疗大便失禁，近年已有较多文献报道用于治疗盆底肌肉痉挛性便秘，包括气囊生物反馈法和机电生物反馈法两种，其通便的成功率可达75%～90%。反馈治疗法是将特制的测压器插入肛门内，通过仪器的显示器，可获得许多信息，包括肛门括约肌的压力、直肠顺应性、肛直肠处的感觉敏感性，使患者自己感到何时可有排便反应，然后再次尝试这种反应，启发排便感觉，达到排除粪便的目的。

（五）中医药治疗

大量文献报道，中医药在治疗老年便秘方面颇有特效，如炒决明子 60 g，压粉，每次服 3 g，早、晚各 1 次。加味增液汤、芍药甘草汤、加味硝菔通结汤、增液润肠丸等等，从人的整体角度出发，合理运用气血津液、阴阳脏腑基本理论，从不同角度用药，既可治表又可治本。此外，尚有运用中医理论，采取足底推拿、自我按摩、肛前推按、穴位注射等方法治疗老年便秘，均可使气血通畅，大便自调。

五、预防

坚持参加适当的体育锻炼，有意培养良好的排便习惯，合理饮食，注意补充膳食纤维。膳食纤维对改变粪便性质和排便习惯性很重要，纤维本身不被吸收，能使粪便膨胀，刺激结肠运动。这对于膳食纤维摄取少的便秘患者，可能更有效。含膳食纤维最多的食物是麦麸，还有水果、蔬菜、燕麦、玉米、大豆、果胶等。此外，应积极治疗全身性及肛周疾病，防止或避免使用引起便秘的药品，培养良好的心理状态，均有利于便秘的防治。

（邸洪强）

第八章 老年内分泌系统疾病

第一节 老年糖尿病

全球的糖尿病患病率正逐年上涨，与此同时，人口的老龄化日趋显著，老年糖尿病患者的人数正急剧增加。老年糖尿病有其独特的临床特点，而且老年人常常同时患有多种疾病和服用多种药物，社会活动和经济状况也和青年人大不相同，因此诊断和治疗有其特殊性，致残致死率高，老年糖尿病正日益受到大家重视。

一、流行病学

糖尿病全球的患病率明显升高，尤以老年糖尿病人群为甚。调查显示65岁及以上人群中患病率为15%～20%，新诊断的占7%，65～74岁间糖尿病患病率增加200%，75岁以上增加400%，随着年龄增加，糖尿病患病率急剧升高。20～39岁人群中糖尿病以每年1%～2%的速度增加，而在60～74岁人群中则是20%的年增长率。流行病调查显示，意大利1992—1996年间65至84岁的人群中糖尿病患病率为12.8%。若根据美国糖尿病协会（ADA）1998年的诊断标准校正，老年人群的患病率还要增加至15.3%。在该人群中，中青年起病的占55.3%，65岁以后起病的占44.7%。美国糖尿病控制和预防中心的数据表明大约有20.9%的60岁以上老人患有糖尿病，患病的高峰在65～74岁，在此年龄段20%的男性和超过15%的女性患有糖尿病，超过75岁后患病率有所下降。

我国老年糖尿病的患病率为9.19%～20%，1997年北京60岁以上人群糖尿病标化的患病率为15.7%，其中60～69岁患病率为13.73%，70～79岁为19.08%，80岁以上为21.05%。2001年上海的调查显示60岁以上人群糖尿病的患病率是18.7%，北京解放军总院的结果显示60岁以上糖尿病平均患病率是28.7%，其中60～69岁为17.6%，70～79岁为30.2%，80岁以上为37.8%。2001—2002年青岛地区老年糖尿病的患病率为16.5%，远高于其他年龄段。天津市2011年的一项调查结果显示老年糖尿病的患病率为16.48%。由此可见，老年糖尿病人群的迅猛增加已成为一个全球问题。

二、发病机制和病理生理

老年糖尿病人群是异质性人群，包括非老年期起病和老年期起病。多数老年糖尿病为2型糖尿病，但近年来发现临床最初诊断为2型糖尿病的患者中，10%～25%患者的胰岛细胞特异性抗体为阳性。Pietropaolo等报道一组年龄在65岁或以上、临床诊断为2型糖尿病的患者，其中12%有GA－DA和

（或）IA－2A阳性，提示由胰岛自身免疫损伤所致的糖尿病亦见于老年患者。

老年人更容易患糖尿病的机制目前尚未完全阐明，一般认为其发生是遗传因素和环境因素共同的作用。在老年糖尿病人群中基因的作用显著，有糖尿病家族史的个体随着年龄的增加，患病的概率增加。遗传因素可导致胰岛素原向胰岛素的转化发生障碍，也可引起胰岛素分子发生突变，或胰岛素受体基因缺陷等。其他因素也影响老年糖尿病的发生，如增龄、饮食结构的改变、激素的变化以及多种药物的影响。

老龄化的进程可以加速改变糖代谢的各个方面，如胰岛素分泌、胰岛素功能、肝糖原合成等，这些改变和患者的基因背景相互作用使老年人群的糖尿病发病率随着增龄而增加。大于50岁的人群中，年龄每增加10年，空腹血糖上升0.06 mmol/L，OGTT服糖后2小时血糖上升0.5 mmol/L。

多项研究显示增龄本身并不是老年人群胰岛素抵抗的主要原因，但增龄与体重和脂肪组织增加、非脂肪组织减少相关，可能会影响胰岛素的信号传导。此外增龄所致的腹型肥胖可导致高胰岛素血症、胰岛素抵抗。老年人饮食结构的改变，脂肪成分增加和碳水化合物减少，也可促进胰岛素抵抗的发生，通过改变饮食结构和增加运动来改善机体成分的比例可延缓胰岛素抵抗的发生就可说明这一点。HGP（heptic glucose production）在糖代谢稳态过程中发挥重要作用，包括空腹和餐后血糖。正常人的肝脏对胰岛素十分敏感，当血浆胰岛素水平低于正常值时，HGP可被完全抑制，与年龄无关。EGIR（The European Group for study of Insulin Resistance）报告显示，随着增龄HGP有下降的趋势，但在校正体重后这种差异消失。另有研究显示，老年糖尿病患者肝糖的输出并没有增加。因此在老年人群中肝脏的胰岛素抵抗并不是导致糖耐量异常的主要原因。骨骼肌是胰岛素介导血糖摄取的主要场所，而脂肪组织对胰岛素介导的血糖摄取相对较少，只占2%～3%。EGIR报告增龄与胰岛素介导的血糖利用减少相关，但校正BMI后无明显差异。而大量多中心研究显示增龄不能影响血糖的摄取，故目前增龄相关的胰岛素抵抗仍存在争议。增龄与脂肪增加相关，而腹部脂肪的增加又与胰岛素抵抗相关。故增龄引起的腹部脂肪堆积是老年人胰岛素抵抗的原因之一。肌肉收缩可以增加肌肉对血糖的利用，同时运动可以激活AMPK信号传导通路，提高胰岛素敏感性。缺乏锻炼是老年人普遍存在的问题，增加有氧运动可很好地改善胰岛素抵抗。

在老年人群中精氨酸刺激胰岛素分泌比青年人减少48%，β细胞功能随着年龄增加而减退，胰岛素分泌也随之减少。正常情况下胰岛素分泌是脉冲式的，而老年人胰岛素脉冲分泌受损。研究显示β细胞对肠促胰激素的刺激反应在老年人中是降低的，因此推测与增龄相关的肠促胰激素刺激的胰岛素分泌缺陷是导致老年人糖耐量异常的原因。虽然C肽水平在年龄上不存在差异，但IVGGT过程中老年人胰岛素分泌相对下降，老年人相对于年轻人第一时相胰岛素分泌减少46%，第二时相减少56%。糖耐量异常是增龄过程中的一个表现。上述证据显示靶组织，对胰岛素敏感性的下降和胰岛β细胞不适当的功能下降导致糖代谢紊乱，进而发展为糖尿病。

三、临床特征和并发症

（一）临床特征

由于老年人肾糖阈增高，故尿糖多不敏感；渴感中枢功能下降，认知功能和反应下降等，导致典型的三多一少（烦渴、多饮、多食、多尿，体重下降等）症状不明显，50%以上的患者没有此典型症状，多数患者往往是由于常规查体发现血糖升高。即使有症状也不典型，易与其他系统疾病混淆，造成诊断延误。有些患者是以非酮症性高渗昏迷、脑卒中或心肌梗死等并发症初次就诊。此外，肌无力、视物模糊、泌尿系感染、关节疼痛、抑郁等也常是老年糖尿病的首发症状。突然发生的体温过低、恶性外耳炎、泌尿系感染导致肾乳头坏死，认知功能迅速减退等都可出现在老年糖尿病个体身上。

糖尿病排在引起老年人死亡的原因第6位，但实际上是老年人群最常见的致残致死原因，患有糖尿病的老人死亡的风险是相同年龄组没有糖尿病的老年人的2倍，这主要是因为糖尿病引起的大血管病变和微血管病变。

（二）心血管事件

2型糖尿病患者40%～50%死于冠心病。传统的危险因素如：高血压、血脂异常、吸烟和糖尿病仍然贯穿整个老年时期。UKPDS研究显示严格控制血压可以降低24%的糖尿病相关终点、44%卒中、32%糖尿病相关死亡事件、34%肾功能衰竭、47%视力下降的风险。HbA1c每下降1%，心肌梗死风险减少14%，任何糖尿病相关终点降低21%。在一项包括了10 000名45～79岁受试者的队列研究结果提示心血管疾病的风险和任何原因的死亡随着HbA1c的升高而增加。

（三）糖尿病微血管病变

糖尿病视网膜病变是造成失明的主要原因，其主要预测因子是病程。严格的血糖控制可降低糖尿病视网膜病变的患病率76%。任何一种心血管事件的危险因素都是糖尿病视网膜病变的危险因素，如高血压。65岁以上的糖尿病患者发生白内障和青光眼的风险是非糖尿病患者的2～3倍。因此一旦确诊糖尿病就应行眼底检查，良好的血糖、血压的控制有益于预防和延缓糖尿病视网膜病变。

糖尿病神经病变包括周围神经病变、多神经病变和自主神经病变。手套袜子样感觉异常在老年患者中较常见，远端的感觉异常会造成糖尿病足。自主神经病变虽然无疼痛感，但与生活质量密切相关。

糖尿病肾病可迅速发展，危险因子包括：血糖控制不佳、高血压、病程长、男性、高总胆固醇和吸烟。老年人还有其他一些危险因素：造影剂、神经毒性药物、心力衰竭。血糖控制和ACEI有助于尿蛋白的控制。

（四）脑血管事件和痴呆、抑郁

卒中是糖尿病患者比较担心的事件，全球糖尿病患者发生卒中的风险升高3倍。卒中是导致活动障碍的高风险因素，预测因素包括高血压、房颤、糖尿病或有脑血管事件的病史。脑血管事件的致死率在糖尿病患者中明显升高，特别是在急性期。严格的血压控制对预防卒中有积极的意义。

老年糖尿病患者发生抑郁和各种神经精神症状的概率明显高于非糖尿病患者。认知功能下降在糖尿病患者中非常明显，这与病程和血糖控制相关。在脑血管事件（多发性腔隙性脑梗死和出血）后3个月内血管性痴呆可造成认知功能急剧恶化，糖尿病使血管性痴呆的危险性升高2～8倍。糖尿病患者伴有高收缩压和血脂异常更易患有Alzheimer病。良好的血糖控制可减缓认知功能的恶化。值得注意的是认知功能的下降可导致患者血糖不易达标，增加用药剂量和种类；若患者遗忘自己已经服药，可出现重复服药，使低血糖的风险加大。

抑郁在老年人群中多见但不是单单在糖尿病患者中，易与认知障碍和痴呆混淆。病史可以有所帮助，如对过去的事不停地抱怨，常处于情绪低落状态或有负罪感等。一旦发现应给予适当的看护。研究表明糖尿病患者抑郁发生的风险是非糖尿病患者的2倍，而且是独立于年龄、性别和目前的其他疾病。抑郁可导致患者血糖控制不佳和依从性下降。由于老年人更容易出现上述问题，故建议在确诊糖尿病的同时进行功能评估，以便更好地控制血糖和治疗相关疾病。

（五）低血糖事件

老年糖尿病患者的低血糖是严重的，有时甚至是致命的。在该人群中应正确评估低血糖风险和血糖正常所带来的益处的平衡。老年糖尿病患者症状往往不典型，而且常常与自主神经病变以及认知缺陷相混淆，从而导致受伤或骨折。除药物因素外还有其他一些原因造成老年人低血糖频繁发作。老年人分泌对抗调节的激素能力受损，特别是胰高血糖素，同时他们的感知力下降，意识不到低血糖的一些“警告”症状，即使他们受到过这方面的教育。同时发生低血糖时他们的运动功能受损，使他们不能采取有效的步骤去纠正低血糖状态。减少严重低血糖事件需要对老龄患者进行教育，提高他们对低血糖早期症状的认识（表8－1）。

表8－1　老年糖尿病患者常见的临床表现

·无典型临床症状
·非特异性症状：乏力、体重下降、情绪改变
·血糖升高引起的症状：口渴、多尿、夜尿增多、夜眠差、起夜后摔倒、失禁，反复感染/伤口愈合差；视力改变、认知功能受损/抑郁，神经病变/关节炎
·高渗非酮症昏迷/糖尿病酮症酸中毒
·心绞痛/心肌梗死
·短暂缺血性卒中

四、诊断和筛查

年龄是糖尿病和IGT的一个重要危险因素，老年人群中漏诊的糖尿病患者占了较大的比例，由于老年糖尿病患者往往没有临床症状或症状非典型，常常延误诊断；老年糖尿病的筛查和诊断还是遵从于目前的统一诊断标准（表8－2），没有针对不同年龄组的诊断标准，OGTT、随机血糖、HbA1c以及问卷调查都是有效评价老年人群糖尿病风险的手段，而尿糖不作为检查的手段。

表8－2　糖尿病诊断标准

分类	血糖（mmol/L）	
	空腹	2h－OGTT
正常	<5.6	<7.8
IFG	5.6～6.9	<7.8
IGT	<7.0	7.8～11.0
糖尿病	<7.0	≥11.1
糖尿病	≥7.0	非必须

老年糖尿病的危险因素包括：亚裔、非裔种群；BMI>27和（或）腰围超标；冠心病或高血压伴或不伴高脂血症；卒中；反复感染；使用升糖药物，如糖皮质激素，雌激素等；糖尿病家族史；IGT/IFG。

对于有一个或更多危险因素的患者，建议65～74岁年龄段每2年一次，大于75岁每年一次进行糖耐量的检测。没有家族史，大于65岁的个体，2h—OGTT相对于空腹血糖能更好地预测糖尿病和冠心病。在空腹血糖正常的高危人群中，若PBS无法执行，则HbA1c对诊断有帮助，HbA1c>6%易发展为糖尿病。

五、预防

流行病学研究显示糖尿病史遗传因素和生活方式共同作用，生活方式包括肥胖、缺少活动，热量摄入过多等，大约1/3的IGT的患者最终发展成2型糖尿病。为了有效地预防糖尿病，我们应该了解糖尿病自然病程：糖尿病前期危险因素、有效和简单的筛查方法，以及有效的干预方式。对生活方式的干预可以减少50% ~60% IGT转变成糖尿病，但是没有药物的干预并不能长久地保持该益处。

（一）循证医学证据

2001年护士健康研究（the Nurses Health Study）发现，超重或肥胖是糖尿病最重要的危险因素。缺少运动、吸烟、饮食不佳、喝酒都是糖尿病相关的危险因素。2002年男性健康行为随访研究（Health Professional Follow - Up Study）旨在研究主要饮食方式与糖尿病风险之间的关系。随访42 000名40 ~75岁男性12年，证实西方的生活方式与糖尿病风险升高密切相关，同样，缺少活动和肥胖也是糖尿病的高风险因素。1997年大庆研究（Da Qing IGT and Diabetes Study）显示饮食和运动的干预可以减少IGT人群发生糖尿病的风险，对照和饮食运动干预组6年的糖尿病累积发病率分别为67.7%和46.6%。在校正了BMI和空腹血糖后四组之间有显著性差异。2001年The Finnish Diabetes Prevention Study旨在了解中年（平均年龄55岁）IGT人群中生活方式干预的效果。干预组进行个体化的教育旨在减少体重减少脂肪和饱和脂肪酸的摄入，增加纤维素摄入和增加体育活动。经过平均3.2年的随访，糖尿病累积发病率为11%，而对照组为23%。干预组糖尿病风险降低58%。

2002年Diabetes Prevention Program Study显示生活方式干预（每周150分钟锻炼时间）和应用二甲双胍（850 mg，bid）可以预防或延缓糖尿病的发生。平均2.8年的随访，糖尿病的发生率分别为11.0、7.8、4.8/人年，与对照组相比糖尿病风险在生活方式组降低58%，药物组降低31%。老年人和低BMI者比年轻人和高BMI者更能从生活方式干预中获益。2002年STOP - NIDDM研究显示在IGT人群中阿卡波糖（100 mg，tid）组在3.3年的随访时间中糖尿病发病率为32%，对照组为42%。阿卡波糖组可以提高IGT转为正常糖耐量的比例。55岁以上组比55岁以下组更能获益。2001年HOPE研究显示在有大血管危险因素的患者中应用雷米普利（10 mg/d）可以降低糖尿病发生的风险（36% vs5.4%）。2002年LIFE研究显示，在有左心室肥厚的55 ~80岁的高血压患者中使用氯沙坦与使用阿替洛尔相比，4年中新发糖尿病明显降低（13/1 000人年vs 17.5/1 000人年）。

（二）预防策略

老年糖尿病预防策略基本与年轻人相同，但由于老年人机体健康状况和营养状况不同于其他年龄段人群，因此在实施过程中应具体对待。

首先饮食遵循普通人群原则，但应重点关注几个方面，如增加多不饱和脂肪酸和纤维素的摄取，能量摄入平衡，调整乙醇的摄入，在开始体重控制计划之前，应咨询营养师，进行营养评估，避免出现过度营养不良而影响机体抵抗能力。对于老年IGT患者来说，进行规律的运动、改变生活方式是不依赖于BMI改变而能降低发展为糖尿病的风险的方法。

在高危人群（有一个或多个心血管危险因子）或（和）伴有高血压的人群中，可考虑应用雷米普利（ACEI类）或厄贝沙坦降低糖尿病风险，但需注意血压的变化，老年人的血压不易降得过低。在空腹和餐后血糖都升高的非肥胖老年患者中，生活方式干预联合使用二甲双胍可降低糖尿病的风险，在IGT的老年患者中应用阿卡波糖似乎可以降低发展为糖尿病的风险。

六、综合治疗

（一）原则

治疗糖尿病和预防糖尿病并发症的措施在所有年龄段都是相似的，但老年人群又有自己特殊的挑战：不但是年龄相关的生理变化，药物代谢动力学的改变、疾病的表现，还有该人群的既往的健康状况异质性，如是否并发其他慢性疾病（心血管的风险、慢性心功能不全）、活动能力、受照顾的情况、与社会脱轨、抑郁和认知功能、多数65岁老人有不同程度的肾功能不全以及服用多种药物引起的药物间不良的相互作用等。在制订诊疗目标时应避免增加患者经济、生理和精神负担，特别是对那些虚弱的、活动受限的、预期寿命短的患者。综合个体的情况制订个体化的长期治疗、预防并发症计划。

首先全面评估患者的健康情况，生活是否自理，是否有骨折，合并的疾病和预期寿命。对于那些生活不能完全自理，与社会接触少的患者来说，增加患者的功能恢复和社会接触能力比单纯的严格控制血糖和预防并发症更为重要。许多老年患者伴有多种疾病，70%可有两种以上疾病，在这些人群中糖尿病可能不是最主要的矛盾，因此在治疗时应权衡利弊，充分考虑其他疾病的治疗情况和目前状况。Piette等指出要考虑其他疾病状态与糖尿病的治疗是一致的还是矛盾的。一致的状态包括高血压、血脂异常、肥胖和冠心病，它们的病理生理基础是相似的，糖尿病的治疗有益于这些疾病的控制，同样这些疾病的治疗重点也与糖尿病吻合。治疗重点不同甚至影响糖尿病治疗的状态有：COPD、骨关节炎、抑郁、甲状腺功能亢进和癌症。处理时需考虑不同的疾病状态和轻重缓急，不能一概而论。此外，老年综合征（抑郁、摔倒外伤、认知障碍、药物间作用、疼痛、尿路失禁）都应在治疗中考虑到。

老年糖尿病患者可以从控制血压、血脂、戒烟、服用阿司匹林中受益；预期寿命大于8年、没有低血糖风险，可能已有微血管并发症的老年患者可从强化血糖控制中获益；对于那些虚弱和预期寿命减少的患者可能症状的改善就已满足需求，避免低血糖带来的风险和负担。

（二）治疗目标

血糖达标是老年糖尿病多因素控制中的重要一环，而低血糖是老年糖尿病患者最为严重的并发症之一，特别是无感知的低血糖，可造成痴呆、跌倒、骨折甚至死亡。所有这些都限制了老年糖尿病患者的用药选择，降低了强化血糖所带来的益处。目前对于老年糖尿病治疗血糖达标值还没有一个一致的意见，但有3个方面需注意。①去除高血糖带来的临床症状（多尿、夜尿增多、视力下降、乏力），避免因治疗引起的低血糖。②个体化治疗：根据患者个体的长期、个体化血糖达标值、经济情况以及个体的生活状况制订治疗方案。③应注意除高血糖以外的危险因素：心血管死亡风险（高血压、血脂异常、吸烟、活动减少）。

ADA的糖尿病和代谢指标针对一般群体，而对老年糖尿病人群应充分考虑强化血糖控制所带来的潜在危险。UKPDS的后续研究给我们提出了记忆效应，早期的强化治疗会带来远期的效应，提示强化干预在糖尿病的早期效果最好，而当疾病发展到一定阶段效果就会大打折扣。在老年糖尿病的治疗中我们应注意强化血糖控制潜在的益处和风险以及复杂的治疗方案应进行平衡，例如没有足够的证据表明老年糖尿病患者，尤其有行动不便或精神异常者，达到ADA的HbA1c标准可以带来更多的益处。另一方面若HbA1c在7%到8.5%之间，可能对于有伴发疾病、虚弱、有低血糖风险或药物不良反应的老年人而言更合适。

欧洲糖尿病工作组针对老年糖尿病人群血糖达标的水平提出了自己的建议：对于一般老年糖尿病患

者（单系统受累）来说，6.5≤HbA1c≤7.5%，FBS 为 5～7.0 mmol/L，而对于衰弱的患者（不能向理、多系统疾病、痴呆等），发生低血糖的风险较大，因此建议 7.5% HbA1c≤8.5%，7＜FBS≤9 mmol/L。此外，近期 EUGS（the European Union Geriatric Society）和 IDF（the International Diabetes Federation）联合公布了一个糖尿病治疗指南，其中涉及了老年患者的问题，同样放宽了老年糖尿病患者的要求（表8－3）。

表 8－3　老年糖尿病患者血糖目标值

	健康	虚弱
空腹血糖	＜7.0 mmol/L	＜10.0 mmol/L
餐后血糖	＜10.0 mmol/L	＜14 mmol/L
HbA1c	＜7%	＜8.5%

此外，针对预期寿命不同，美国老年协会（AGS，American Geriatric Society）建议老年糖尿病患者 HbA1c≤7.0%，但如果预期寿命小于 5 年，有伴发疾病、认知受损则 HbA1c≤8%。老年人应根据个体情况进行调整，强化血糖控制意味着低血糖风险增加。

The European Union of Geriatric Medical Societies 建议应区别对待老年患者（健康、虚弱并患有其他疾病、认知障碍等），最根本的目标是避免低血糖和任何造成生活质量下降的医疗行为，制定目标和方案时需考虑合并疾病、病程、低血糖的病史，无意识低血糖、患者的教育程度、积极性、依从性、年龄、预期寿命和使用的其他药物。虽然老年人的预期寿命短，不需严格血糖控制，但也不应忽略微血管并发症的筛查和治疗，我们必须时刻记住糖尿病心血管病变是老年糖尿病患者主要的死亡原因。

（三）糖尿病教育

糖尿病教育在老年糖尿病中非常重要，老年糖尿病患者是一个广阔的异质性人群，有年轻起病的，也有老年起病的，对疾病的认知存在很大的不同。老年人的糖尿病教育应贯穿始终，而且由于老年人常有认知障碍，所以教育的对象应包括其家属。糖尿病教育应包括以下几个方面：

1. “你已患有 2 型糖尿病”对患者的真正含义，需要告知患者要正确认识糖尿病，不要存在恐惧和抵触的情绪。
2. 改善饮食结构，降低或控制体重。
3. 体育锻炼对于任何年龄段的患者都是有益的。
4. 并发症教育　保护足部，预防糖尿病足；强调预防视网膜病变和常规筛查的重要性，避免失明；控制血糖，预防远期并发症和心血管疾病。
5. 血糖自我检测的必要性和重要性。
6. 糖尿病的处理原则和注意事项。

糖尿病教育是一个长期的任务，它可使患者正确认识糖尿病从而树立战胜疾病的信心，增加患者的依从性和自我监测自我管理的能力，进而减少并发症的发生。

（四）饮食和运动

糖耐量低减、增龄都应减少热量的摄入，而蛋白质摄入没有变化，饮食计划应包括所有能量摄入，食物的血糖指数，保持平稳的血糖谱。食物中应有足量的碳水化合物、矿物质、维生素以及纤维素。在老年糖尿病者中营养不良和肥胖是并存的，应注意营养搭配，避免体重过度减轻，引起营养不良，特别是不要以牺牲基本热量的摄取来换取体重的控制。营养不良的老人应重新评估，特别是行动不便、独身、嗜酒、经济条件不好的老人。

锻炼是老年糖尿病治疗过程中的基石。运动不但可以协助控制血糖，还可以维持机体的功能和肌肉的力量，减少肌肉中脂肪的含量，对于改善胰岛素抵抗有一定的益处。通常有氧运动和等距活动是最好的，建议每周有3~5次20分钟到60分钟的运动。既往不活动的老人在开始新的运动计划之前应行药物的评估和调整以及心血管危险的判断。运动计划中应有热身和休息时间。开始的活动量应为心率是最大心率的50%~65%。对于活动受限或有关节疾患的老人，游泳和自行车是个比较好的选择。从血糖的角度来说，我们应教育老人在活动前、活动中以及活动后监测血糖，熟知低血糖的症状和急救办法；应正确理解活动时间和进食服药的关系；同时还应避免摔倒，导致骨折。

（五）降糖药

糖尿病的自然病程是一个进行性发展的疾病，大约50%~70%的患者最终需要药物来控制血糖。在过去的十多年中，有许多新药上市。没有一种药物对老年患者来说是绝对禁忌的，但应小心选择、密切监测，及时调整剂量。需要注意的方面：药物的不良反应和相互作用、方案的复杂性、低血糖的风险以及目前的健康状况。

磺胺类药物在老年糖尿病患者中广泛应用，对于非肥胖的患者具有较好的降糖效果，是口服降糖药的一线用药。但当患者出现肝肾功能不全是容易出现低血糖，特别是服用长效的磺胺类药物，第二代药物如格列吡嗪和格列苯脲，低血糖的风险相对较小。当肌酐清除率小于30~50 mL/h一般不建议应用磺胺类药物。餐时促泌剂瑞格列奈和那格列奈作用时间短，较少引起严重的低血糖。瑞格列奈在肌酐清除率大于40 mL/h的老年人中不需调整剂量。虽然它起效快作用时间短，但对于热量摄入不足的老年人来说还是会有低血糖的风险。当患者肌酐清除率小于30 mL/h或肝功能异常时，应尽量避免使用。

双胍类药物是临床广泛应用的药物，具有增加外周血糖的摄取、增加胰岛素敏感性，控制体重等作用是口服药物治疗的基石，但在肾功能不全的患者易引起乳酸堆积。对于老年患者来说，血肌酐不是评价患者肾功能的指标，大于75岁的老年患者应计算肌酐清除率。肌酐清除率<30 mL/min时，二甲双胍禁用，当肌酐清除率在30~60 mL/min时，药物剂量减半。在有低氧性疾病（肺部疾病和心力衰竭）和肝功能不全的患者中应慎用。二甲双胍单独使用时一般不会引起低血糖症状，但与其他药物合用，特别是与胰岛素联用时，可有低血糖风险。此外，二甲双胍通过减轻胰岛素抵抗、改善内皮细胞功能、降低脂质沉积、抗炎症、抗氧化应激等，从而实现心血管系统的保护作用。多项研究提示，在接受降糖药物治疗的2型糖尿病（T_2DM）患者中，二甲双胍组较磺胺类组和胰岛素组罹患肿瘤风险降低，二甲双胍剂量越大，肿瘤发生风险越小。英国前瞻性糖尿病研究（UKPDS）结果显示，与饮食控制组相比，二甲双胍组随访10年后发生肿瘤风险降低29%。

α糖苷酶抑制剂抑制肠道血糖的吸收，有较多的胃肠不良反应在临床上限制了它的应用。阿卡波糖在老年患者中适当使用相对安全，单用不会有严重的低血糖事件，但有时会有严重的不良反应而限制它的使用。在有以下情况时应禁用：炎症性肠炎、肠道梗阻症状、肠疝气、严重的肾功能不全。

噻唑烷二酮类药物是胰岛素增敏剂，曾广泛应用于临床，但由于可导致水钠潴留和水肿，有潜在的心血管风险，在临床使用中受限。研究指出在老年人群中使用噻唑烷二酮类药物的效果与青年人是一致的，但对于有心脏疾患的患者应禁用或慎用。

肠促胰高血糖素样肽1（glucagon-like peptidel，GLP-1）类似物和二肽基肽酶-4（DPP-4）抑制剂是近年来新近上市的降血糖药物。GLP-1是由肠道L细胞分泌的一种肽类激素，具有以下生理作用：以葡萄糖依赖方式作用于胰岛β细胞，促进胰岛素基因的转录，增加胰岛素的生物合成和分泌，当血糖低至3.36 mmol/L时不再有刺激胰岛素分泌的作用，可避免引起严重低血糖；刺激β细胞的增殖和分化，抑制β细胞凋亡，从而增加胰岛β细胞数量，抑制胰高血糖素的分泌，抑制食欲及摄食，延缓胃内容物排空等。这些功能都有利于降低餐后血糖并使血糖维持在恒定水平。DPP-4不仅可降解GLP-1，还可降解包括GIP在内的多种肽类。DPP-4抑制剂可以通过提高活性GLP-1的水平改善α和β细胞对血糖的敏感性，调节胰岛素敏感性和糖原的输出维持血糖水平在生理范围，同时降低低血糖的风险。GLP-1类似物有Lira-glutide（利拉鲁肽）、Exenatide（艾塞那肽）等，DPP-4抑制剂有Sitagliptin（西格列汀）、Vildagliptin（维格列汀）等。

目前艾塞那肽、西格列汀在老年糖尿病患者中应用的经验较少，但有研究显示，维格列汀在老年人群中具有良好的疗效和安全性，与年轻人相比，维格列汀用于老年患者具有同等的降低HbA1c、空腹血糖和体重的疗效，且低血糖事件的发生率少。Baron等人的研究显示单药治疗24～52周，HbA1c下降1%，与65岁以下组相似，且与Pratley等人研究结果一致，均提示低血糖的发生率低于1%。

老年糖尿病患者不同程度地存在高胰高血糖素血症和餐后高血糖，而维格列汀的治疗恰恰是针对这两方面的。它能改善α和β细胞调节血糖平衡的能力，在高血糖状态它能降低不适当分泌的糖原，但同时很好地保护糖原对应急状态的反应如低血糖。这就是老年糖尿病患者不易造成低血糖的原因。但目前该类药物在老年人群中的临床资料不多，尚不建议广泛应用。

（六）胰岛素

使用胰岛素的目的是消除高血糖带来的临床症状，使血糖水平尽快达标，预防远期并发症。对于老年患者来说，胰岛素的应用方案应简单、操作方便，但要增加测血糖的次数，避免低血糖的发生，消除对注射的恐惧。老年人群中应用胰岛素的利与弊见表8-4。

表8-4 老年人群中应用胰岛素的利与弊

利
·良好的血糖控制
·易于控制餐后血糖
·有利于控制黎明现象
·通过改善HbA1c，预防和减少糖尿病远期并发症
·避免口服降糖药带来的不良反应
弊
·需要多次注射，方案较复杂
·每天多次血糖监测
·体重增加
·低血糖风险增加

胰岛素包括动物胰岛素、人胰岛素和胰岛素类似物。对于老年人目前更多的是推荐胰岛素类似物，因其起效快，作用时间短。目前有三种短效胰岛素类似物：赖氨酸胰岛素类似物（B28/29位，赖氨酸替代脯氨酸）、门冬氨酸胰岛素类似物（B28位，门冬氨酸替代脯氨酸）、谷氨酸胰岛素类似物（APIDRA，B29位，谷氨酸替代赖氨酸）。但是单用短效胰岛素类似物并不能长久地控制良好的血糖，特别是无法控制两餐间和夜间血糖。可考虑兼用鱼精蛋白锌胰岛素、甘精胰岛素、地特胰岛素。如果顾虑多次注射胰岛素不能接受，则可选择预混胰岛素或（和）联用口服降糖药。其应用模式与年轻人

相同。

目前的用药的总体趋势是早期积极的联合用药使血糖尽快达标，不同药物联用可使机制互补，但在老年人中应注意药物之间的相互作用。

（七）老年糖尿病患者血压、血脂控制

基于 1999 年 WHO 的高血压诊断标准，30% ~50% 的 2 型糖尿病患者和 20% ~40% 的 IGT 患者有高血压。大部分患者是单纯的收缩压升高。糖尿病高血压与胰岛素抵抗以及糖尿病肾病相关。糖尿病患者在确诊高血压的同时应该对其心血管危险因素进行评估。对部分新诊断老年高血压应除外继发因素，如甲状腺功能减退、血管重建等。

老年糖尿病伴高血压患者开始治疗的阈值是大于等于 140/80 mmHg 3 个月，而且经过生活方式的干预，不同时间测 3 次血压均高于阈值。HOT 研究显示，当舒张压≤80 mmHg 时，主要心血管事件下降 51%，卒中下降 30%，但是当舒张压≤75 mmHg 时，主要心血管事件和一些冠心病事件反而更多。研究显示任何年龄控制血压都可降低卒中的风险。但在一项 meta 分析中显示，大于 85 岁的人群中控制血压可使卒中下降 34%，主要心血管事件风险下降 22%，心力衰竭下降 39%，而对心血管死亡率并没有益处。因此对于一些患有多系统疾病的老人预防心力衰竭和卒中比微血管病变更重要，因此血压控制在 150/90 mmHg 即可。如果收缩压达到 180 mmHg，至少应降 20 ~30 mmHg。

糖尿病患者严格血脂控制可带来心血管受益，建议：改变生活方式，低脂饮食、增加活动，控制体重；糖尿病一旦被确诊，应行心血管风险的评估（具体评估见表 8 –5）；血糖达标；他汀类药物治疗。

表 8 –5 10 年心血管风险

高危：有明确的心血管疾病（冠心病症状、卒中、外周血管病变）或者冠脉事件的风险 >15%
低危：没有明确的心血管疾病或冠脉事件风险≤15%

他汀类药物治疗分一、二级预防。一级预防：没有心血管疾病史，但心血管 10 年风险 >15% 的患者，若血脂谱异常，应使用他汀类药物，但目对于前 80 岁以上患者没有足够的一级预防的临床证据。二级预防：已有心血管疾病，应用他汀类药物，同时可降低卒中的风险。

三项研究 HPS，CARDS，PROSPER 研究人群包括 80 岁以上的年龄组，结果显示接受他汀类药物治疗老年人和年轻人同样受益。PROSPER 研究是唯一的一项在 70 ~82 岁有高危因素的人群中进行的一级和二级预防研究。普法他汀 40 mg 三年能降低非致死性心肌梗死和冠心病死亡 15%，但对于卒中没有益处。HPS 研究是入选 40 ~80 岁有卒中病史且下肢动脉炎或糖尿病的患者予以辛伐他汀 40 mg 治疗：第一次卒中的风险下降 25%，70 岁以上的糖尿病患者也同样受益。在 65 ~80 岁的患者中辛伐他汀可降低主要心血管事件的风险 31%。CARDS 研究是入组 40 ~75 岁糖尿病患者，其 LDL – C 小于 1. 6 g/L，至少有一个并发症。阿托伐他汀 10 mg 可降低首次心血管事件 37%。根据目前资料，老年糖尿病患者使用他汀类药物是受益的，耐受性与年龄无关。但目前没有足够的证据表明 80 岁以上的患者同样受益，但实际上没有理由在糖尿病患者，或者在高危的正常人群中出于年龄原因而中断他汀治疗。

贝特类药物在糖尿病患者中应用是有效和安全的，如果应用他汀类药物 6 个月以上，三酰甘油水平仍≥2. 3 mmol/L，应使用贝特类药物；或有心血管疾病且单纯三酰甘油水平≥2. 3 mmol/L，也应使用贝特类药物。对于一个有心血管疾病的患者而言如果空腹三酰甘油水平持续≥10 mmol/L，应就诊于糖尿病专科医师。目前没有 75 岁以上患者非诺贝特的临床资料。

（纪晓莲）

第二节　老年高尿酸血症与痛风

高尿酸血症（hyperuricemia）是血尿酸水平高于正常标准的一种状态，可以伴或不伴有临床症状。痛风（gout）为嘌呤代谢紊乱和（或）尿酸排泄障碍所致血尿酸增高的一组临床综合征。其临床特征是高尿酸血症，表现为反复发作的关节炎、痛风石沉积和特征性的关节畸形，可累及肾脏引起慢性间质性肾炎和尿酸性肾石病。在临床上，高尿酸血症主要见于慢性酒精中毒、肥胖和代谢综合征。老年是高尿酸血症的高发人群，高尿酸血症的发生具有增龄效应，年龄是影响老年人血尿酸水平的因素之一，随年龄的增高，血尿素和肌酐水平的增高，以及很多老年人因高血压经常服用利尿剂，均是导致高尿酸血症及痛风的独立危险因素。研究显示，约90%的原发性老年高尿酸血症患者是由于肾脏的尿酸排泄减少所致，仅有少数患者存在内源性尿酸生成增多。原因是肾脏排泄尿酸的能力随年龄的增长而下降。此外，老年人发生慢性肾功能损伤的比率高于年轻人，这也是导致高尿酸血症发病率增高的原因，尤其在老年女性中多。

痛风曾一度被认为是少见疾病，且多流行于欧美国家，但随着社会富裕程度的提高，饮食结构的改善，饮食行为所导致的营养相关性疾病日益增加，痛风作为其中一员，如同肥胖、糖尿病、高血压一样，呈现进一步增加的趋势，尤其在类似中国这样的快速发展国家。痛风在世界各地均有发病，因种族和地区不同而有差异，饮食与饮酒、职业与环境、受教育程度、个人智能和社会地位等均影响其发病。此外，血尿酸水平增高不仅增加了痛风的患病率，而且也增加了心血管疾病的发病风险。不同年龄组间高尿酸血症与痛风的患病率有明显的差异，原发性者多见于中年人，占90%以上，40～50周岁为发病高峰，平均发病年龄为44周岁，而在儿童和老年患者中继发性高尿酸血症与痛风患病率较高，但近年的研究显示老年人群中原发性高尿酸血症与痛风的患病率显著增加。原发性痛风患病率在两性之间也存在差异，男女痛风之比为20∶1；男女高尿酸血症之比为2∶1，痛风的高发年龄男性为50～59周岁，女性在50周岁以后。研究显示，高尿酸血症和痛风也是心肌梗死和外周血管病变的危险因素之一。

一、病因和发病机制

尿酸是嘌呤代谢的终产物，主要由细胞代谢分解的核酸和其他嘌呤类化合物以及食物中的嘌呤经酶的作用分解而来。人体内，内源性尿酸占总尿酸的80%。

嘌呤代谢的速度受磷酸核糖焦磷酸（PRPP）、谷氨酰胺、鸟嘌呤核苷酸、腺嘌呤核苷酸和次黄嘌呤核苷酸对酶的负反馈控制来调节，如图8-1。人体内尿酸生成的速度主要决定于细胞内PRPP的浓度，而PRPP合成酶、磷酸核糖焦磷酸酰胺移换酶（PRPPAT）、次黄嘌呤-鸟嘌呤磷酸核糖转移酶（HGPRT）和黄嘌呤氧化酶（XO）对尿酸的生成又起着重要的作用。

高尿酸血症痛风可分为原发性和继发性两大类（表8-6）。

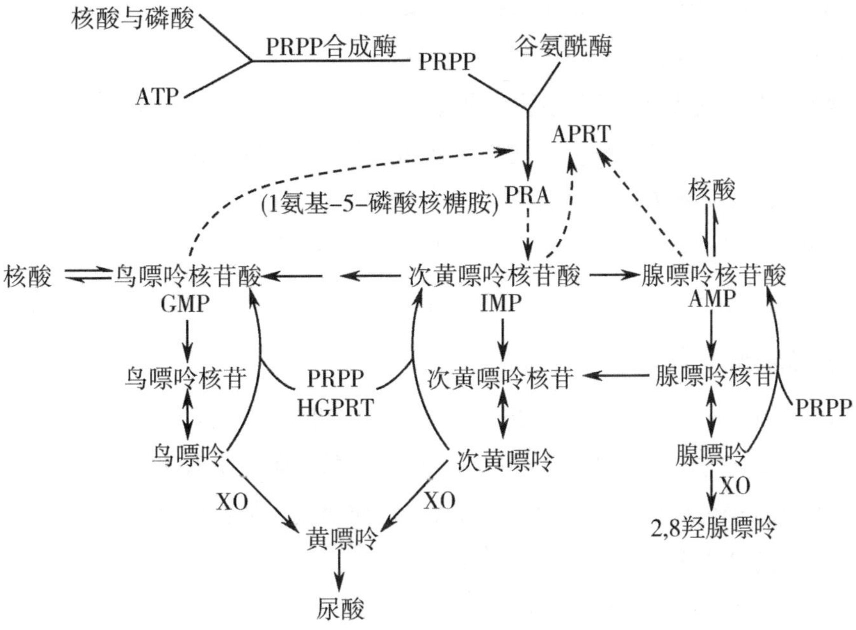

图 8－1　嘌呤代谢和调节机制

表 8－6　高尿酸血症和痛风的病因分类

病因	尿酸代谢紊乱	遗传性
原发性		
Ⅰ. 特发性（99% 以上），原因未明		
A. 尿尿酸排泄正常（80% ~90%）	肾脏清除降低伴或不伴生成过多	多基因
B. 尿尿酸排泄增多（10% ~20%）	生成过多伴或不伴肾脏清除降低	多基因
Ⅱ. 特异性酶或代谢缺陷（1% 以下）		
A. PRPP 合酶活性增加	生成过多	X 伴性
B. PRPPAT 增多或活性增高	生成过多	X 伴性
C. HGPRT 部分缺乏	生成过多	X 伴性
D. 黄嘌呤氧化酶活性增高	生成过多	多基因
继发性		
Ⅰ. 伴有嘌呤生成增多		
A. HGPRT 完全缺乏	生成过多；Lesch－Nyhan 综合征	X 伴性
B. 葡萄糖－6－磷酸酶缺乏	生成过多和肾脏清除降低；糖原累积病	常染色体隐性
Ⅱ. 伴有核酸转换增多	生成增加，如肿瘤、血液系统疾病	
Ⅲ. 伴有肾脏排泄尿酸减少	引起肾功能降低的物质存在；药物或内源性代谢产物引起肾小管分泌抑制和（或）重吸收增加	

注：PRPP：磷酸核糖焦磷酸；PRPPAT：磷酸核糖焦磷酸酰胺移换酶；HGPRT：次黄嘌呤－鸟嘌呤磷酸核糖转移酶。

（一）原发性高尿酸血症

1. 肾脏排尿酸减少　痛风患者中 80% ~90% 的个体具有尿酸排泄障碍，而尿酸的生成大多数正常，老年患者尤其如此。随着年龄的增加，肾功能逐渐减退，且同时多种疾病并存，应用多种药物，部分药物影响尿酸排泄。肾小球滤出的尿酸减少、肾小管排泌尿酸减少或重吸收增加，均可导致尿酸排泄减少，引起高尿酸血症。其中大部分由于肾小管排泌尿酸能力下降，少数为肾小球滤过减少或肾小管重吸收增加。其病因为多基因遗传变异，具体机制尚待阐明。

2. 尿酸生成增多　若经过 5 天的限制嘌呤饮食（<3 mg/d）后，24 小时尿中的尿酸排泄量超过 3.57 mmol（600 mg），提示可能存在体内尿酸生成增多的情况。仅有 10% 以内的患者是由于尿酸生成增多所致高尿酸血症，原因主要为嘌呤代谢酶缺陷。

3. 家族性肾病伴高尿酸血症　是一种常染色体显性遗传疾病，与 UMOD 基因突变有关。主要表现是高尿酸血症、痛风、肾功能不全和高血压，但表现不均一。肾脏损害以间质性肾病为特点。

（二）继发性高尿酸血症

1. 继发于先天性代谢性疾病　一些先天性的代谢紊乱，如 Lesch－Nyhan 综合征因存在 HPRT 缺陷，导致次黄嘌呤和鸟嘌呤转化为次黄嘌呤核苷酸和鸟嘌呤核苷酸受阻，引起 PRPP 蓄积，使尿酸的生成增多；糖原贮积症 1 型是由于葡萄糖－6－磷酸酶的缺陷，使磷酸戊糖途径代偿性增强，导致 PRPP 产生增多，并可同时伴有肾脏排泄尿酸较少，引起高尿酸血症。

2. 继发于其他系统性疾病　骨髓增生性疾病如白血病、多发性骨髓瘤、淋巴瘤、红细胞增多症、溶血性贫血、癌症等可导致细胞的增殖加速，肿瘤的化疗和（或）放疗后引起机体细胞大量破坏，均可使核酸的转换增加，造成尿酸的产生增多。

慢性肾小球肾炎、肾盂肾炎、多囊肾、铅中毒、高血压晚期等由于肾小球的滤过功能减退，使尿中的尿酸排泄减少，引起血尿酸浓度升高。慢性铅中毒可造成肾小管的损害而使尿酸的排泄减少。

在糖尿病酸中毒、乳酸性酸中毒及酒精性酮症等情况下，可产生过多的 β 羟丁酸、游离脂肪酸、乳酸等有机酸，从而抑制肾小管的尿酸排泌，可出现一过性的高尿酸血症，但一般不会引起急性关节炎的发作。

3. 继发于某些药物　噻嗪类利尿剂、呋塞米、乙胺丁醇、小剂量阿司匹林、烟酸、乙醇等药物可竞争性抑制肾小管排泌尿酸而引起高尿酸血症。有 30%～84% 的肾移植患者可发生高尿酸血症，可能与长期使用免疫抑制剂而抑制肾小管尿酸的排泄有关。

4. 其他　乙醇和铁对尿酸的合成与排泄以及关节炎症的发生发展均有明显的影响。饥饿对脂肪分解增多，可抑制肾小管排泌尿酸，引起一过性高尿酸血症。

二、病理和病理生理

（一）痛风性关节炎

痛风性关节炎是因尿酸盐在关节和关节周围组织以结晶形式沉积而引起的急性炎症反应。局部损伤、寒冷、剧烈运动、酗酒使血尿酸达到饱和浓度以上时，血浆清蛋白及 α_1 和 α_2 球蛋白减少，局部组织 pH 值和温度降低，尿酸盐的溶解度下降，尿酸盐容易以无定形或微小结晶的形式析出并沉积于组织中。尿酸盐被白细胞所吞噬，引起细胞死亡而释放溶酶体酶类，导致急性关节炎症，产生关节肿痛。滑膜内衬细胞也参与炎症过程，释放出白三烯 B_4（LTB_4）、白介素－1（IL－1）、白介素－6（IL－6）、白介素－8（IL－8）、前列腺素 E_2、溶酶体酶、血浆素、肿瘤坏死因子（TNF－α）等细胞因子，导致局部炎症反应和发热等全身反应。

下肢关节尤其是跖趾关节，常为痛风性关节炎的好发部位。最容易发生尿酸盐沉积的组织为关节软骨，可引起软骨退行性改变，晚期可导致关节僵硬和关节畸形。

针对老年患者，应注意患者同时合并的骨关节退行性变、骨质疏松症等骨关节本身病变。

（二）痛风石

痛风特征性损害是痛风石，它是含一个结晶水的尿酸单钠细针状结晶的沉淀物，周围被反应性单核细胞、上皮肉芽肿异质体和巨大细胞所围绕着。痛风石常见于关节软骨、滑膜、腱鞘以及其他关节周围结构、骨骺、皮肤皮下层和肾间质部位。关节软骨是尿酸盐最常见的沉积部位，甚至有时是唯一的沉积处。尽管沉积物在表面，但实际上是嵌入到细胞基质内。X线摄片常见的穿凿样骨损害代表骨髓痛风石沉积物，它可通过在软骨的缺损与关节表面的尿酸盐层相连。在椎体，尿酸盐沉积物侵蚀邻近椎间盘的骨髓腔，同时也侵蚀椎间盘。

（三）痛风性肾脏病变

痛风肾唯一特征性的组织学表现仅是在肾髓质或乳头处有尿酸盐结晶，其周围有圆形细胞和巨大细胞反应。在痛风患者的尸体解剖中这些表现的比率较高，并常伴有急性和慢性间质炎症性改变、纤维化、肾小管萎缩、肾小球硬化和肾小动脉硬化。最早期肾脏改变是间质反应和肾小管损害。在无痛风石的肾脏中，间质反应一般不损害髓质和近髓质的皮质。尽管在痛风中肾石病常见，但一般较轻且进展缓慢。间质性肾病的原因仍未明了。如果缺乏与高尿酸血症有关的结晶样沉积物，甚至间质性肾病也难以确定。其他可能的因素包括肾动脉硬化、尿酸性肾石病、尿道感染、老化以及铅中毒等。结晶样沉积物可发生在远曲小管和集合管。其组成成分可能是尿酸，并与管内尿酸浓度和尿液pH有关；它们可导致近曲小管扩张和萎缩。间质内沉积物的成分是尿酸钠，它的形成与血浆和间质液中升高的尿酸盐浓度有关。

三、临床表现

原发性高尿酸血症和痛风发病高峰年龄为40岁左右，以男性患者多见，女性约占5%，多见于更年期后发病，常有家族遗传史。随着人口的老龄化，老年原发性高尿酸血症和痛风的发生率逐年增加，并成为高尿酸血症和痛风的主要人群。高尿酸血症多无典型临床症状，痛风根据不同的临床表现，可分为无症状期、急性关节炎期、间歇期和慢性关节炎期四个阶段。

（一）无症状期

仅有血尿酸持续性或波动性升高，无任何临床表现。由无症状的高尿酸血症发展至临床痛风，一般需历时数年至数十年，有些可终身不出现症状。但随年龄增长出现痛风的比率增加。通常，高尿酸血症的程度及持续时间与痛风症状的出现密切相关。导致高尿酸血症进展为临床痛风的确切机制尚不清楚。多数情况下，长期无症状的高尿酸血症一般不会引起痛风性肾病或肾石病。此外，无症状的高尿酸血症还可反映胰岛素诱导的肾小管对尿酸重吸收情况，故可作为监测胰岛素抵抗和肾血管疾病的一项观察指标。

（二）急性关节炎期

典型的发作起病急骤，多数患者发病前无先兆症状。常有以下特点：①于夜间突然发病，并可因疼痛而惊醒。症状一般在数小时内发展至高峰，受累关节及周围软组织突然出现红、肿、热、痛和功能障碍症状。②患者可出现发热、头痛等症状，伴有血白细胞增高，血沉增快。③初发本病呈自限性，经过数天或数周可自行缓解。④伴有高尿酸血症。⑤关节液白细胞内有尿酸盐结晶，或痛风石针吸活检有尿酸盐结晶，是确诊本病的依据。初次发病时绝大多数仅侵犯单个关节，其中以蹲趾关节和第一跖趾关节最常见，偶可同时发生多关节炎。大关节受累时可伴有关节腔积液。症状反复发作可累及多个关节。

通常，急性关节炎症状在春季较为多见，秋季发病者相对较少。关节局部的损伤如扭伤、着鞋过紧、长途步行及外科手术、饥饿、饮酒、进食高嘌呤食物、过度疲劳、寒冷、受凉、感染等均可诱发痛风性关节炎的急性发作。

（三）间歇期

急性痛风性关节炎发作缓解后，患者症状可以全部消失，关节活动完全恢复正常，此阶段称为间歇期，可持续数月至数年。患者受累关节局部皮肤出现瘙痒和脱屑为本病的特征性表现，但仅部分患者可见。多数患者于1年内症状复发，其后每年发作数次或数年发作一次。少数患者可终生仅有一次单关节炎发作，其后不再复发。个别患者发病后也可无明显的间歇期，关节炎症状长期存在，直至发生慢性痛风性关节炎。

（四）痛风石慢性关节炎期

未经治疗或治疗不规则的患者，尿酸盐在关节内沉积增多，炎症反复发作进入慢性阶段而不能完全消失，引起关节骨质侵蚀缺损及周围组织纤维化，使关节发生僵硬畸形、活动受限，受累关节可逐渐增多，严重者可累及肩、髋、脊柱、骶髂、胸锁、下颌等关节及肋软骨，患者有肩背痛、胸痛、肋间神经痛、坐骨神经痛等表现，少数可发生腕管综合征。此外，持续高尿酸血症导致尿酸盐结晶析出并沉积在软骨、关节滑膜、肌腱及多种软组织等处，形成黄白色，大小不一的隆起赘生物即痛风结节（或痛风石），为本期常见的特征性表现。痛风石一般位于皮下结缔组织，为无痛性的黄白色赘生物，以耳郭及跖趾、指间、掌指、肘等关节较为常见。浅表的痛风石表面皮肤受损发生破溃而排出白色粉末状的尿酸盐结晶，溃疡常常难以愈合，但由于尿酸盐具有抑菌作用，一般很少发生继发性感染。此外，痛风石可浸润肌腱和脊柱，导致肌腱断裂、脊椎压缩和脊髓神经压迫。产生时间较短的质软痛风石在限制嘌呤饮食，应用降尿酸药物后，可以逐渐缩小甚至消失，但产生时间长的、质硬结节，由于其纤维增生，故不易消失。

四、实验室和其他检查

（一）血液检查

1. 血尿酸测定　尿酸作为嘌呤代谢的最终产物，主要由肾脏排出体外，当肾小球滤过功能受损时，尿酸即潴留于血中，故血尿酸不仅对诊断痛风有帮助，而且是诊断肾损害严重程度的敏感指标。

尿酸通常采用尿酸酶法进行测定，男性正常值为380～420 μmol/L（6.4～7 mg/dL），女性为300 μmol/L（5 mg/dL）。影响血尿酸水平的因素较多，患者血尿酸水平与临床表现严重程度并不一定完全平行，甚至有少数处于关节炎急性发作期的患者其血尿酸浓度可以显示正常。应在清晨空腹抽血检查血中尿酸（即空腹8小时以上）。进餐，尤其是高嘌呤饮食可使血尿酸偏高。患者在抽血前一周，应停服影响尿酸排泄的药物。抽血前避免剧烈运动，因为剧烈运动可使血尿酸增高。由于血尿酸有时呈波动性，一次检查正常不能排出高尿酸血症，必要时应反复进行。

虽然尿酸值越高者患痛风的概率越大，但仍有高达30%的痛风患者尿酸值在正常范围。另外，急性痛风关节炎发作的前、中和后期，人体血液中的尿酸含量可以没有大幅度的变化，这是由于身体通过自我调节加速了尿酸的排出。

2. 酶活性测定　可测定患者红细胞中PRPP合酶、PRPPAT、HPRT及黄嘌呤氧化酶的活性，将有助于确定酶缺陷部位。

3. 其他　关节炎发作期间可出现外周血白细胞增多，血沉加快。尿酸性肾病影响肾小球滤过功能时，可出现血尿素氮和肌酐的升高。

（二）尿尿酸测定

尿液中尿酸浓度，在痛风所致的肾脏损害中有重要作用。尿尿酸的测定可用磷钨酸还原法和尿酸酶一过氧化物酶偶联法。通过尿液检查可了解尿酸排泄情况，有利于指导临床合理用药。

正常人经过 5 天限制嘌呤饮食后，24 小时尿尿酸排泄量一般不超过 3.57 mmol（600 mg）。由于急性发作期尿酸盐与炎症的利尿作用，患者尿尿酸排泄增多，因而此项检查对诊断痛风意义不大。但 24 小时尿尿酸排泄增多有助于痛风性肾病与慢性肾小球肾炎所致肾功能衰竭的鉴别。有尿酸性结石形成时，尿中可出现红细胞和尿酸盐结晶。尿酸盐结晶阻塞尿路引起急性肾功能衰竭时，24 小时尿尿酸与肌酐的比值常 >1.0。

（三）滑囊液检查

滑囊液晶体分析是痛风诊断的重要方法。通过关节腔穿刺术抽取滑囊液，在显微镜下可发现白细胞中有针形尿酸钠结晶。关节炎急性发作期的检出率一般在 95% 以上。

（四）痛风石活检

对表皮下的痛风结节可行组织活检，通过偏振光显微镜可发现其中有大量的尿酸盐结晶。也可通过紫尿酸铵试验、尿酸氧化酶分解及紫外线分光光度计测定等方法分析活检组织中的化学成分。

（五）肾脏检查

1. 肾穿刺活检　痛风常累及肾脏，使其体积变小，肾穿刺活检可见被膜腔下肾表面有颗粒及颗粒瘢痕，皮质变薄，髓质和椎体内有小的白色针状物，呈放射状的白线表示有尿酸钠结晶（MSU）沉着椎体减少，尿道可察见肾脏内尿酸盐结石，显微镜下肾小管变性、萎缩以及肾小球硬化等改变。

2. 腹部平片　可见肾内尿酸结石，透光，平片上不显影。但如果钙化，肾区或相应部位可见结石阴影。长期慢性痛风的患者腹部平片可见肾脏影缩小，此时常有明显的肾功能损害。

3. 静脉肾盂造影　如果发现静脉注射造影剂 10 分钟后摄片两侧肾影密度增高，至 20、40 分钟后，仅两侧肾实质密度增高，肾盂、肾盏不能清楚显影，输尿管上段隐约显影，说明肾脏功能较差，排空延迟。

（六）特殊检查

采用高效液相电化学分析（HPLC－ED）测定唾液中的尿酸含量，同时与单个或多个电极的安培电化学测定系统比较，发现唾液中的尿酸可作为诊断的一个参考依据。

五、诊断与鉴别诊断

（一）诊断

以下为 1997 年美国风湿病协会的拟诊标准：

1. 多为中年肥胖男性，少数见于绝经后女性，男女之比为 20 ∶ 1。

2. 主要侵犯周围单一关节，常反复发作，首次发作多为第一跖趾关节，此后可累及跗、踝、腕关节，呈游走性。

3. 起病突然，关节红肿热痛，活动受限，一天内可达高峰，晨轻暮重。

4. 反复发作，关节肥厚畸形僵硬。

5. 在耳郭关节附近骨骼中、腱鞘软骨内、皮下组织等可存在痛风结节。

6. 高尿酸血症，血尿酸大于420 μmol/L（7 mg/dL）。

7. 发作可自行终止。

8. 对秋水仙碱反应特别好。

9. X线摄片检查可见关节附近骨质中有整齐的穿凿样圆形缺损。

鉴于老年患者高尿酸血症和痛风的高发，第一条标准并不重要。而诊断高尿酸血症仅需要血尿酸水平大于同性别参考值上限即可。

（二）鉴别诊断

本病需与下列可累及关节的疾病进行鉴别。

1. 原发性痛风与继发性痛风的鉴别。

2. 与关节炎鉴别　包括类风湿关节炎、化脓性关节炎与创伤性关节炎、关节周围蜂窝织炎、假性痛风、其他类型的关节炎等。急性关节炎期尚需与系统性红斑狼疮、复发性关节炎及Reiter综合征鉴别，慢性关节炎期还应与肥大性骨关节病、创伤性及化脓性关节炎的后遗症等进行鉴别。通常，血尿酸测定有助于以上疾病的鉴别诊断。

对于老年患者，与骨关节病变鉴别尤为重要。

六、治疗

（一）老年无症状性高尿酸血症的治疗

老年高尿酸血症中只有少部分发生痛风，而绝大多数患者为无症状性高尿酸血症。高尿酸血症与胰岛素抵抗及糖代谢异常、心血管事件、终末期肾损害密切相关，而上述情况本身与增龄相关，因此，其治疗成为预防代谢综合征及痛风的新切入点。临床医师应该意识到高尿酸血症是一些类型肾病及心、脑血管疾病不良预后的可能标志，更重要的是作为识别代谢综合征的早期标志。目前推荐的高尿酸血症饮食包括限制嘌呤、蛋白质和乙醇的摄入及减轻体质量。但是研究表明，不仅要限制热量和碳水化合物的摄入，而且要增加摄入不饱和脂肪酸来替代蛋白质和饱和脂肪酸，这对胰岛素抵抗（IR）患者有益，可增强胰岛素的敏感性，能降低血尿酸和血脂水平。过去一直强调低嘌呤饮食，但目前的研究则显示，再严格的饮食控制也只能降低约60 μmol/L的血清尿酸，对于本来食量就不多的老年患者，已不再如以往强调低嘌呤饮食。对饮食控制等非药物治疗后血尿酸浓度仍 > 475 μmol/L，24小时尿酸排泄量 > 654 mmol/L，或有明显高尿酸血症和痛风家族史者，即使无症状也应使用降低尿酸的药物，包括促尿酸排泄药（如苯溴马隆）和抑制尿酸生成的药物（如别嘌醇）等。

（二）老年有症状高尿酸血症的治疗

痛风是部分老年高尿酸血症所谓的“典型症状”。原发性痛风目前尚无根治方法，但通过控制高尿酸血症通常可有效地减少发作，使病情逆转。本病的治疗目标为：①尽快终止急性关节炎发作。②防治关节炎复发。③慢性高尿酸血症者的治疗目标是使血尿酸维持在360 μmol/L（6.0 mg/dL）以下。④控制尿酸性肾病与肾石病，保护肾功能。

1. 一般治疗　控制饮食总热量；限制饮酒和高嘌呤食物，如动物的内脏（心、肝、肾、脑），部分鱼类，牡蛎，牛羊肉等；每天饮水 2 000 mL 以上以增加尿酸的排泄；慎用抑制尿酸排泄的药物；避免诱发因素和积极治疗相关疾病等。

2. 急性关节炎期的治疗　此期的治疗目的是迅速终止关节炎发作。首先应绝对卧床休息，抬高患肢，避免受累关节负重，持续至关节疼痛缓解后 72 小时方可逐渐恢复活动。同时，应尽早予以药物治疗使症状缓解。延迟用药会导致药物疗效降低。

（1）秋水仙碱：对控制痛风急性发作具有非常显著的疗效，为痛风急性关节炎期的首选用药。它的作用机制包括对化学因子的调控、前列腺素的合成和中性粒细胞及内皮细胞黏附分子的抑制作用，而这些黏附分子参与了关节炎症的发生和发展。该药常规剂量为成人每次 0.5 mg，每小时 1 次；或每次 1 mg，每 2 小时 1 次，直至关节疼痛缓解或出现恶心、呕吐、腹泻等胃肠道不良反应时停药。达到治疗量一般为 3 ~5 mg，48 小时内剂量不得超过 7 mg。通常用药后 6 ~12 小时内可使症状减轻，约 80% 的患者在 24 ~48 小时内症状可完全缓解。该药对胃肠道有刺激作用。有肾功能减退者，24 小时总剂量应控制在 3 mg 以内。该药可静脉应用，但如果静脉注射时药物外漏，可引起组织坏死。除了胃肠道的不良反应以外，部分患者使用秋水仙碱治疗后，可发生骨髓抑制、肝功能损害、脱发、精神抑郁、上行性麻痹、呼吸抑制等。因此，有骨髓抑制及肝肾功能损害者使用该药时，剂量应减半，并密切观察不良反应的情况。秋水仙碱的不良反应与药物的剂量有关，口服较静脉注射安全性高。极少数患者使用秋水仙碱后，可发生急性心力衰竭和严重的室性心律失常而导致死亡。反复应用秋水仙碱控制痛风或家族型地中海热症状后，可抑制成骨细胞矿化功能，导致骨矿化不良和骨折不愈合，有时还可引起异位骨化。老年尤其是高龄老年患者的资料缺乏，尤其需要注意老年患者应用该药的不良反应，谨慎地给予成人剂量的一半或更小剂量。

（2）非甾体类抗炎剂（nonsteroidal antiinflammatory drug，NSAID）：无并发症的急性痛风性关节炎发作可首选非甾体类抗炎药物，特别是不能耐受秋水仙碱的患者尤为适用。非甾体类抗炎剂与秋水仙碱合用，可增强止痛效果。此类药物应在餐后服用，以减轻药物对胃肠道的刺激。常用的药物包括吲哚美辛，开始时剂量为 50 mg，每 6 小时 1 次。症状减轻后逐渐减为 25 mg，每日 2 ~3 次；或布洛芬，0.2 ~0.4 g，每日 2 ~3 次，通常可使症状 2 ~3 天内得到控制。老年患者酌情减量。

（3）糖皮质激素：一般使用秋水仙碱或非甾体类消炎镇痛药物治疗急性痛风性关节炎均有效，不必全身性应用促肾上腺皮质激素（ACTH）或糖皮质激素。尽管糖皮质激素对急性关节炎发作具有迅速的缓解作用，但停药后症状容易复发，且长期服用易致糖尿病、高血压病等并发症，故不宜长期应用，仅适用于少数急性痛风反复发作十分严重的患者，对于秋水仙碱、非甾体消炎药治疗无效或有禁忌证者可考虑短期使用。糖皮质激素具有很强的抗炎作用，对各种因素（包括细菌性、化学性、机械性和过敏性等）所引起的炎症反应，均有明显抑制作用。一般用泼尼松 10 mg，每日 3 次。或地塞米松 10 ~20 mg静脉滴注，应用3 ~5日症状缓解后逐渐减量至停药，以免症状复发。减量应慢，以免出现“反跳”现象。严重的精神病和癫痫、溃疡病、骨折、创伤修复期、角膜溃疡、肾上腺皮质功能亢进症、严重的高血压、糖尿病、孕妇、水痘、真菌感染等患者禁用。

（4）其他药物：少数关节疼痛剧烈者，可口服可待因或肌内注射哌替啶。降低血尿酸的药物在用药早期可使进入血液中的尿酸增多，有诱发急性关节炎的可能，故在痛风急性期不宜使用。

3. 慢性期的治疗　间歇期及无症状高尿酸血症的治疗，目的是使血尿酸维持在正常范围内，以预防急性关节炎的发作，防止痛风结节及泌尿系结石发生与发展，使病情长期稳定。因此，降低血尿酸药物为本期治疗的主要用药，治疗目标为血尿酸水平维持在 360 μmol/L（6 mg/dL）以下。应用降低血尿酸药物的适应证包括：①经饮食控制后血尿酸仍超过416 μmol/L（7 mg/dL）者。②每年急性发作在2次以上者。③有痛风石或尿酸盐沉积的X线证据者。④有肾石病或肾功能损害者。

降低血尿酸的药物主要包括抑制尿酸合成与促进尿酸排泄两大类，通常根据患者的肾功能及24小时尿酸排泄量的情况进行药物选择。对肾功能正常、24小时尿尿酸排泄量<3.75 mmol者，可选用促进尿酸排泄的药物；如果患者的肾功能减退、24小时尿尿酸排泄量>3.75 mmol，则应用抑制尿酸合成的药物。

（1）抑制尿酸合成药物

1）别嘌醇（allopurinol）：为黄嘌呤氧化酶的抑制剂，可控制高尿酸血症。适用于：①原发性和继发性高尿酸血症，尤其是尿酸生成过多引起的高尿酸血症。②反复发作或慢性痛风者。③痛风石。④尿酸性肾结石和（或）尿酸性肾病。⑤伴有肾功能不全的高尿酸血症。该药主要通过抑制黄嘌呤氧化酶，使次黄嘌呤和黄嘌呤不能转换为尿酸。药物进人体内后，一方面被逐渐氧化，生成易溶于水的异黄嘌呤，随尿液排出；另一方面在有PRPP存在的情况下，可转变成相应的核苷酸，使PRPP的消耗增加，并可抑制PRPPAT，使尿酸的合成进一步减少。因而可迅速降低血尿酸浓度，抑制痛风石及尿酸性结石的形成。别嘌醇与促进尿酸排泄药物合用可加快血尿酸降低的速度，并动员沉积在组织中的尿酸盐，使痛风石溶解。

成人常用剂量为100 mg，2～4次/日。每周可递增50～100 mg，至每日200～300 mg，分2～3次服用。每2周检测血和尿尿酸水平，如已经达到正常水平，则不再增量，如仍高可再递增。但最大量一般不大于每日600 mg。

该药不良反应患病率为5%～20%，其中约有半数需要停药，停药后一般均能恢复正常。少数患者有发热、过敏性皮疹、腹痛、腹泻、白细胞和血小板较少等症状。通常，不良反应多见于有肾功能不全者，因此伴有肾功能损害的患者，使用时剂量应酌情减少。

尽管别嘌醇排泄并不会随年龄增长而逐渐减少，但其活性代谢产物氧嘌醇的排泄量与年龄呈负相关，因而老年患者用药后更容易发生不良反应，应严密观察并酌减剂量。

2）Febuxostat：一种选择性的黄嘌呤氧化酶抑制剂，较别嘌醇降低血尿酸的作用更显著。每日1次，常用剂量为10～100 mg/d，最大剂量为240 mg/d。该药的主要不良反应包括腹泻、恶心、呕吐等消化道反应，也有关于该药能增加心血管事件发生的不良反应的报道。此外，该药慎用于肾功能不全的患者，老年患者资料缺乏。

（2）促进尿酸排泄药物：此类药物主要通过抑制肾小管对尿酸的重吸收，增加尿尿酸排泄而降低血尿酸。适用于肾功能正常、每日尿尿酸排泄不多的患者。对于24小时尿尿酸排泄>3.57 mmol（60 mg）或已有尿酸性结石形成者，有可能造成尿路阻塞或促进尿酸性结石的形成，故不宜使用。为避免用药后因尿中的尿酸排泄急剧增多而引起肾脏损害及肾石病，用药时应注意从小剂量开始。在使用排尿酸药物治疗时，应每日服用碳酸氢钠以碱化尿液；并注意多饮水，以利于尿酸的排出。该类药物包括：

1）丙磺舒（probenecid）：初始剂量为0.25 g，2次/日。服用1周后增至0.5 g，2次/日。最大剂量不应超过2 g/日。

2）磺吡酮（sulfinpyrazone）：该药不良反应较少，一般初始剂量为50 mg，每日2次。后逐渐增至100 mg，每日3次，最大剂量为600 mg/d。

3）苯溴马隆（benzbromarone）：具有较强的利尿酸作用。常用剂量为25～100 mg，1次/日。上述药物在老年患者中应用均应酌情减少剂量。

4. 其他治疗　伴有肥胖、高血压、冠心病、尿路感染、肾功能衰竭等的患者，需进行相应治疗。关节活动有障碍者，可适当进行理疗。有关节畸形者可通过手术矫形。

如果用一般药物控制血尿酸的效果不理想，尤其对于伴有血脂异常和高血压病的患者，可使用血管紧张素Ⅱ受体拮抗剂、非诺贝特或阿托伐他汀治疗，有助于降低血尿酸水平，其作用机制可能与促进肾小管对尿酸排泌的作用有关。

（三）继发性痛风的治疗

继发性高尿酸血症及痛风的治疗最关键的是积极治疗原发病，因为原发病往往比痛风更严重、预后更差。一般的治疗原则是：①积极治疗原发病。②在治疗原发病同时，仔细分析、比较后选择药物和治疗手段。③尽快控制急性痛风性关节炎的发作。④一般首选抑制尿酸合成的药物。⑤一般不提倡使用促尿酸排泄药物。⑥肾移植术后高尿酸血症在较长时间内可以无任何症状，但不能忽视对痛风和尿路结石的预防及对血尿酸的控制。⑦控制饮食，限制嘌呤摄入和忌酒。⑧多饮水和服用碳酸氢钠等，积极稀释和碱化尿液。⑨注意生活习惯，避免饥饿、劳累、感染和其他刺激。⑩积极治疗原发性高血压、糖尿病、肥胖症等并发症，减少高胰岛素血症的影响。老年患者更应关注治疗的有效性及肝肾功能变化、药物可能的不良反应。

（纪晓莲）

第三节　老年代谢综合征

一、概述

（一）疾病介绍

代谢综合征（MS）是心血管病的多种代谢危险因素在个体内集结的状态。MS 的主要组分是腹型肥胖、糖尿病或糖调节受损、血脂紊乱以及高血压。此外，尚包括胰岛素抵抗、高尿酸血症及微量白蛋白尿。MS 亦涉及持续低度炎症反应及血液凝溶异常。MS 可以使心脑血管疾病的发病率和死亡率显著增加，目前已被广泛认为是一个影响人类健康的重大卫生问题。

（二）历史

1988 年 Reaven 首次启用“Syndrome X”命名后，该概念受到了多学科临床医生的广泛关注。在过去半个多世纪中曾采用了 10 多种不同的命名，如“富裕综合征”“X 综合征或 Reaven 综合征”“死亡四重奏”以及“胰岛素抵抗综合征”等。1998 年世界卫生组织（WHO）专家组将其正式命名为“代谢综合征”，并提出第一个 MS 工作定义。之后，1999 年欧洲胰岛素抵抗（IR）研究组、2001 年美国国家胆固醇教育计划（NCEP－ATPⅢ）相继提出了自己的定义。中华医学会糖尿病学分会及中国成人血脂异常防治指南也分别于 2004 年和 2007 年提出了我国自己的 MS 工作定义。2005 年国际糖尿病联盟（IDF）提出了“代谢综合征全球共识定义”和诊断要求。

（三）关于代谢综合征的争议

2005 年，美国糖尿病学会（ADA）和欧洲糖尿病学会（ESDA）发表联合声明，对 IDF 关于 MS 的定义质疑，认为 MS 不具有固定症状及共同的病理基础，整个 MS 对预测心血管病危险性的价值不一定优于单个组分，“定义”缺乏科学性和严谨性，没有特定的治疗等。这一时激起了国际学术界对 MS 的激烈讨论。随后，IDF 发表文章，强调 MS 是一组病理症状，而非一种疾病，其病因尚不明确。MS 的重大意义在于其有助于确认 2 型糖尿病与冠心病的高危人群。

2009 年 IDF 和美国心脏学会和美国心肺血液研究所（AHA/NHLBI）等组织发表联合声明，试图统一 MS 的定义和需解决的关键问题，焦点主要集中在：①MS 的病因、机制仍不清。②MS 不仅是个公共卫生问题，还是个临床问题，MS 定义的差异造成了临床上的混淆，希望能解决各种 MS 定义中的不同。③中心性肥胖究竟是诊断 MS 的必备条件还是与其他 MS 组分风险等同条件？该声明最主要的贡献是解决了 IDF 的 MS 定义与 NCEP－ATPⅢ的 MS 定义的分歧，不再强调中心性肥胖是诊断 MS 的必备条件，并对中心性肥胖的诊断在不同的国家和种群的腰围切点进行了修订。

2010 年 Simmons 等发表了《WHO 专家咨询组报告——MS：有用的概念或临床工具?》一文，其中对 MS 在病理生理学、流行病学、临床工作和公共卫生四个关键领域的使用价值进行了评估，指出 MS 作为一个防治疾病的理念很有益处，但 MS 不同的定义，妨碍了其在诊断、治疗或流行病学研究中的运用。有学者认为如果确为一种疾病综合征，那么应存在得到认可的基本发病机制。但是迄今 MS 仍缺乏清晰的发病机制，因此 MS 的定义也只能是模糊的。MS 是一种病态前的状态，而不是临床诊断，能够对糖尿病与心血管病进行粗略预测，因此应排除糖尿病或已知心血管疾病的个体。该报告相应的评论亦认为 MS 的确能对心血管病的发病率和死亡率作出预测，但 MS 对发病风险的预测是建立在对组成综合征的各疾病的预测上的，关键问题在于 MS 的风险预测能否超越这一局限。

目前达成的共识如下：①对 MS 共同危险因素的防治，既节约卫生资源，又可获得最大收益。②MS 防治对降低高危人群心血管事件和糖尿病危险有重要意义。③MS 在病因、机制及防治方面仍待进一步研究。

二、诊断标准

目前在国际及国内应用较多的定义如下。

（一）WHO（1999）的建议

世界上第一个 MS 的工作定义。提出胰岛素抵抗作为代谢综合征的必需成分，另加 2 个危险因子。胰岛素抵抗定义为下列任何一项：①2 型糖尿病。②空腹血糖异常（IFG）。③糖耐量异常。④空腹血糖正常（<6.1 mmol/L），但葡萄糖摄取低于在高胰岛素血症正常血糖情况下基础数值的最低档（25%）。另有下列 2 个或更多危险因子：血压≥140/90 mmHg，血浆 TG≥1.7 mmol/L 及（或）低 HDL－C（男性<0.9 mmol/L，女性<1.0 mmol/L）；中心性肥胖［男性：腰臀比（WHR）>0.9；女性：WHR>0.85 及（或）BMI>30］；微量白蛋白尿≥20 μg/min；或白蛋白/肌酐≥30 mg/g。其他相关指标还有如高尿酸血症、凝血异常、PAI－1升高等，但不是诊断必需指标。

WHO 的诊断标准预测 2 型糖尿病和心血管疾病的力度较高，尤其是 2 型糖尿病。但 IR 的精确评估须做更多相关试验，关于超重和肥胖的指标未考虑到人种差异，故存在一定局限性。

（二）美国国家胆固醇教育项目成人治疗组第三次报告（NCEP－ATPⅢ 2001）

满足 3 项及以上即可诊断为 MS：①腹型肥胖，腰围男性>102 cm，女性>80 cm。②致动脉粥样硬化的血脂异常，TG≥1.7 mmol/L，HDL－C 男性<1.0 mmol/L，女性<1.3 mmol/L。③高血压，降压治

疗或血压≥135/85 mmHg。④胰岛素抵抗或葡萄糖耐量受损，空腹血糖≥6.1 mmol/L。ATPⅢ专家组认为没有充足的证据可以推荐供常规使用的方法用于评价胰岛素抵抗、炎症前状态和血栓形成前状态。故在诊断中未纳入这些指标。

ATPⅢ的标准注重了心血管疾病的危险因素，预测冠心病及心血管病的力度较高，将腹部肥胖列为各成分之首，根据腰围增大进行判断。尽管诊断并没有强调胰岛素抵抗的存在，但符合ATPⅢ诊断标准的多有胰岛素抵抗，有研究者建议，符合ATPⅢ诊断标准的MS或者出现2个以上危险因素的非糖尿病患者，可加做葡萄糖耐量试验。

（三）国际糖尿病联盟（IDF 2005）

1. 临床部分　根据IDF新定义，确诊代谢综合征必须符合以下条件：中心性肥胖（欧洲男性腰围≥94 cm，女性≥80 cm，其他人种有各自特定的数值）（表8－7）。此外，还需加上以下4个因素中的任意2项：①TG≥1.7 mmol/L（150 mg/dL）或已经进行针对此项血脂异常的治疗。②HDL－C男性<1.03 mmol/L（40 mg/dL），女性<1.29 mmol/L（50 mg/dL），或已经进行针对此项血脂异常的治疗。③血压升高：收缩压≥130 mmHg或舒张压≥85 mmHg，或已经诊断高血压并开始治疗。④空腹血糖(FPG) ≥5.6 mmol/L（100 mg/dL），或已经诊断为2型糖尿病。

如果空腹血糖高于5.6 mmol/L（100 mg/dL），强烈推荐进行口服葡萄糖耐量试验（OGTT）检查，但不必为了诊断代谢综合征而行此检查。

表8－7　特异性腰围指标

国家/种族	腰围	
	男	女
欧洲人[a]	≥94 cm	≥80 cm
在美国，临床上可能仍然在沿用ATPⅢ标准，即男性102 cm，女性88 cm		
南亚人	≥90 cm	≥80 cm
根据华人，马来人和亚裔印度人的人群数据		
华人	≥90 cm	≥80 cm
日本人[b]	≥85 cm	≥90 cm
中南美人种	在有更确切数据之前，建议使用南亚人标准	
南撒哈拉非洲人	在有更确切数据之前，建议使用欧洲人标准	
地中海东部和中东（阿拉伯）人	在有更确切数据之前，建议使用欧洲人标准	

注：a. 在以后的欧洲裔流行病学研究当中，应该分别用欧洲人和北美人的腰围切点计算患病率，以利于比较；b. 新标准建议如表中所示，也有推荐使用其他不同来源的数值。

目前，美国国内在临床诊断中使用的切点值高，且全部种族通用。这里强烈建议不论是流行病学研究，甚至是做个体诊断，来源同一种族的人应该使用各自的种族特异性切点，不管他们当时身处何地。因此，用于日本人的标准也适用于定居他国的日本侨民或移民，也同样适用于如南亚的男性和女性，不必考虑他们定居地是哪个地区和国家。

2. “白金标准”定义（“platinum standard” definition）——供科学研究使用　IDF共识制订小组重视其他的一些与代谢综合征有关的指标检查。这些指标应该被纳入研究课题中，以进一步确定其对心血管疾病和糖尿病的预测能力。并且，在必要时有助于补充、改进代谢综合征的定义，以及验证临床新定义中种族特异性指标的有效性（表8－8）。

表 8-8 "白金标准"定义 IDF 共识

代谢综合征组分	代谢指标
体脂分布异常	总体脂分布（DXA）
	中心性脂肪分布（CT/MRI），脂肪组织生物标志物（瘦素，脂联素）肝脏脂肪含量（MRS）
致动脉粥样变血脂异常（除 TG 升高和 HDL-C 降低以外）	ApoB（或非 HDL-C），小 LDL 颗粒
血糖异常	
胰岛素抵抗（除空腹血糖升高以外）	OGTT
	空腹胰岛素/胰岛素原水平，HOMA-IR Bergman 微小模型计算的胰岛素抵抗
血管调节异常（除血压升高以外）	游离脂肪酸升高（空腹或 OGTI、过程中）
促炎症状态	钳夹试验计算出的 M 值
	内皮细胞功能测定，微量白蛋白尿
促高凝状态	高敏 C 反应蛋白升高
	炎症细胞因子（如 TNF-α，IL-6）水平升高
激素因子	血浆脂联素水平减低
	纤溶因子（PAI-1 等）
	促凝因子（纤维蛋白原等）
	垂体-肾上腺轴

（四）中华医学会糖尿病学分会（CDS 2004）

2004 年，中华医学会糖尿病学分会提出 MS 的诊断标准建议。这个建议是根据在中国人群中用 WHO 标准、NCEP-ATPⅢ标准进行 MS 诊断的资料分析以及针对中国人群研究的结果而提出的（表 8-9）。

表 8-9 中华医学会糖尿病学分会（CDS）建议 MS 诊断标准

具备以下 4 项组成成分中的 3 项或全部	
1. 超重和（或）肥胖	BMI≥25.0
2. 高血糖	FPG≥6.1 mmol/L（110 mg/dL）及（或）2hPG≥7.8 mmol/L（140 mg/dL），及（或）已确诊为糖尿病并治疗者
3. 高血压	SBP/DBP≥140/90 mmHg，及（或）已确认为高血压并治疗者
4. 血脂紊乱	空腹血 TG≥1.7 mmol/L（150 mg/dL），及（或）空腹血 HDL-C<0.9 mmol/L（35 mg/dL）（男）或<1.0 mmol/L（39 mg/dL）（女）

注：①考虑到 IR 的诊断尚无统一分割点，且我国胰岛素测定技术尚未能标准化，故 CDS 诊断标准中暂时不包括 IR 项目。②根据中国人的数据分析，人群中有微量白蛋白尿者大多已可由其他组成成分诊断为 MS，所以在 CDS 诊断标准中不包括微量白蛋白尿。

（五）《中国成人血脂异常防治指南》制订联合委员会（JCDCG 2007）建议的 MS 定义

近两年新的研究资料表明，空腹血糖在 5.6~6.1 mmol/L 时，糖尿病发生的风险增加了 3~4 倍。中国人 BMI>25 人群相应的腰围在男性中约为 90 cm，女性为 85 cm。故在 2004 年 CDS 建议基础上，对组分量化指标中进行修改如下：具备以下三项或更多：①腹部肥胖：腰围男性>90 cm，女性>85 cm。②血 TG≥1.70 mmol/L（150 mg/dL）。③血 HDL-C<1.04 mmol/L（40 mg/dL）。④血压≥130/85 mmHg。⑤空腹血糖≥6.1 mmol/L（110 mg/dL）或糖负荷后 2 小时血糖≥7.8 mmol/L（140 mg/dL）

或有糖尿病史。

（六）各诊断标准之间的异同

比较几个标准，不难发现它们的基本点都是一致的，即均纳入了糖代谢异常、血脂异常、血压升高、腹型肥胖。但彼此间参数值略有差异。

1. 诊断的必备要素　IDF 以中心型肥胖为诊断必备条件；WHO 以糖耐量异常，包括葡萄糖耐量受损或糖尿病，或胰岛素抵抗为必备条件。而 NCEP－ATPⅢ、CDS 和 JCDCG 则没有要求。

2. 肥胖或超重的界定值不同　IDF、JCDCG 和 NCEP－ATPⅢ均使用腰围，后者对不同人种作了相应的调整；WHO 使用体质指数（BMI）和腰臀比；CDS 仅使用 BMI。

3. 糖代谢异常的判断差别　WHO 和 CDS、JCDCG 以空腹血糖≥6.1 mmol/L 为异常，包含 IGR 和 DM 患者。而 IDF 和 NCEP－ATPⅢ将空腹血糖下调至≥5.6 mmol/L，在诊断时建议做 OGTT 试验，否则会漏诊 IGT 患者，尤其是孤立性负荷后高血糖。

4. 高血压的标准不同　WHO 和 CDS 均为 140/90 mmHg，而 IDF 和 NCEP－ATPⅢ及 JCDCG 为 130/85 mmHg。

5. 血脂水平不同　五个建议中，三酰甘油水平均相同。而 IDF 采用了 NCEP－ATPⅢ中的血脂水平；WHO 和 CDS 相同，HDL－C 男性＜0.9 mmol/L，女性＜1.0 mmol/L；而在JC－DCG 中，HDL－C＜1.04 mmol/L，不区分性别差异。

（七）老年人代谢综合征的诊断

目前，老年人群的 MS 诊断仍沿用上述标准，然而，对于老年人群选择何种诊断标准才能有效预测老年人群心血管事件的发生，学术界一直存在争议。已有资料显示，成年人 MS 与心血管疾病发生关系密切。然而，近年的一些流行病学研究则对 MS 与老年人群心脑血管疾病的相关性提出了疑问。例如，Sattar 等以 4 812 例年龄 70～82 岁的非糖尿病者为对象，选择 NCEP－ATPⅢ为 MS 诊断标准，评估 MS 及其 5 个组分与老年人群新发心血管疾病及 2 型糖尿病事件风险的相关性；并在另一项包括 2 737 名年龄在 60～79 岁的非糖尿病者的英国地区性心脏研究中进一步验证，结果显示 MS 及其组分与老年人的 2 型糖尿病患病风险相关，但与心血管疾病无或仅有较弱关联。然而，也有一些流行病学研究发现，老年 MS 与心脑血管疾病的发生关系密切。如 Wang 等对老年 MS 非糖尿病者 14 年的随访研究显示，无论以 NCEP－ATPⅢ、WHO 或 IDF 诊断标准，MS 均与脑卒中发生率的增加密切相关。Maggi 等亦发现，按照 NCEP－ATPⅢ的诊断标准，老年白种人 MS 与男性和女性的脑卒中和糖尿病发生密切相关，并与男性的心血管疾病及死亡率增加有关。正如上所述，近年的一些 MS 与心脑血管事件的相关性研究结果并不一致，推测其主要原因，可能与现有的各诊断标准均未充分考虑随着年龄的增长而引起的身体组分的正常生理变化有关。其中，最明显的可能是肥胖的诊断阈值对老年 MS 诊断的影响。对肥胖人群常以 BMI 为诊断界值，然而在老年人群中，由于肌肉组织的减少和脂肪组织的增加，以及脊椎椎体的压缩而导致的身高变化，可能使适用于一般人群的 BMI 界值并不能真实反映老年人的肥胖程度和体脂状况。因此老年人群可能也应根据年龄变化来确定反映其真实体脂程度的 BMI 值。老年人 BMI 在 25.0～27.0 并不伴随心血管事件和全因死亡率的增加，因此有学者认为老年人超重的 BMI 界值为≥27.0 较为适宜。意大利的一项研究也对老年 MS 诊断界值与心脑血管疾病间的关系做了初步的探讨，结果发现，3 038 例年龄 65～84 岁的老年人，以 IDF 标准诊断为 MS 者，与非 MS 者比较，其心肌梗死和脑卒中的发病率并不明显增加，随访 3 年后，仍然得到类似的结果；然而将腰围和血压的诊断界值提高后（腰围：男性≥

102 cm，女性 88 cm；血压≥140/90 mmHg）则发现 MS 与心脑血管疾病发生显著相关；而 TG 与 HDL－C 的诊断阈值则与年龄变化无明显关系。提示老年人群的 MS 诊断界值，特别是肥胖和高血压的切点，可能要高于一般人群。

除了各诊断标准已涉及的 MS 组分，老年 MS 的诊断可能尚需考虑与老年人心血管疾病关系密切的一些其他危险因素预测指标，例如踝肱指数（ABI）。ABI 与动脉粥样硬化间的相关性已被近年来的很多研究资料所证实。最近一项研究发现，ABI 与老年 MS 人群的全因死亡率及心血管疾病死亡率显著相关。提示在老年 MS 诊断中，ABI 预测其心血管疾病危险性的作用不容忽视。

综上所述，老年人群 MS 诊断标准应兼顾老年人生理功能的变化，并亟需通过进一步的流行病学研究来确定适合老年人群 MS 的各组分及其诊断阈值，这也是广大老年医学工作者面临的迫切任务之一。

三、流行病学特点

根据国际糖尿病联盟（IDF）2005 年公布的数据估计，世界人口的 1/4 有 MS。这一数据与美国第 3 次健康营养调查报告的 23.9% 患病率（美国人）非常吻合。美国 MS（WHO）患病率为 21%～30%，而在 50 岁以上的糖尿病、糖耐量受损和空腹血糖受损的人群，MS 的患病率（用 ATPⅢ诊断标准）分别高达 86%、31% 和 71%。年龄 20 岁以上的美国普通人群 MS（ATPⅢ）标化患病率为 23.7%，随增龄而上升，20～29 岁人群患病率为 6.7%，60～69 岁人群高达 43.5%。

亚洲国际心血管病合作组于 2000—2001 年，在中国对 35～74 岁的成年人群进行了纳入样本为 15 540例的横断面调查，根据 IDF 诊断标准，MS 患病率为 16.5%，标化后的 MS 患病率男女分别为 10.0% 和 23.3%，这一结果提示我国 35～74 岁成年人中患有 MS 的人数已经上升至 7 700 万（16.5%），男女合计，年龄未标化的 MS 患病率为 16.5%。年龄标化后的 MS 患病率，男女分别为 10% 和 23.3%；年龄标化后的患病率，北方和南方地区分别为 23.3% 和 11.5%，城市和农村地区分别为 23.5% 和 14.7%。我国北方居民的患病率高于南方居民，城市居民高于农村居民。这些结果表明 MS 已经成为我国严重公共卫生问题。另一项在我国 11 个省市进行的队列研究（未包含甘肃省），包括27 739 名年龄在 35～64 岁调查人群，MS 的患病率（WHO 和 NCEP－ATPⅢ的标准）为 13.3%（男为 12.7%，女为 14.2%），且随增龄而增长，MS 者高腰围的百分率最高，男性为 89.0%，女性为 85.1%。

近些年，我国发达城市已逐渐认识到 MS 造成的社会与经济上的沉重负担，已有部分地区开展了当地的流行病学调查研究。北京市 2002 年 18 岁以上成年人参加的营养调查中，MS（ATPⅢ定义）年龄调整后总患病率 15.14%。其中男性患病率 13.15%，女性患病率 17.1%，男女患病率差异有统计学意义（$p<0.05$），45 岁后患病率明显上升，并在 65 岁达到高峰。

上海 15～74 岁居民 MS 横断面调查的患病粗率为 17.5%，年龄标化后为 12.81%，女性高于男性（分别为 14.79%、10.93%），城市高于农村（分别为 13.7%、10.72%），并随年龄的增长而增加，45 岁以上女性患病率明显上升。人群中同时具有 3 种以上 MS 异常组分数的个体比例高达 22.28%。

方顺源等在杭州市社区进行的 15 岁以上人群 MS 及相关疾病的调查显示：社区人群中 62.69% 的人有不同程度的代谢异常，且有 33.08% 的人合并 2 种或 2 种以上的代谢异常。

在我国台湾进行的一项基于社区的横断面调查包括 8 320 名年龄在 30～92 岁之间的个体，按照 ATPⅢ标准 MS 的患病率为 15.4%（男为 11.2%，女为 18.6%）。

在美国心脏学会（AHA）2004 年学术会议上，Liao 等报告了美国 ARIC 研究人群 MS 患病率及其对心血管疾病发生率及病死率影响的研究结果，并预测 MS 患者在未来 10 年中，要占人类 35～70 岁人群的35%，这些患病人群，每8个人就会有一个人因MS而死亡；MS患者心脑血管病概率是正常人的75倍；患肿瘤的概率比常人高出45倍。

美国第三次营养调查显示冠心病的发生率在伴有糖尿病的MS患者中为19.2%，不伴有糖尿病的患者中为13.9%。在既无MS又无糖尿病者中为8.7%。有MS者患冠心病的风险是无MS者的2倍。MS合并冠心病患者冠脉血管病变较非MS者严重。冠状动脉血管病变严重程度随着危险因素的增加而增加。

MS和超重与糖尿病及心血管疾病发病率和死亡率的增加关联。Isomma报道患有MS的个体心血管疾病死亡率比没有MS的个体多6倍。在芬兰进行的一项基于人群的前瞻性研究显示，调整传统的心血管疾病危险因素后，患有MS的男性个体冠心病死亡风险增高了3倍。一项前瞻性资料的荟萃分析显示，在我国超重的男性如果将BMI减至24以下可使卒中发病率降低15%，女性则可降低22%。

MS对冠心病、心肌梗死以及全因死亡具有很高的预测价值。金雪娟等分析美国ARIC研究人群的MS最新统计结果后认为：组成MS的各因子数量与冠心病发生率和各死因总死亡率之间存在着量效关系，MS组成因子个数与危险性之间的线性关系有助于指导对MS患者进行危险分层，可以帮助医师针对性地制订个性化治疗方案。对于各种病因引起的总死亡率，有MS和无MS依次为每年69.4/10万和每年50.1/10万，而MS患者中有42.6%~82.1%的冠心病事件可以通过控制血压预防，提示了预防和控制MS流行的重要公共卫生学意义。

四、病因和发病机制

代谢综合征的发病机制还不完全清楚。从病理生理的角度看，其发病可能与下列3类异常有关：①肥胖和脂肪组织结构或功能不正常。②胰岛素抵抗。③几种独立因素：如来源于肝、血管和免疫的分子聚合；其他因素如年龄、促炎状态和内分泌的改变也可能参与该综合征的发生和发展。肥胖和胰岛素抵抗是代谢综合征的核心病理环节。中心性肥胖，尤其是内脏性肥胖与胰岛素抵抗独立相关。

脂肪氧化分解是胰岛素抵抗的重要诱因。中心性肥胖者下丘脑－垂体－肾上腺轴（HPA）活跃，皮质醇和雄激素水平增加，促进内脏脂肪氧化分解，血浆游离脂肪酸水平（FFAs）升高，肌肉组织和细胞中FFAs含量增加，胰岛素敏感性显著降低。

脂肪细胞还能够分泌多种细胞因子影响胰岛素敏感性，包括肿瘤坏死因子α（TNF－α）、瘦素、抵抗素、脂联素和内脏脂肪素。作用机制与提高FFAs水平、抑制胰岛素信号传导、葡萄糖的运转以及促进氧化应激反应等有关。

遗传异常也许是导致MS的分子基础。Jowett等发现位于染色体19p13.3的BEACON基因与MS和脂代谢异常相关。Widen等发现肾上腺素β_3－受体的突变可能会影响腹部肥胖和增加IR。Thomas等研究发现肾素血管紧张素基因M325T表达的多态性可影响体内TC的合成，同时肾素血管紧张素系统的激活可能会增加IR和增加脂质代谢障碍，而血管紧张素转换酶受体抑制剂的应用能减少动脉粥样硬化和IR。核纤层蛋白基因存在多种变异，携带这些突变的人可导致IR并出现MS的临床表现。

另有研究表明：绝经后妇女雌激素水平下降，中年男性雄激素缺乏，均可引起早期胰岛素代谢紊乱，从而引发MS。

五、治疗建议

防治代谢综合征的主要目标是预防心血管疾病的发生，对已有心血管疾病者则要预防心脑血管事件再发。由于 MS 的确切机制尚不清楚，目前所有的治疗，都是围绕降低各种危险因素进行，包括减轻体重、减轻胰岛素抵抗、良好控制血糖，改善脂代谢紊乱，控制血压等。

（一）改变不良生活方式（therapeutic lifestyle changes，TLCs）

早期的大庆研究表明，饮食和运动干预能够延缓 IGT 向 T_2DM 转化。美国糖尿病预防计划研究（DPP）和芬兰糖尿病预防试验（Finnish Diabetes Prevention Trial，FDPT）又先后验证了这一结果。严格遵从生活方式干预 3 年，糖尿病发病降低 58%。

生活方式治疗的目标是获得长期体重减轻，包括减少总热量和脂肪（占总热量的 30% 以内）摄入，定期运动及定期咨询等。

1. 饮食调节　控制总热量，减少脂肪摄入，对于 BMI 为 25 ~ 30 者，每日 1 200 千卡低热量饮食，总热量限制对减重至关重要。近期效果佳，但长期减重不确定，且胆石症并发症高。推荐饮食中饱和脂肪 <7% 总热量，胆固醇 <200 mg/d，总脂肪占 25% ~ 35%。除热量摄入限制外，要多食全谷类及纤维素食品。保持饮食中的碳水化合物（55% ~ 65%）、脂肪（20% ~ 30%）、蛋白质（15% 左右）的合理比例。对于 TG 水平特别高者应将碳水化合物的比例进一步减少，增加蛋白质的比例。

2. 运动锻炼　提倡每日进行轻至中等强度体力活动达 30 分钟。开始采取中度耗氧性运动，以后逐渐增加运动时间和强度。在身体情况允许时，每周要有中等强度的有氧运动（达到最大心率的 50% ~ 70%），和/或每周 90 分钟大运动量的有氧运动（达到最大心率的 70%）。可以安排每周 3 天以上运动，避免连续 2 天没有运动。运动形式不限，以身体能够适应的均可以，如快走、慢跑、游泳、骑自行车等。

（二）药物治疗

1. 减肥药物

（1）西布曲明：系一种复合性的去甲肾上腺素，5 - 羟色胺及多巴胺重吸收抑制剂，其主要作用是产生饱食感、抑制食欲、减少摄食。主要不良反应为轻微血压升高（2 ~ 4 mmHg）或心率加速（4 ~ 6 次/分）。2010 年 10 月，由于其导致较高的心血管和卒中不良事件的发生，FDA 考虑将其退出美国市场。

（2）奥利司他：一种脂肪酶抑制剂，通过阻断食物脂肪从肠道中的消化吸收，导致脂肪轻度吸收不良及热量丢失而起作用，兼具降低血清胆固醇的作用。不良反应包括脂肪便、油性便、排便紧迫和便失禁、胃肠胀气等。服用该药时建议同时补充脂溶性维生素和 β 胡萝卜素。1999 年美国批准其用于肥胖治疗。在我国为非处方药。2010 年 5 月 FDA 发布警告称奥利司他可能引起罕见但严重的肝损害风险，提醒广大医务人员和消费者提高警惕。

（3）二甲双胍：能延缓 IGT 向 T_2DM 的转化，减轻胰岛素抵抗。

2. 减轻胰岛素抵抗药物　过氧化酶增殖物激活受体激动剂，即噻唑烷二酮（TZD）是临床常用的增加胰岛素敏感的药物。但是对于有心力衰竭病史、缺血性心脏病的老年患者应慎用。

3. 改善血脂紊乱　代谢综合征时调脂的目标是较为一致的，首要目标：降低 LDL - C 水平，用他汀类治疗。

2002 年 ATPⅢ建议，有冠心病及等危症时，LDL - C 目标值 <100 mg/dL（2.6 mmol/L）；有 2 个或以上危险因素时，LDL - C 目标值 <130 mg/dL（3.37 mmol/L）；0 ~ 1 个危险因素时，LDL - C 目标值 <160 mg/dL（4.14 mmol/L）。常用药物有辛伐他汀、阿托伐他汀、普伐他汀、洛伐他汀及氟伐他

汀等。

次要目标：降低 TG，升高 HDL－C，用贝特类或辛伐他汀加烟酸，降低 ApoB。

4. 降压治疗　糖尿病患者血压达标：130/80 mmHg。当血压≥140/90 mmHg 时，建议应用 ACEI、ARB、β－受体阻断剂、利尿剂以及钙拮抗剂。治疗方案中应包括 ACEI 或 ARB，该类药能延缓糖尿病患者肾病的进展。如果一种不能耐受，换用另外一种。

5. 降糖治疗　应该严格控制血糖达标，空腹 4.4～6.1 mmol/L，餐后 4.4～8.0 mmol/L，HbA1c < 7.0%，可予磺胺类、双胍类、葡萄糖苷酶抑制剂或 TZD 类。

6. 促栓状态　高危患者启用低剂量阿司匹林，已有粥样硬化心血管病而对阿司匹林禁忌者用氯吡格雷。中度高危者考虑低剂量阿司匹林预防。

7. 促炎状态　生活方式治疗。

六、未来研究方向

今后 MS 的研究应集中在以下几个方面：①阐明糖尿病与心血管病发生、发展的代谢通路。②寻找导致机体代谢紊乱的早期决定因素。③采取相关措施降低糖尿病与心血管病的发病风险。④适合老年人群的诊断标准和预防策略。

在我国 MS 存在的问题：①我国尚缺乏大规模流行病学调查数据。②MS 基础研究刚刚起步。③我国尚无 MS 与各种原因总病死率之间关系的随访研究结果。④探讨 MS 以及各因子对我国人群心血管病发生率的预测作用。

（纪晓莲）

第九章 老年神经系统疾病

第一节 老年脑梗死

脑梗死（cerebral infarction，CI）是由于脑循环供血不足，造成脑组织缺血缺氧引起的局限性脑组织坏死软化和神经功能障碍的一组疾病，故亦称缺血性脑卒中（cerebral ischemic stroke，CIS）。包括脑血栓形成（cerebral thrombosis）或血栓形成性脑梗死（thrombosis cerebral infarction）、脑栓塞（cerebral embolism）或栓塞性脑梗死、腔隙性梗死（lacunar infarct）和分水岭脑梗死（cerebral watershed infarction，CWSI）。其发生率占脑血管病的60%～70%，其中脑血栓约占脑卒中的60%，脑栓塞约占15%，腔隙性脑梗死约占缺血性脑卒中的20%。缺血性脑梗死是老年人致残和致命的主要疾病之一。

一、病因特点

1. 动脉粥样硬化（AS）严重　脑动脉血管壁最常见的动脉粥样硬化性病变是脑血栓形成和腔隙性脑梗死的首发病因。病理研究表明，脑动脉硬化随增龄而加重，60～69岁组中度大脑中动脉硬化占55%，中度基底动脉硬化占44%。而深穿支动脉（穿入深部脑组织的小动脉）粥样硬化是引起腔隙性脑梗死的最主要病因，新近的研究表明，主动脉弓及其分支（颈总动脉、颈内动脉、椎动脉等）大动脉的粥样硬化斑块及其血栓脱落也是脑栓塞的常见病因。

2. 短暂性脑缺血发作（TIA）常见　TIA是局灶性脑或视网膜缺血导致支配区域短暂的、可逆的神经功能障碍，当脑供血大动脉狭窄或闭塞时，如果有丰富的侧支循环代偿，往往只引起单纯TIA发作；侧支循环失代偿，即出现一次完全性的脑卒中。TIA是脑梗死的重要危险因素，短暂性完全遗忘发作和跌倒发作多见于老年人，这两种病均是椎动脉系TIA的特殊形式。

3. 老年人房颤是另一常见病因　老年人房颤发生率明显高于青年人，且常见于无瓣膜病变心脏病，60岁以上人中无瓣膜病变房颤发生率3%～5%，有60.3%发生脑缺血症状，其中9%～25%发生脑梗死。

4. 高危因素多　年龄是老年脑梗死独立的无法干预的危险因素。Jorgensen等发现，年龄小于55岁患者脑梗死患病率为10%，而大于75岁者为33%。病理学提示，人类30岁以后开始出现动脉硬化，并随年龄增长，动脉硬化逐渐加重。许多研究表明，即使没有动脉硬化加速这一因素，人类在50岁以后，每增加10岁，脑血管病的患病率可增加一倍。高血压是缺血性脑卒中的最主要的直接病因。有文献报道，高血压在缺血性脑卒中的患病率是45%～90%。糖尿病也是缺血性脑卒中的危险因素，其原因可能和异常的糖代谢促进大小血管硬化有关，常引起微小的、深在部位脑梗死。除此之外，脑梗死均与高脂血症、高黏血症、高同型半胱氨酸血症、吸烟、冠心病、精神状态异常有关。老年脑梗死往往有多种危险因素并存。

二、临床表现特点

1. 血栓形成脑梗死最常见

（1）大多数的老年人发病前有前驱症状，表现为头晕、视物模糊、一过性肢体麻木无力等非特异性脑供血不足症状，25% 老年患者有明确的 TIA 发作。

（2）起病多在夜间睡眠中或安静时，醒来才发现半身肢体瘫痪。多数发病时无意识障碍、头痛等症状，局灶性体征进展多在数小时或 2～3 天内达高峰。

（3）受累血管多发生于大脑中动脉和颈内动脉，神经系统的症状和体征随不同的动脉阻塞而异，大脑中动脉阻塞时往往有数天的前驱症状（头痛、头晕、肢体感觉及运动障碍）；椎－基底动脉病变的常见表现为眩晕、恶心或呕吐；颈内动脉颅外段病变的典型表现有短暂性失语、发作性对侧肢体瘫痪或晕厥、Horner 征、复视，它常由突然站立、弯腰、强光刺激等诱发，并常有颈部血管杂音。

（4）老年人脑梗死有相当比例的患者表现为老年血管性痴呆，其早期有类似神经衰弱的表现，如头痛、头昏、失眠、耳鸣、易疲劳、易激动等，随着逐渐发展可出现比较明显的精神障碍、记忆减退、计算力下降、情绪不稳定、时而欣喜忘形、时而痛哭流涕等。

2. 栓塞性脑梗死不容忽视　临床资料显示，栓塞性脑梗死占所有脑卒中的 10%，病理学资料显示，栓塞性脑梗死占缺血性脑血管病的 50%～80%，二者差别如此悬殊，主要原因是临床对脑栓塞的认识不够。老年人脑栓塞除发作较急骤外，定位表现与脑血栓形成相同。其特点有：

（1）发病急剧，多无前趋症状，局灶性神经体征多在数秒至数分钟内达到高峰。

（2）意识障碍和癫痫发生率高，有时以癫痫为首发症状，主要与栓塞后继发的脑血管痉挛有关。

（3）神经系统体征可不典型，老化或合并糖尿病性周围神经病变，偏瘫侧深反射即使在恢复期仍减弱或不能引出。

3. 无症状脑梗死（ACI）和腔隙性脑梗死（lacunar infarct）在老年人中常见　50 岁以下的腔隙性脑梗死不足 10%，90% 的腔隙性脑梗死发生在老年人中，其中相当大一部分老年患者无临床症状。Fisher 等将腔隙性脑梗死的临床表现分为 21 种综合征，其中以纯运动性轻瘫、构音障碍－手笨拙综合征、纯感觉性卒中、共济失调性轻偏瘫和感觉运动性卒中最多见。有资料表明，普通人群 ACI 约占 11%，而在 65 岁以上人群 ACI 的发生率为 28%。Modrego P 报道，脑卒中患者中 ACI 的发生率在 65 岁以下人群为 16%～29%，65～75 岁为 30%，75 岁以上为 33%。

4. 并发症多，易出现大面积脑梗死　老年人心、肺、肾功能差，且常有多病共存，一旦发生脑梗死即可相互影响，出现多种并发症，如肺部感染、血糖升高、心力衰竭、肾功能衰竭、应激性溃疡、褥疮、骨折等。并发症可加重脑梗死，有时比脑梗死本身更具破坏性。老年人大面积脑梗死，头颅 CT 显示梗死灶以大脑中动脉供血区为主。死亡原因有多器官功能衰竭、重症肺部感染、脑疝、上消化道大出血等，存活者遗留严重后遗症。

三、诊断及鉴别诊断要点

1. 老年患者，有动脉粥样硬化、高血压、糖尿病等脑卒中的危险因素。

2. 安静状态下或活动中起病，病前可有反复的 TIA 发作。

3. 症状常在数小时或数天内达高峰，出现局灶性神经功能缺损，梗死范围与某一脑动脉供血区域一致。一般无头痛，若有头痛且头痛与意识障碍呈进行性加重时应警惕发生大面积脑梗死（2 个脑叶或以上，总面积大于 20 cm^2）。

4. 头部 CT 早期可正常，但最终可发现相应的脑部有腔隙性病灶、楔形或带状梗死灶，SPECT、DWI、PWI 有助于早期诊断，血管造影可发现狭窄或闭塞的动脉。发病后 2～3 天应复查头部 CT。有条件时应尽早做 MRI + DWI + PWI，PWI 能早期反映脑组织血流灌注减少的病灶，$DWIT_2$，成像发病数小时可发现脑组织水肿的病灶甚至微小出血灶。SPECT 能早期显示脑梗死的部位、程度和局部脑血流改变。PET 能显示脑梗死灶的局部脑血流、氧代谢及葡萄糖代谢，并监测缺血半暗带及对远隔部位代谢的影响。一般情况 CT 或 MRI 平扫排除脑出血、脑卒中和炎症性疾病等，诊断即可确定。

本病应与脑出血（表 9－1）、蛛网膜下隙出血、硬膜下血肿或硬膜外血肿、颅内占位性病变、脱髓鞘病及脑囊虫病等鉴别。

表 9－1　脑梗死与脑出血的鉴别要点

	脑梗死	脑出血
发病年龄	多在 60 岁以上	多在 60 岁以下
起病状态	安静或睡眠中	活动或激动中
起病速度	相对缓慢，十余小时或 1～2 天症状达高峰	数十分钟至数小时迅速达到高峰
血压升高	多数不太明显	明显增高
颅内压增高	轻或无	明显
意识障碍	通常较轻或无	较重
脑脊液	多正常，无色透明	压力增高，可出现血性
头颅 CT、MRI	脑实质内低密度病灶	脑实质内高密度病灶

四、治疗要点

脑梗死的治疗原则是改善脑循环，防治脑水肿，治疗并发症。在治疗老年脑梗死时要注意以下几点：①保证生命体征的平稳尤为重要。②切忌每日输液过多，以防对心肺造成沉重的负担。③切忌药物品种过多，药物品种过多除加重肝、肾负担外，药物间相互作用也可导致病情恶化。④切忌脱水过多。⑤尽量保证正常体温。⑥一旦感染，应用高级足量抗生素。⑦注意营养、通便。

（一）脑卒中单元（stroke care unit，SCU）

SCU 定义为由一组经验丰富的专家构成的灵活的医疗小组，包括内科医师、护士和康复科医师，具有监护能力，可密切观察神经功能恶化和其他并发症，经常交流和合作也是卒中单元的关键部分。约 25% 患者在脑梗死后 24～48 小时病情会恶化，但很难预测哪位患者会恶化。为预防可能的病情进展及神经系统并发症，患者应住院治疗。住院的目的在于：①观察病情变化。②开始支持及康复治疗，尽可能恢复神经功能。③预防急性期并发症。④预防脑卒中复发。急性缺血性脑卒中患者住院后应收入高度组织化的 SCU，并应在临床缺血脑卒中指南指导下进行治疗。循证医学已肯定 SCU 可降低脑卒中患者的病死率、致残率，使更多脑卒中患者恢复生活自理能力。

（二）急诊支持治疗和急性并发症的治疗

1. 呼吸道的管理　保持良好氧合是卒中治疗的基础，因此首先进行气道功能评估。常见的缺氧原因有呼吸道部分阻塞、肺换气不足、吸入性肺炎和肺不张。意识程度降低或脑干卒中的患者由于咽喉部肌肉麻痹更易发生低氧血症。脉搏血氧饱和度能提供患者有无缺氧信息，急性脑梗死患者应监测脉搏血氧饱和度，并保证饱和度≥95%，如当氧饱和度<92%时，应立即予以2～4 L/min吸氧，并加强呼吸道管理如保持头侧位、清除口腔分泌物、定期拍背、吸痰等。对于有意识障碍（GCS评分小于8分）又有较大误吸危险、严重低氧血症、高碳酸血症者应及早行气管插管或切开、必要时应进行辅助呼吸。

2. 心脏监护和血压管理　心律失常及心肌梗死是急性缺血性脑卒中的潜在并发症，其中房颤最常见。右大脑半球梗死者发生心律失常的可能性大，推测因交感神经和副交感神经系统功能紊乱所致。脑卒中时心电图改变包括：S－T段低平、Q－T间期延长、T波倒置及U波增高。故脑卒中患者应尽快行心电图检查，严重病例或血流动力学不稳定者应行心电监护。

监控和治疗高血压是脑卒中患者治疗的重要组成部分。脑卒中急性期由于紧张、膀胱充盈、疼痛、原有高血压病、低氧血症、颅内压增高以及局灶性脑血流量自动调节功能紊乱可引起血压升高或进一步升高。理论上降低血压可减少患者梗死后出血的危险性，防止脑血管进一步损害，但血压降低会降低脑灌注压。脑卒中后脑血流自动调节功能受损，缺血半暗带（ischemic penumbra即DWI与PWI的不一致区）的脑血流量与平均动脉压成正相关，血压升高是脑卒中机体的代偿反应，目的是要维持脑灌注压。血压降低会减少半暗带的脑血流量，扩大脑梗死灶的体积，因此在对高血压病的处理上，既要维持适度的脑灌注压，又要防止高血压对患者的损害。

将患者移入安静的房间，排空膀胱，控制疼痛及让患者入睡等可使部分患者血压自发性降低，降低颅内高压的内科治疗可降低动脉血压。美国缺血性脑卒中早期治疗指南（2003年）的降压指征是不溶栓患者收缩压>220 mmHg或舒张压>120 mmHg时（除非有主动脉夹层、急性心梗、肺水肿和高血压脑病等），溶栓患者收缩压为>185 mmHg或舒张压>110 mmHg时。也有人认为有高血压病史者收缩压应控制在180 mmHg，舒张压应在100～105 mmHg。多数人认为血压极度升高［收缩压>220 mmHg和（或）舒张压>120 mmHg］应早期降压，但降压不宜太快，静脉给药较胃肠道给药疗效好，原因在于静脉给药容易控制，同时扩张脑血管作用轻微。作用快的短效降压药如硝苯地平不宜使用，它可致血压骤降。

急性缺血性脑卒中患者持续低血压较少见，如果出现这种情况应寻找病因，多为大动脉破裂、血容量不足、心肌缺血或心律失常引起心排血量不足，应纠正低血容量，可能会减少心输出量的心律失常应予纠正。

3. 发热的处理　发热影响缺血性脑梗死的预后。急性缺血性脑梗死患者体温升高加重神经系统损害，可能与代谢需要增加、神经递质释放和自由基生成增加有关。应先确定发热原因，并给予退热处理、抗生素或低温治疗，尽快把体温降至37.5 ℃以下。降低体温能改善疾病预后，实验研究表明，全脑或局部缺氧性脑损害后降温具有神经保护作用。中枢性高热是老年脑梗死的一种表现形式，常为病情危重的征象之一，患者多在中枢性高热1～2天内死亡。

4. 内科并发症的预防

（1）早期移动和适当活动：除非患者昏迷、神经症状进展或并存心肌梗死，急性缺血性脑梗死患者应该早期移动和离床，减少肺炎、深静脉血栓形成、肺栓塞等并发症的发生率。瘫痪肢体24小时后即可进行大范围的被动运动。

（2）营养：所有脑梗死患者在进食前必须筛查吞咽困难。许多脑梗死患者因吞咽困难或意识不清不能进食，应静脉补充液体和营养或鼻胃管供给食物和药物。

（3）尿路健康：应避免导尿，除非有前列腺疾病、尿路局部病变或外伤。

（4）深静脉血栓形成和肺栓塞的预防：约1%的患者可能发生肺栓塞，其中约10%死亡，1/3～1/2的中度脑梗死患者B超可发现深静脉血栓。新近脑梗死患者给予抗凝药物或低分子肝素、使用弹力长袜都可预防深静脉血栓形成和肺栓塞。不能用抗凝药物时，应用抗血小板聚集药物如阿司匹林也有效。

（5）急性上消化道出血（acute upper digestive tract hemorrhage）：老年脑梗死并发消化道出血多数由于应激性溃疡，属于中枢性胃十二指肠损害，许多学者认为与丘脑、丘脑下部直接受损有关。发生率为9.04%～48.28%，多发生在急性脑梗死6～10天，病死率高达48.1%。急性脑梗死患者如出现意识障碍加重、体温持续升高、心率快、血压降低、眼球浮动或震颤、上腹饱胀、频繁呃逆、肠蠕动增加、烦躁不安，则说明病变累及丘脑及脑干，提示有上消化道出血可能，应尽早插胃管，按上消化道出血急症处理。

（6）急性肾功能衰竭（acute renal failure）：少尿期可给予增加肾血流药物，限制水和蛋白质的摄入。可以口服α－酮酸制剂。预防和治疗慢性功能不全时蛋白质代谢紊乱引起的损害。一般用于GFR为5～15 mL/min的患者。

（7）糖尿病（diabetes mellitus）：有证据表明，在发生卒中后最初24小时内持续高血糖＞7.8 mmol/L提示预后不良。因此，人们普遍认同，当患者血清葡萄糖浓度＞7.8～10.3 mmol/L时就应该给予胰岛素，以防高血糖的发生。应密切监测血糖浓度并调整胰岛素的剂量，以避免低血糖，同时适当补充葡萄糖和钾。

（8）水电解质紊乱的处理：主要有低钾血症、低钠血症和高钠血症。对于低钠血症的患者应根据病因分别治疗，注意补盐速度不宜过快，应限制在0.7 mmol/（L·h），每天不超过207 mmol/L，以免引起脑桥中央髓鞘溶解症。纠正高钠血症也不宜过快，以免引起脑水肿。

（9）循环系统并发症（如脑－心综合征）的治疗：保护心脏功能，可适当应用利尿剂、心肌营养剂，当心脏无缺血性损害时可给予扩容、抗血小板药阿司匹林等治疗。临床观察发现对老年脑梗死并发脑－心综合征的心律失常可根据病情选用钾盐和β－受体阻滞剂治疗。房颤是75岁以上老年患者引起卒中的因素也是其常见并发症，出现房颤时予以华法林（INR 2.0～3.0）长期抗凝治疗是防止卒中再发的重要方法。

（三）溶栓治疗

1. 适应证　所有年龄＜75岁，CT排除脑出血的急性脑梗死患者应该评价是否适合重组组织纤溶酶原激活物（rt－PA）治疗，因为只有溶解血栓才能增加缺血区血流灌注。虽然梗死区的中心部分不可存活，但在一定时间内恢复缺血区的血液循环能挽救半暗带区的功能，尽快恢复缺血区的脑血流是治疗成功的关键。

2. 溶栓的最佳时间　rt－PA应该在发病的3～12小时内给药，最佳时间是3小时。治疗越早，预后越好。

3. 禁忌证　rt－PA的主要危险是症状性脑出血，有单纯感觉障碍或共济失调、活动性内出血或出血性疾病、脑出血史、血压＞200/120 mmHg、颅内动脉瘤或静脉畸形等为溶栓治疗的禁忌证。

4. rt－PA使用方法　rt－PA使用量0.9 mg/kg，最大剂量90 mg，静脉滴注，60分钟用完，其中10%静脉推注，用药过程中每15分钟进行一次神经功能评价，持续2小时，其后每60分钟一次，维持血压低于180/105 mmHg，用药后2小时内每15分钟测一次血压，其后的6小时每30分钟测一次血压，然后的 17 小时每 1 小时测一次，给予 rt－PA 后 24 小时内不使用抗凝药或抗血小板聚集药。

（四）抗凝治疗和抗血小板聚集治疗

1. 抗凝治疗　急性缺血性脑梗死的抗凝治疗的有效性尚有争议。主要适用于进展型脑梗死、心源性脑梗死、有症状颅内和颅外动脉夹层瘤或动脉狭窄而不宜溶栓治疗者。常用药物有肝素、低分子肝素和华法林，一般用 2～3 周，使凝血因子时间控制在正常对照的 1.5 倍左右。目前资料显示抗凝药不能降低急性脑梗死近期复发率，早期给予抗凝药不能减轻神经系统损害。胃肠外给予抗凝药可增加缺血性脑梗死转化为出血的概率，因此，不主张常规抗凝治疗。

2. 抗血小板聚集治疗　有的资料表明抗血小板聚集治疗对急性缺血性脑梗死的疗效不及急性心肌缺血确切。主要适用于预防脑梗死复发和治疗轻度脑血管狭窄（＜70%），常用药物有阿司匹林和噻氯匹定。总之，大多数缺血性脑梗死患者应在脑梗死后 24～48 小时给予阿司匹林，但在急性期和溶栓治疗 24 小时内不应使用抗血小板聚集药。

（五）预防和治疗脑水肿

急性缺血性脑梗死后 24～48 小时内可发生脑水肿，3～5 天脑水肿达高峰，特别是较大面积脑梗死者更易发生脑水肿而导致脑疝死亡。

1. 降低颅压　床头抬高 20°～30°，以利头部静脉回流。有颅内高压表现或病情迅速恶化者，可予呋塞米或甘露醇，每天 2～4 次，连用 7～10 天。临床试验已证明甘油能降低大面积脑梗死的病死率，但静脉给药有可能引起溶血。大剂量皮质激素治疗脑水肿的临床试验证明不能改善预后，同时感染率明显升高，因此不主张用地塞米松或其他皮质类固醇治疗脑水肿。

2. 低温疗法　低温对局灶性脑缺血损伤具有保护作用，近期研究发现脑内温度降至32～33 ℃时可无任何不良反应，且可降低病死率。

（六）神经保护剂

动物实验表明预防性神经保护治疗可减轻神经细胞损伤，改善神经功能缺损和预后。常用药物有钙拮抗剂（尼莫地平）、抗氧化剂（维生素 E、依达那奉）、腺苷增效剂、多肽神经生长因子、脑活素、胞磷胆碱钠等。据研究报告显示银杏叶提取物、血栓通等有活血化瘀作用的中药也可能有助于促进侧支循环开放，有些还可通过对抗自由基、抗过氧化物氧化酶、调节线粒体呼吸功能等而保护缺血脑组织。

（七）血管成形术和支架术

30% 的老年人群中存在颅底动脉环发育不完全或部分缺如，当梗死原因为一侧颈内动脉或椎动脉闭塞时，对侧补偿不能，患者发病的情况往往较重，若失去溶栓的时机，尽早行颅内外动脉搭桥手术，迅速开通脑供血，才有可能纠正病情的恶化。

五、预后特点

小面积梗死或腔隙性梗死预后好，大面积梗死引起严重的神经功能障碍，其恢复很差，急性期死亡率为 5%～15%。死亡原因多为脑疝、肺部感染和心力衰竭。基底动脉系统梗死的预后较颈内动脉系统梗死差，老年人心源性脑梗死的复发率高。

（刘　岩）

第二节　老年脑出血

脑出血（Intracerebral Hemorrhage）指非外伤性脑实质和脑室内出血，也称自发性脑出血。其中大多由高血压引起，称为高血压性脑出血。脑出血占全部脑卒中的比例因国家和地区不同变化于10%～40%。

脑出血发病率因地区种族而不同，世界范围内平均为（10～20）/10万，其中黑人较白人高，男性高于女性。日本统计>40岁女性可达106/10万，中国北京地区为（7～7.8）/10万，上海地区61.3/10万，流行病学调查显示自1984—1999年，北京市脑出血发病粗率自84.8/10万降至63.8/10万，脑出血的构成比自42%降至16%，人口标化发病率自109.5/10万降至59.5/10万。脑出血再发率在患病后第一年为2.1%。患病率根据种族不同患病率1.6%～6%。脑出血患病率较脑梗死明显低，但死亡率高，脑出血死亡占全部脑血管病死亡18%～38%。30天致死率高达37%～52%。病程6个月时预后只有20%达工作和生活功能完全恢复。2009年意大利报告病程7天病死率34.6%，30天达50.3%，1年59.0%，10年存活率只有24.1%。不同部位脑出血1年病死率：深部出血51%，脑叶出血57%，小脑出血42%，脑干出血65%。

一、病因

（一）高血压病

是脑出血最常见的原因。脑内动脉壁薄弱，厚度和颅外同等大小的静脉类似，中层和外膜较相同管径的颅外动脉薄，没有外弹力膜。豆纹动脉、丘脑穿通动脉等自大动脉近端直角分出，因其距离大动脉甚近，承受压力高，冲击性大，因此容易发生粟粒状动脉瘤、微夹层动脉瘤，受高压血流冲击易破裂出血。这些微动脉瘤发生在小动脉的分叉处，多数分布于基底节的穿通动脉供应区和壳核、苍白球、外囊、丘脑及脑桥，并与临床常见的出血部位相符合，少数分布于大脑白质和小脑。长期高血压病和动脉硬化导致血管内膜缺血受损，通透性增高，血浆蛋白脂质渗入内膜下，在内皮细胞下凝固，在内膜下与内弹力层之间形成呈均匀、嗜伊红无结构物质，弹力降低，脆性增加，血管玻璃样变和纤维素样坏死，使动脉壁坏死和破裂。高血压引起远端血管痉挛，小血管缺氧坏死，引起斑点样出血及水肿，可能为子痫时高血压脑出血的机制。无长期高血压病史出现的急性血压增高的患者，其血管功能及结构没有对血压增高的储备，血压急剧增高时处于高灌注状态，脑出血危险增加，如寒冷脑出血及麻将桌脑出血。

（二）脑血管淀粉样变性

β淀粉样蛋白沉积在脑膜和皮质及小脑的细小动脉中层和外膜，血管中外膜被淀粉样蛋白取代，弹力膜和中膜平滑肌消失，是70岁以上患者脑出血的主要原因之一。老年人脑出血约12%～15%和淀粉样血管病相关，常发生于老年非高血压病自发脑叶出血患者。出血部位多发生在脑叶如额叶顶叶，易反复发生，多灶性出血机会大。尸检证实90岁以上患者50%以上存在脑淀粉样血管病。

（三）其他

脑动脉粥样硬化，动脉瘤，脑血管畸形，脑动脉炎，梗死性出血，血液病（白血病、再生障碍性贫血、血友病和血小板减少性紫癜等），脑底异常血管网（moyamoya），抗凝/溶栓治疗，静脉窦血栓形成、夹层动脉瘤、原发/转移性肿瘤内新生血管破裂或侵蚀正常脑血管等均可引起脑出血，维生素 B_1 缺乏可引起斑片状出血。

二、危险因素

（一）不可干预改变的危险因素

1. 年龄 队列研究显示，随着年龄增长，脑出血危险性增加，年龄每增加 10 岁，脑出血风险成倍增加。

2. 性别 女性妊娠期和产后 6 周内脑出血相对危险达 28。

3. 种族 中国脑出血占全部脑血管病构成比为 17.1% ~39.4%，日本男性和女性分别为 26% 和 29%，原因可能与高血压病患病率高和控制差有关。黑人脑出血发病率为 50/10 万，是白人的 2 倍。

（二）可以干预改变的危险因素

1. 高血压 为脑出血最重要的危险因素，在美洲、欧洲、亚太地区研究结果是一致的。尤其是年龄大于 55 岁，吸烟，降血压药物依从性差的个体危险性大。病例对照研究显示同年龄组有高血压病患者脑出血风险值为 5.71 倍，血压控制后脑出血风险平行下降。

2. 糖尿病 脑出血后高血糖增加早期死亡危险，脑出血患者并发糖尿病住院死亡率增加 1 倍。

3. 吸烟 吸烟者脑出血相对危险为 1.58。

4. 血脂异常 年龄大于 65 岁，血清总胆固醇水平低于 4.62 mmol/L（178 mg/dL），脑出血相对风险为 2.7，且发病 2 天内死亡率增加。

5. 饮酒 大量饮酒增加发生脑出血风险。

6. 抗凝治疗 欧美 10% ~12% 脑出血患者服华法林，口服抗凝药物脑出血相对危险增加 7 ~10 倍，抗凝药相关脑出血住院死亡率接近 50%。

7. 微出血 磁共振成像显示微出血可能为脑出血危险因素，随年龄增加微出血增多，研究显示脑出血患者 64% 可见微出血灶，有微出血患者出血量大，是无微出血患者的 3 倍。

8. 毒品 如可卡因、安非他命与脑出血相关，尤其见于年轻人群。

9. 血液透析治疗 回顾性分析显示长期血液透析治疗随访 13 年，脑出血发生率是正常人群的 5 倍。前瞻性研究慢性血液透析患者脑出血相对危险是 10.7。

10. 肿瘤 转移性黑色素瘤是最容易出血的肿瘤（17/23），原发肿瘤中少突胶质细胞瘤和星形细胞瘤出血率为 29.2%。

三、病理生理特点

出血部位 50% ~60% 位于壳核，丘脑、脑叶、脑干、小脑各 10%。壳核出血常常向内压迫内囊，丘脑出血向外压迫内囊，向内破入脑室系统，向下可影响丘脑下部和中脑。高血压病、淀粉样血管病、动脉瘤、动静脉畸形常导致血管破裂，出血量大；血液病、动脉炎及部分梗死后出血常为点片状出血，临床症状轻。

脑出血后，细胞毒性物质如血红蛋白、自由基、蛋白酶等释出，兴奋性氨基酸释放增加，细胞内离子平衡破坏，血脑屏障破坏；血浆成分进入细胞间质，渗透压增高，引起血管源性水肿；血肿溶出物如蛋白质、细胞膜降解产物、细胞内大分子物质使细胞间液渗透压增高，加重脑水肿。离血肿越近水肿越重。一般水肿2～3天达到高峰，稳定3～5天，最长可持续2～3周。

病理所见，出血侧脑组织肿胀，脑沟变浅，血液可破入脑室系统或蛛网膜下隙，出血灶为圆形或卵圆形空腔，内充满血液或血块，周围为坏死脑组织或软化带，有炎细胞浸润。血肿周围脑组织受压，水肿明显，使周围脑组织和脑室受压移位变形和脑疝形成，幕上出血挤压丘脑下部和脑干，使之受压变形和继发出血，出现小脑天幕疝；如颅内压增高明显或脑干小脑大量出血引起枕骨大孔疝，脑疝是脑出血死亡的直接原因。

新鲜出血呈红色，急性期后血块溶解形成含铁血黄素为棕色，吞噬细胞清除含铁血黄素和坏死脑组织，胶质增生，小出血灶形成胶质瘢痕，大出血灶形成中分囊，内含含铁血黄素和透明液体。

四、临床表现

（一）一般表现

1. 发病形式　大多数发生于50岁以上，急性起病，一般起病1～2小时内出血停止。病前常有情绪激动、体力活动等使血压升高的因素。1/3患者出血后血肿扩大，易发生在血压显著增高，有饮酒史，肝病或凝血功能障碍患者，病后未安静卧床或长途搬运，早期不适当用甘露醇过度脱水治疗可能是血肿扩大的促发因素。

2. 意识障碍　除小量出血外，大多数有不同程度意识障碍。

3. 头痛和恶心呕吐　最重要的症状之一，50%患者发病时出现剧烈头痛，脑叶和小脑出血头痛重，深部出血和小量脑出血可以无头痛，或者头痛较轻未得到注意。因脑实质为非痛觉敏感结构，只有当脑血管收到机械牵拉、脑膜痛觉敏感纤维受到刺激或三叉血管系统受到血液刺激方可引起头痛。老年人痛觉敏感性低，往往无头痛。呕吐出现常常提示颅内压增高或继发脑室出血，如继发应激性溃疡，呕吐物可为咖啡色。

4. 癫痫发作　发生于10%患者中，常常为部分性发作。有学者分析显示脑出血后癫痫发生率为4.33%，其中脑叶出血和脑室出血达10%，并发癫痫发作患者病死率高。

5. 脑膜刺激征　出血破入蛛网膜下隙或脑室系统可以出现颈部强直和Kernig征。

6. 颅内压增高　大量出血及周围水肿可出现颅内压增高表现，包括深沉鼾声呼吸或潮式呼吸，脉搏慢而有力，收缩压高，大小便失禁，重症者迅速昏迷，呼吸不规则，心率快、体温高，可在数天内死亡。

（二）局灶症状和体征

1. 壳核出血　高血压脑出血的最常见部位，约占脑出血50%～60%，多为豆纹动脉外侧支破裂，症状体征取决于出血量和部位，向内压迫内囊出现偏瘫、偏身感觉障碍、偏盲及凝视麻痹等。小量出血：不伴头痛呕吐等，与腔隙性脑梗死不易鉴别，只有影像学检查才能检出。壳核前部出血可以出现对侧轻偏瘫，主侧半球出现非流利型失语和失写，非优势半球出现忽视，壳核后部出血可出现对侧偏身感觉障碍；同向性偏盲。中等量出血：常出现头痛，半数以上出现凝视麻痹和呕吐，可有意识障碍，对侧中枢性面舌瘫，对侧肢体偏瘫，对侧同向偏盲，偏身感觉障碍。大量出血：迅速昏迷，呕吐，双眼看向病灶侧，对侧完全瘫痪，恶化迅速，双侧病理征，压迫脑干上部出现瞳孔扩大呼吸不规则，去脑强直甚至死亡。

2. 丘脑出血　占脑出血10%，原因多为高血压脑出血。临床表现特点：感觉障碍重，深感觉障碍突出，感觉过敏和自发性疼痛。优势半球丘脑出血半数出现丘脑型失语，表现为语音低沉缓慢，自发性语言减少或不流畅，错语和重复语言等，情感淡漠。非优势半球出血可出现对侧忽视和疾病感缺失，出血量大影响内囊出现对侧偏瘫，可出现锥体外系症状如运动减少、震颤、肌张力障碍、舞蹈/手足徐动/投掷样动作。出血累及中脑可出现眼球垂直运动障碍，瞳孔异常眼球分离等。向下发展影响丘脑下部出现尿崩、血压变化、应激性溃疡等。

3. 尾状核头部出血　较少见，临床表现似蛛网膜下隙出血，头痛呕吐脑膜刺激征，可无局灶体征，临床常常误诊。有时可见到不自主运动、手足徐动和扭转痉挛。向后扩展影响内囊出现对侧偏瘫。

4. 脑叶出血　位于各脑叶皮质下白质，多因淀粉样脑血管病、脑血管畸形、脑底异常血管网病、动脉瘤、凝血功能障碍引起，高血压性脑出血少见。额叶、顶叶常见，颞叶枕叶可发生，常可见多叶受累。临床表现为突然发病头痛恶心呕吐，可有脑膜刺激征，出血近皮质癫痫性发作较其他部位多见，可出现精神异常如淡漠、欣快、错觉和幻觉。额叶出血的表现：对侧运动障碍，Broca 失语，情绪淡漠，欣快，记忆和智能障碍，行为幼稚，出现摸索、吸吮、强握等。顶叶出血表现：对侧肢体感觉障碍，轻偏瘫，优势半球出现 Gerstmann 综合征（手指失认，失左右，失算、失写）等，非优势半球出现失用症。颞叶出血表现：偏盲或象限盲，优势半球出现 Wernicke 失语，性格和情绪改变。枕叶出血表现：偏盲或象限盲，视物变形。

5. 脑桥出血　约占脑出血 10%，最凶险的脑出血，常位于脑桥中部水平。小量出血意识常清醒，症状包括同侧面神经和展神经麻痹，对侧肢体偏瘫，可有凝视麻痹。出血量大时症状很快达高峰，表现为深度昏迷，四肢瘫痪，去大脑强直，头眼反射消失，瞳孔可缩小至针尖样，凝视麻痹，双侧锥体束征，多数有呼吸异常，可有中枢性高热，可在 1～2 天内死亡。

6. 小脑出血　占脑出血 10%，常见为高血压引起，其次为动静脉畸形、血液病、肿瘤和淀粉样血管病等。突发枕部疼痛，频繁呕吐，眩晕，平衡功能障碍，眼震，共济失调，吟诗样语言，构音障碍，脑膜刺激征。脑干受压出现脑神经麻痹，对侧偏瘫，昏迷，严重时枕骨大孔疝死亡。压迫第四脑室脑脊液循环受阻出现高颅压表现：头痛加重，意识障碍。

7. 脑室出血　小量出血表现头痛呕吐，脑膜刺激征，血性脑脊液，CT 可见脑室积血。大量出血出现突然头痛、呕吐，迅速进入昏迷或昏迷逐渐加深，双侧瞳孔缩小甚至针尖样瞳孔，四肢肌张力增高，病理反射阳性，早期出现去大脑强直，血压不稳，脑膜刺激征阳性；常出现丘脑下部受损的症状及体征，如上消化道出血、中枢性高热、大汗、血糖增高、尿崩症等；预后不良。

（三）老年人脑出血的临床特点

病因中淀粉样血管病较为常见，脑叶出血多见，意识障碍重，头痛程度相对较轻甚至无头痛，因老年人常见不同程度的脑萎缩，故相同出血量脑疝机会低，因多并发心肺肾等脏器功能减退，故并发症多。临床观察证实高龄老年人脑出血死亡率高，致残率高，85 岁以上组和 85 岁以下组比较，意识障碍更多见（64% 和 43%），住院死亡率高（50% 和 27%），出院时中等和严重神经功能缺损比例高（89% 和 58%）。80 岁以上高龄老人高血压脑出血的临床特点包括：更少患者并发肥胖和糖尿病，收缩期、舒张期和平均血压较低，更多患者血肿破入脑室，丘脑出血更常见，多变量分析结果显示，年龄、入院时格拉斯哥昏迷评分（Glasgow coma scale）低、出血量大和幕下出血为住院死亡的独立预测因素。

五、辅助检查

（一）影像学检查

突然起病神经系统局灶症状，收缩压明显增高，头痛，呕吐，意识水平下降，数分钟或数小时内进行性加重，高度提示脑出血，强烈建议神经影像学检查。美国 AHA/ASA2011 建议 CT/MRI 均可作为首选检查。CT 检查对急性出血高度敏感可以作为“金标准”。磁共振梯度回波 T_2 和磁敏感成像（susceptibility weighted imaging，SWI）对急性出血敏感性和 CT 相似，对慢性期和陈旧性出血敏感性高于 CT 检查。因耗时、费用、患者耐受性、临床状况、提供可能性限制了磁共振检查的应用比例。

1. CT 表现　是诊断脑出血安全有效的方法，平扫显示圆形或卵圆形均匀高密度影，边界清楚，CT 值 75～80Hu，可确定出血量、部位、占位效应，是否破入脑室或蛛网膜下隙，脑室及周围组织受压情况，中线移位情况，有无梗阻性脑积水，周围水肿呈低密度改变。随着血红蛋白降解，血肿信号逐渐降低，3～6 周变为等密度影，随着出血吸收，2～3 个月后表现为低密度囊腔。2～4 周血肿周围可出现环状强化。

CT 检查也能说明脑出血的自然史。脑出血起病后数小时内的神经系统表现恶化部分原因是活动性出血，在起病 3 小时内行头颅 CT 检查的患者，在随后的 CT 复查中发现 28%～38% 患者血肿扩大 1/3 以上。血肿扩大预示临床恶化、致残率和死亡率增加。因此鉴别哪些患者血肿有扩大趋势为脑出血研究的关注点之一。CT 血管造影（CTA）和 CT 增强扫描显示在血肿内造影剂渗漏为预测血肿扩大高危表现。有研究前瞻性观察 39 例脑出血，发病 3 小时内行 CTA 检查，13 例发现有造影剂渗漏造成的斑点征（spot sign），11 例发生了血肿扩大（血肿扩大 30% 或 6 毫升以上），对血肿扩大的敏感性、特异性、阳性预测值和阴性预测值分别为 91%、89%、77% 和 96%。2009 年有研究者评估 CTA 所见的斑点征 + CT 增强后扫描所见的造影剂渗漏相加对血肿扩大的敏感性、阴性预测值提高至 94% 和 97%。

2. MRI　可发现 CT 不能确定的脑干或小脑小量出血，能分辨病程 4～5 周后 CT 不能辨认的脑出血，区别陈旧性脑出血与脑梗死，显示血管畸形流空现象。可根据血肿信号的动态变化（受血肿内血红蛋白变化的影响）判断出血时间，对水肿判断较 CT 更为敏感。血肿演变规律：超急性期（24 小时内），细胞内期，为氧合血红蛋白，T_1WI 显示为等或略高信号，质子密度相略高信号，T_2WI 为高信号，数小时后出现血肿周围水肿，T_1 低信号，T_2 高信号；急性期（1～3 天），红细胞内期，主要为去氧血红蛋白期，顺磁性物质，T_1WI 和 T_2WI 均为低信号，质子相略高信号，周围水肿明显。亚急性早期（4～7 天），正铁血红蛋白，顺磁性物质，细胞内期，T_1WI 高信号，T_2WI 低信号围绕高信号水肿带。亚急性晚期（8～14 天），正铁血红蛋白细胞外期，T_1WI/T_2WI 均为高信号，可有低信号含铁血黄素环。慢性期（2 周后），铁蛋白和含铁血黄素期，细胞外期，T_1WI/T_2WI 均为低信号。上述演变过程从血肿周围向中心发展。

3. 脑出血急性期梯度回波 T_2　和 SWI 均表现为边界清楚的极低信号，或表现为边界清楚的极低信号环，内部为略高信号或低信号区内混杂小点、斑片状高信号。SWI 对于早期出血更加敏感，最早发现病灶的时间是发病 23 分钟，与 CT 比较，脑出血患者 SWI 显示病灶的敏感度、特异度和准确度均为 100%。

4. 关于陈旧性微出血　梯度回波 T_2 和 SWI 均可显示陈旧微出血灶，为直径 2～5 mm 圆形或斑点状的极低信号，周围无水肿，原因是小血管壁严重损害时血液渗漏，主要病理变化是微小血管周围的含铁血黄素沉积或吞噬有含铁血黄素的单核细胞。含铁血黄素作为一种顺磁性物质，可引起局部磁场不均匀，导致局部组织信号去相位，但常规 MRI 对这种信号变化不敏感而难以显示病变，GRE－T_2WI 和 SWI 对局部磁场不均匀高度敏感，从而可以发现常规 MRI 难以发现的脑微出血，SWI 较梯度回波 T_2 成像发现微出血更加敏感。微出血最多见于皮质－皮质下区域和基底节－丘脑区域，这些位置也是有症状性脑出血的好发部位，如多发微出血在皮质和皮质下区域，淀粉样血管病变的可能性大，基底节丘脑区域高血压引起的可能性大，而小脑和脑干较少见。脑微出血通常无相应的临床症状和体征，见于高血压、缺血性或出血性卒中患者，脑栓塞患者少见，正常老年人发生率5%～7.5%，其主要的危险因素有高血压、老年及其他原因所致的脑小动脉病变等。脑多发微出血可作为脑微血管病变的标志，常和腔隙性脑梗死和脑白质疏松伴随。有系统分析 1 460 例脑出血和3 817例缺血性卒中/短暂性脑缺血发作患者，结果显示应用华法林者出现多发微出血的相对风险为 8.0，应用抗血小板聚集药物相对风险为 5.7；所有抗栓治疗开始时存在微出血患者，随访发生脑出血的相对风险为 12.1。微出血常常与脑淀粉样变性所致的颅内出血相伴随，微出血的存在可能表明患者的微血管有易于出血的倾向，这使影像学技术成为在缺血性卒中后是否采取抗血小板治疗或抗凝治疗的一个可能证据。

5. MRA/MRV 和 CTA/CTV　如 CT 存在蛛网膜下隙出血、血肿形状不规则、水肿范围超出了早期出血的比例、非常见出血部位、静脉窦显示异常信号提示静脉窦血栓形成和其他结构异常如团块等，提示为高血压以外原因引起出血，MRA/MRV 和 CTA/CTV 在鉴别出血的原因包括动静脉畸形、肿瘤、静脉系血栓形成、脑底异常血管网等比较敏感。

6. 数字减影脑血管造影（DSA）　如果临床和非侵入性检查高度怀疑血管性原因如血管畸形、动脉瘤、脑基底异常血管网（moyamoya）、静脉窦血栓形成等引起，可以考虑 DSA 检查明确原因。

7. 影像学检查建议　快速 CT 或 MRI 成像区别缺血性和出血性卒中；CTA 和 CT 增强扫描可以考虑作为识别血肿扩大的手段；当临床和影像学证据怀疑脑内结构病灶如血管畸形和肿瘤等时，CTA、CTV、增强 CT、增强 MRI、MRA、MRV 可能会有帮助。

（二）腰穿检查

脑脊液压力增高，均匀血性脑脊液。仅在没有条件或患者不能行影像学检查，无明显颅内压增高和脑疝征象时进行，以免诱发脑疝风险。

（三）经颅多普勒超声检查

简便无创，是床边监测脑血流动力学的重要方法。可以监测有无血管痉挛，以及颅内压增高时的脑血流灌注情况，提供血管畸形和动脉瘤等线索。

六、诊断和鉴别诊断

大多数发生于50 岁以上的高血压患者中，常在体力活动或情绪紧张时发病，病情进展迅速；症状包括头痛、恶心呕吐、意识障碍，可有癫痫发作；局灶症状和体征包括偏身感觉障碍、偏身运动障碍、偏盲、凝视麻痹、失语等；提示脑出血可能，头颅 CT 或 MRI 见脑实质内出血改变可以确诊。应与以下情况鉴别。

（一）与脑梗死鉴别

脑梗死常为安静状态或睡眠中发病，数小时或 1～3 天达高峰，意识障碍较轻，头颅 CT 扫描见低密度影可以鉴别。和脑梗死出血转化鉴别，脑梗死低密度影范围按血管供血范围，出血多为点状、斑片状或沿皮质分布，少部分表现为圆形或类圆形血肿，脑梗死前可有短暂性脑血发作史，部分患者有心房颤动史。

（二）高血压脑出血与其他原因脑出血鉴别

正常血压老年人，脑叶多发出血，反复发生的脑出血史，可有家族史，提示脑淀粉样血管病。脑血管畸形脑出血多为年轻人，常见出血位于脑叶，影像学检查可有血管异常表现，确诊需脑血管造影。脑瘤出血前可能已存在神经系统局灶症状和体征，出血位于非高血压脑出血的常见部位，早期出血周围水肿明显。溶栓治疗所致出血有近期溶栓治疗史，出血多位于脑叶和脑梗死病灶附近。抗凝治疗所致出血常位于脑叶，出血量大。

（三）与外伤后脑出血鉴别

外伤史不明确，尤其是老年人头痛轻，可表现为硬膜外血肿、硬膜下血肿和对冲伤，病情进行性加重，出现脑部受损的表现如意识障碍，头痛、恶心、呕吐，瞳孔改变和偏瘫等，头颅 CT 可见颅骨骨板下方出现梭形或新月形高或等密度影，可见颅骨骨折线和脑挫裂伤。

（四）与蛛网膜下隙出血鉴别

发病年龄 30 ~ 60 岁多见，主要病因为动脉瘤和血管畸形，一般活动或情绪激动后发病，起病急骤，数分钟达高峰，剧烈头痛，脑膜刺激征阳性，可见眼玻璃体下出血，头颅 CT 见脑池、脑沟、蛛网膜下隙内高密度影，一般无局灶体征。表现突然起病主要表现为意识障碍的患者应与中毒（镇静安眠药物、乙醇、一氧化碳）及代谢性疾病（低血糖、高血糖、肝性脑病、肺性脑病、尿毒症等）鉴别，存在相关病史，神经系统局灶体征不明显，相关的实验室检查，头颅 CT 扫描可鉴别。脑炎等中枢神经系统疾患可表现为意识障碍，可以有局灶体征及脑膜刺激征，结合有无发热、影像学表现、出血部位、腰穿有无感染征象鉴别。

七、治疗

（一）院前处理

保持呼吸道通畅，血压循环支持，转运到最近的医疗机构，获知患者起病的准确时间或者可知患者正常的最后时间，急救系统应提前告知医院急诊室患者达到时间，以便尽量缩短等候 CT 时间。到达急诊室后对疑诊为脑出血患者医生应尽快了解患者其发病时间，脑血管病危险因素（高血压、糖尿病、高脂血症、吸烟等），服药情况包括抗凝药物如华法林、抗血小板药物、抗高血压药物、兴奋剂、拟交感药物（可卡因等），最近外伤或手术史特别是颈动脉内膜切除术或支架植入术（可以引起过度灌注），有无痴呆（与血管淀粉样变性有关），酒精和毒品使用史；凝血功能障碍相关有关疾病如肝病、血液病。体格检查应获得以下资料：量化的神经功能障碍评估如 NIHSS 评分、格拉斯哥昏迷评分（GCS）等。血常规、血尿酸、肌酐、血糖、心电图，胸部 X 线检查，肌酐和血糖水平高与血肿扩大和预后不佳有关；PT 或 INR（华法林相关出血特点出血量大，血肿扩大危险性高，残疾率和死亡率高）。青中年脑出血患者毒物学筛查可卡因和其他拟交感药物滥用；生育期女性检查尿妊娠试验。

（二）一般处理及对症治疗

脑出血 24 小时内有活动性出血或血肿扩大可能，尽量减少搬运，就近治疗，一般应卧床休息 2 ~ 4 周，避免情绪激动及血压升高；严密观察体温、脉搏、呼吸、血压、意识状态等生命体征变化；保持呼吸道通畅，昏迷患者应将头歪向一侧，以利于口腔分泌物及呕吐物流出，并可防止舌根后坠阻塞呼吸道，随时吸出口腔内的分泌物和呕吐物，必要时行气管切开；吸氧，有意识障碍、血氧饱和度下降或有缺氧现象的患者应给予吸氧，使动脉氧饱和度保持在90%以上；鼻饲，昏迷或有吞咽困难者在发病第2～3天即应鼻饲；过度烦躁不安者使用镇静剂，便秘者使用缓泻剂，预防感染。加强护理，保持肢体功能位。

（三）纠正凝血功能紊乱

严重的凝血因子缺乏或血小板减少患者给予相应的凝血因子或血小板是必要的。在美国抗凝剂相关脑出血占12%～14%，这些患者尽快停用抗凝剂，给予静脉应用维生素K，可能需时数小时才能纠正INR至正常范围。凝血因子复合物浓缩剂（PCCs）含凝血因子Ⅱ、Ⅶ、Ⅹ及Ⅸ，可以快速补充所缺乏的凝血因子，数个临床试验证实可以在数分钟内纠正INR，可以作为口服抗凝剂相关脑出血选择之一。关于rFⅦa问题：Mayer及同事于2005年在新英格兰医学杂志上发表了题为《Recombinant Activated FactorⅦ for Acute Intracerebral Hemorrhager》的文章，观察399例发病3小时内的经CT证实的脑出血患者，发病4小时内随机给予安慰剂、rFⅦa 40、80、160 μg/kg。与安慰剂组比较，三个治疗组血肿扩大分别减少3.3、4.5和5.8 mL。安慰剂组死亡或严重残疾（MRS 4～6分）69%，三个治疗组分别为55%、49%、54%（有显著性差异）。90天死亡率安慰剂组为29%，三个治疗组合并为18%，严重血栓栓塞事件（主要为心肌梗死和脑梗死）治疗组7%，安慰剂组2%，文章结论：脑出血发病4小时内给予重组活化凝血因子Ⅶ虽然增加了血栓栓塞事件，仍可以减少血肿扩大，降低死亡率，改善功能预后。此研究rFⅦa对脑出血治疗可能获得益处得到了神经科学界的关注，2008年Mayer为首的研究组发表了FAST试验结果，多中心随机安慰剂对照观察841例发病4小时内的脑出血患者分别给予rFⅦa 20 μg/kg（276例）和80 μg/kg（297例）及安慰剂（268例），结果显示两种剂量药物均可减少血肿扩大，但增加了血栓栓塞事件的风险，因此未见到明显改善临床预后。后分析显示，80 μg/kg组动脉血栓栓塞事件明显高于小剂量组和安慰剂组，与动脉性血栓栓塞事件相关因素包括年龄、大剂量应用rFⅦa、发病时有心肌或脑缺血征象、既往服用抗血小板药物。回顾性分析101例华法林相关颅内出血应用rFⅦa 1个月内血栓栓塞事件发生率为12.8%，与FAST试验相仿。因此ASA/AHA指南鼓励进一步的临床试验选择有血肿扩大风险、低血栓栓塞风险的脑出血亚组患者为实验对象，观察是否可能获益。

（四）预防下肢静脉血栓

在肢体瘫痪不能活动患者脑出血发病后数天且出血停止后，可予皮下注射小剂量低分子肝素，给予间歇性充气加压泵加弹力袜预防静脉血栓栓塞。

（五）处理血压

急性脑出血时血压升高是颅内压增高情况下机体保持脑血流量的自动调节机制。血压过高可使血肿扩大，过低使脑灌注压降低，加重血肿周围组织损害，可参考病前血压水平调整血压。如果收缩压＞200 mmHg或平均动脉压＞150 mmHg，考虑静脉持续泵入降压药物，每5分钟测血压；如果收缩压＞180 mmHg或平均动脉压＞130 mmHg，同时存在颅内压增高，监测颅内压并间歇或持续给予静脉降压药物，保持脑灌注压≥60 mmHg；如果收缩压＞180 mmHg或平均动脉压＞130 mmHg，无颅内压增高的证据，给予中等程度降压（平均动脉压110 mmHg或目标血压160/90 mmHg），每15分钟测量血压。

（六）抗癫痫药物

不建议预防性使用抗癫痫药物，如临床有癫痫发作或脑电图监测有癫痫波，给予抗癫痫药物治疗。

（七）颅内压监测和处理

成人颅内压（intracranial pressure，ICP）增高是指 ICP 超过 200 mmH_2O。ICP 增高是急性脑卒中的常见并发症，是脑卒中患者死亡的主要原因之一。脑血管病患者出现头痛、呕吐、视盘水肿，脑脊液压力增高提示颅内压增高。其治疗的目的是降低颅内压，防止脑疝形成。颅内压增高的常见原因包括脑室出血引起的脑积水和血肿及其周围水肿引起的团块效应，故小的血肿和少量的脑室出血通常不需降颅压治疗。脑出血的降颅压治疗包括避免引起 ICP 增高的其他因素，如激动、用力、发热、癫痫、呼吸道不通畅、咳嗽、便秘等。必须根据颅内压增高的程度和心肾功能状况选用脱水剂的种类和剂量。

1. 甘露醇　是最常使用的脱水剂，一般用药后 10 分钟开始利尿，2 ~ 3 小时作用达高峰，维持 4 ~ 6 小时，有反跳现象。可用 20% 甘露醇 125 ~ 250 mL 快速静脉滴注，6 ~ 8 小时 1 次，一般情况应用 5 ~ 7 天为宜。颅内压增高明显或有脑疝形成时，可加大剂量，快速静推，使用时间也可延长。使用时应注意心肾功能，特别是老年患者大量使用甘露醇易致心肾功能衰竭，应记出入量，观察心律及心率变化。

2. 呋塞米（速尿）　一般用 20 ~ 40 mg 静注，6 ~ 8 小时 1 次，易导致水电解质紊乱特别是低血钾，应高度重视，与甘露醇交替使用可减轻两者的不良反应。

3. 甘油果糖　也是一种高渗脱水剂，起作用的时间较慢，约 30 分钟，但持续时间较长（6 ~ 12 小时）。可用 250 ~ 500 mL 静脉滴注，每日 1 ~ 2 次，脱水作用温和，一般无反跳现象，并可提供一定的热量，肾功能不全者也可考虑使用。

4. 皮质类固醇激素　虽可减轻脑水肿，但易引起感染、升高血糖、诱发应激性溃疡，故多不主张使用。

5. 白蛋白　大量白蛋白（20 g，每日 2 次），可佐治脱水，但价格较贵，可酌情考虑使用。

如脑出血患者 GCS≤8，且存在脑疝证据，或明显脑室内出血或脑积水证据，可以考虑监测颅内压，脑室引流管置入侧脑室可以引流脑脊液降低颅内压，放入脑实质的装置可以监测颅内压变化，保持灌注压 50 ~ 70 mmHg，主要不良反应为感染和出血，536 例颅内压监测显示感染率 4%，颅内出血率 3%。有临床试验显示原发或继发脑室出血患者脑室内应用尿激酶、链激酶或 rt – PA 可以加速血块溶解，更易使血液引流出从而减低残疾率和死亡率，需要进一步的临床试验证实。

（八）手术治疗

1. 手术适应证　①小脑出血 >10 mL，神经系统表现症状恶化或脑干受压和（或）脑室系统受压出现脑积水表现，应尽快实行出血清除，不建议单独行脑室引流术。②脑叶出血 >30 mL，距表面 <1 cm 可以考虑颅骨切开血肿清除术（craniotomy）。

2. 手术禁忌证　出血后病情进展迅猛，短时间陷入深度昏迷，发病后血压持续增高 200/120 mmHg 以上，严重的心肝肺肾等疾患和凝血功能障碍者。立体定向或内镜微创碎吸术无论是否使用溶栓药物，目前的证据效果不肯定，有待于进一步观察。目前无明确证据显示超早期幕上血肿清除术可以改善功能或降低死亡率，极早期的手术因为可以诱发再出血可能有害。

（九）防治并发症

包括感染、应激性溃疡、心脏损害、肾功能衰竭、中枢性高热。低钠血症除脱水利尿药物及进食量减少外，主要为中枢性低钠血症包括抗利尿激素分泌异常综合征和脑性盐耗综合征，前者因抗利尿激素分泌减少，尿钠排出增加，肾对水的重吸收增加，导致低血钠、低血渗透压而产生的一系列神经受损的临床表现，无脱水表现，治疗限水 800 ~ 1 200 mL 补钠，后者为肾保钠功能下降，尿钠进行性增多，血容量减少而引起的低钠血症，轻度脱水征，治疗补钠补水。

（十）康复治疗

早期肢体功能位，病情平稳后尽早进行康复治疗，包括肢体康复、言语康复和精神心理康复治疗。

八、预防和保健

针对脑出血可以干预的危险因素，应积极开展一级预防。教育民众充分认识高血压对脑血管的极大危害性，良好控制血压后脑血管病的危险性随之下降。定期进行体检，及早发现无症状的高血压患者，对高血压早期、严格、持久的控制，是预防脑出血最重要、最有效的措施；积极发现其他“出血倾向”个体（血液病，溶栓/抗凝治疗，吸毒人群和血液透析等）并采取相应的措施，以减少危险因素的损害，积极治疗，对可能发生的出血起预防或延迟作用；提倡良好的生活习惯，如规劝人们合理饮食，减少摄盐量，增加蔬菜、水果与蛋白质饮食，适当控制体重与动物脂肪摄入，加强体育锻炼，不吸烟，少饮酒，劳逸适度，心情舒畅，保持心理平衡。

脑出血复发的危险因素包括脑叶出血、正在进行抗凝治疗、存在载脂蛋白 E_4 等位基因、磁共振显示较多量的微出血。脑出血急性期后如无禁忌证，血压应控制良好，尤其对典型高血压血管病变引起的典型部位脑出血，血压控制的目标值为 $<140/90$ mmHg（糖尿病和慢性肾疾患 $<130/80$ mmHg）。对非瓣膜病性心房颤动患者预防栓塞事件，脑叶出血后因复发率高应避免长期抗凝治疗，非脑叶出血也许可以抗凝或抗血小板治疗。避免大量饮酒是有益的，没有足够的资料建议限制体力锻炼和他汀类应用。

（李　鹏）

第十章 中医老年病

第一节 老年期痴呆

老年期痴呆又称老年呆病，是老年期常见的一组慢性进行性精神衰退性疾病，在老年人的疾病谱和死亡谱中占有重要的位置。目前认为，老年期痴呆是由于慢性或进行性大脑结构的器质性损害引起的高级大脑功能障碍的一组综合征，是患者在意识清醒状态下出现的持久的全面的智能减退，表现为记忆力、计算力、判断力、注意力、抽象思维能力、语言功能减退，情感和行为障碍，独立生活和工作能力丧失。老年期痴呆包括老年性痴呆（senile dementia）、血管性痴呆（vascular dementia，VaD）、混合性痴呆、脑叶萎缩症（Pick's disease）、正压性脑积水所致的痴呆等。这里主要就老年期痴呆中最常见的老年性痴呆和血管性痴呆进行讨论。

老年性痴呆，亦称阿尔茨海默病（Alzheimer's disease，AD），是一种中枢神经系统原发性退行性变性疾病。血管性痴呆系指由于脑血管障碍引起，以痴呆为主要临床表现的疾病。

年龄与痴呆的患病率也存在肯定的关系。我国上海地区的调查：55～59 岁为 0.26%，60～69 岁为 0.70%，70～79 岁为 10.58%，80～84 岁为 11.04%，85 岁以上为 23.94%。Jorm 对 22 篇患病率研究资料分析认为：老年人每增龄 5.1 岁，痴呆患病率增加 1 倍。我国上海的资料分析，年龄每增加 5 岁，痴呆的患病率增加 0.74 倍。

在性别方面，我国的调查结果为：老年性痴呆女性 > 男性（比例约为 3 ∶ 1），血管性痴呆男性 > 女性。但有分析又认为，男女性别的痴呆的患病率虽存在差异，但未达到有意义的水平。

老年期痴呆属于中医学的“呆证”“癫证”“善忘”“痴呆”“郁证”等范畴。

一、病因病机

（一）中医

中医学认为老年期痴呆的病位在脑，与心、肝、脾、肾功能失调密切相关。年高正气亏虚及七情所伤、情志失调是本病的重要病因，主要病机为精、气、血亏损不足，使髓海失充、脑失所养及风、火、痰、瘀诸邪内阻，上扰清窍，清窍受蒙，终致神明失用，痴呆遂生。其病理性质是本虚标实，临床多见虚实夹杂证。

1. 积损正伤、髓海不足　《医林改错》云：“年高无记忆者，脑髓渐空。”人至老年，脏腑功能减退。年高阴气自半，肝肾阴虚，或精血不足，髓海失充，脑失所养，则神明失用；肝肾阴虚，水不涵木，阴不制阳，使肝阳上亢，化风内动，风阳上扰清窍，则清窍不明；年高心脾渐虚，心虚失其主血、行血功能，脾虚气血生化乏源，气血亏虚，均可致脑失所养，神明失用，发生痴呆。同时，老年人除年高正虚外，常因久病、多病，积损正伤，致肾、心、肝、脾之气及阴、阳、精、血亏损不足，使脑失所养，神明失用而发生痴呆。

2. 肝郁化火、上扰清空　情志所伤，恼怒伤肝，肝失疏泄，久则肝郁化火或阳亢化风，肝火、肝阳上扰清空。久思积虑，耗伤心脾，心阴、心血暗耗，脾虚气血生化无源，气血不足，致脑失所养，神明失用；或脾虚运化失司，痰湿内生，清窍受蒙。惊恐伤肾，肾虚精亏，髓海失充，脑失所养。皆可导致神明失用、神情失常，发生痴呆。

3. 痰湿内阻、上蒙清窍　《石室秘录》云："痰势最盛，呆气最深。"因肝郁克脾，或思虑伤脾，或饮食不节，脾胃受损，运化失司，痰湿内生；或脾肾虚弱，气化失司，津液不归正化，痰湿内生；或久嗜烟酒肥厚，酿湿生痰。痰湿内阻，上蒙清窍，使神明失用，神情失常，发生痴呆。

4. 瘀阻脑络、清窍失灵　《类证治裁》云："若血瘀于内，而善忘如狂。"《医林改错》指出："癫狂一证，气血凝滞脑气。"因外伤，瘀阻脑络；或年高气血运行迟缓，血脉凝滞为瘀，阻于脑络；或痰湿壅盛，阻滞气血，瘀阻于脑；或情志所伤，气机不畅，瘀阻血脉；或中风后血留经脉。血瘀于内，脑络不通，清窍失灵，发生痴呆。

5. 内生浊毒、毒损脑络　近年随着中医对 AD 发病更深入的认识，发现"毒损脑络"也是老年性痴呆的重要中医病机。脏腑功能和气血运行失常使体内的生理或病理产物不能及时排出，蕴积体内过多而生成。痰瘀交阻，化生浊毒，浊毒一旦形成，又重新瘀阻络脉，加重络脉的瘀滞，形成恶性循环，络脉功能逐渐失常，而渐成痴呆。

（二）西医

老年性痴呆和血管性痴呆的西医病因、发病机制各有其特点，现分别加以论述。

1. 老年性痴呆　老年性痴呆的病因目前尚未完全阐明。几种主要假说如下：

（1）家族遗传：流行病学调查发现，阿尔茨海默病患者的一级亲属有极大的患病危险性，其相关风险差异极大，从5%～100%不等。已描述阿尔茨海默病家族呈常染色体显性方式遗传，研究经病理证实的阿尔茨海默病患者的家族中，发现患者亲属发生阿尔茨海默病的危险性高于一般人群，其父母的危险性为19%，同胞为12%；患者的一级亲属活到 90 岁时，累积发生阿尔茨海默病的危险性约为50%。对阿尔茨海默病的遗传学和分子生物学的研究已取得很大的发展，但还存在许多待探讨的问题，不少研究也发现阿尔茨海默病的发病和临床表现不仅受先天遗传因素影响，且后天多种因素在发病上起作用。

（2）感染假说：由于已发现阿尔茨海默病患者的海马易发生颗粒空泡变性，而 Kuru、克雅病（Creutzfeldt－Jakob disease）和羊瘙痒症也可引起神经元空泡变性，称海绵样脑病。在阿尔茨海默病患者脑中的淀粉样沉积物，在克雅病中也见到；阿尔茨海默病常并发的淀粉样脑血管病也见于羊瘙痒症。故有人认为，阿尔茨海默病可能也属于病毒感染病。但至今阿尔茨海默病的传染研究未获成功，且被一些学者否定。因此，阿尔茨海默病的病毒感染学说仍是一个待证实的可能性病因。

（3）免疫假说：有些观察指出，阿尔茨海默病患者有免疫功能紊乱。如发现66%的阿尔茨海默病患者血清蛋白异常，包括白蛋白减少，而 α_1－胰蛋白酶抑制素、α_2－巨球蛋白和结合株蛋白的成分增加。已证明阿尔茨海默病患者脑内抗体水平增高，其中有些患者还表现有细胞免疫反应损害和免疫调节受损。故有人认为，阿尔茨海默病是免疫性疾病或由免疫功能改变引起的。但这些免疫功能改变是继发于脑的病理改变还是原发的病因学机制尚难确定。且由于随年龄增加，血清内各种自身抗体也会随之增加。因而对阿尔茨海默病患者发现的自身抗体价值的评价也十分困难。迄今尚无足够证据证明阿尔茨海默病是免疫性疾病或由免疫功能改变引起的。

（4）胆碱系统缺陷：乙酰胆碱是中枢神经系统中最重要的神经递质。许多研究证明，阿尔茨海默病的产生可能与胆碱系统缺陷有关，这一胆碱系统缺陷学说已被大量尸检和活检的研究证明。目前认为，中枢乙酰胆碱系统功能不足可能并非阿尔茨海默病患者的特征性变化。任何原因致痴呆均可造成中枢胆碱能系统功能障碍，从而导致学习、记忆及认知能力下降。

（5）脑损伤假说：多项病例一对照研究认为，既往脑外伤是阿尔茨海默病的一个危险因素。通常严重的闭合性颅脑损伤（如伴有一过性意识障碍的脑震荡），多在外伤后 4 年左右出现症状，此观察是否属实，是外伤本身引起大脑退行性改变，还是只起诱因作用，使大脑对其他致病因素更为易感，尚待进一步阐明。

（6）糖尿病：有研究发现，糖尿病患者患 AD 为非糖尿病患者的 1.2 ~2.8 倍。胰岛素不足或抵抗致脑细胞代谢欠佳，高血糖促进脑细胞凋亡，氧化应激、糖毒性、脂毒性、细胞炎性因素、糖基化终末产物引起的免疫反应，血糖波动、过高或过低，以及常与糖尿病并发存在的高血压和动脉硬化，都促使 AD 发展。

2. 血管性痴呆　在血管、遗传因素、年龄、生活方式等危险因素的作用下，造成供应患者脑部的大血管、小血管闭塞或低灌注所致损害，是血管性痴呆的主要病理生理学基础。脑的病理改变是多方面的，包括多灶梗死、弥散损害和局灶损害。按照国内外文献的分类标准，共将 VD 的病因学分为 8 种类型：①多发性梗死性痴呆（MID）。②关键部位梗死引起的痴呆。③多发腔隙性梗死引起的痴呆。④Binswanger病。⑤混合性痴呆。⑥出血性痴呆。⑦家族性脑淀粉样血管病。⑧其他原因如低灌注性痴呆等。但以下 4 个方面更具病理特征：

（1）多发性梗死性痴呆（MID）：MID 表现为梗死灶的体积大和数目多。病理显现大脑双侧多发性梗死，临床循证有一次或多次卒中病史，表现为有局灶神经症状、体征（如偏瘫、失语、偏盲）、假性延髓性麻痹、可能伴有语言障碍、小步态、强哭强笑、巴宾斯基征阳性、自制力丧失等。CT 检查发现大脑的双侧低密度的阴影，并伴有一定程度的脑皮质萎缩。

（2）单发性梗死性痴呆：表现为梗死的部位更关键。有关研究表明，梗死灶在引起痴呆的过程中，部位比大小更重要。脑梗死后能否引起痴呆很大程度上取决于病变的部位，其中最常见的部位为脑动脉主干闭塞，一次发病即可导致痴呆；其次发生在脑部的海马、丘脑、角回、尾壳核、苍白球及左半球等位置，这是与人的学习、语言、认知等功能有密切关系的区域，一次梗死，即使小面积也可引起痴呆。

（3）小血管疾病引起的痴呆：主要病变于脑小血管，引起腔隙性脑梗死和缺血性白质损害。病变主要位于皮质下部位，所以皮质下症状群是主要临床表现。皮质下缺血性血管性痴呆常重叠 Binswange 病和腔隙状态，腔隙病灶分布于纹状体、苍白球或丘脑或半球白质，发病常较隐袭，认知功能障碍与脑影像学改变。

（4）缺血和缺氧性低灌注引起的痴呆：动脉硬化和高血压等引起血管损害或颈动脉狭窄或闭塞，使大脑参与认知功能的重要部位长期处于缺血性低灌注状态，神经元发生迟发性坏死、凋亡和缺失，基底神经节、白质、重要脑区产生明显损害，逐渐出现认知功能障碍。

二、临床表现

（一）症状和体征

1. 老年性痴呆

（1）记忆障碍：开始以短期记忆（不能学习新知识）和记忆保持障碍（如5分钟后不能复述3件物件名称）为主，可以表现为一般（普通）健忘和顺行性遗忘。患者常丢三落四，随做随忘，如刚吃完饭又要进餐等。远期记忆也逐渐受累，记不清过去发生的重大事件，说不清楚自己的经历和出生年月，严重时连亲人名字、岁数都忘得一干二净。定向力往往也较早出现障碍，不能辨认自己的家门，在熟悉环境中常常走失，并可出现错构、虚构症状。

（2）抽象思维障碍：如概括、推理、判断、计算等智力活动也明显减退，严重影响日常生活和社会功能，事事都要别人料理。人格改变颇常见，如病前是一个较为灵活的人，可变得墨守成规、固执、偏激、乖戾和自私，也可能变得不修边幅，不讲求卫生，捡脏烟头抽，拾破烂视为珍宝收藏，有的表现为不知羞耻，当众大小便，或性行为异常和当众手淫等。行为方面表现为自发行为减少，动作单调、刻板、笨拙。

（3）其他神经系统症状：可见失语、失用、空间结构障碍、失认。可出现帕金森综合征，如肌张力增高、震颤等锥体外症状。

本病病程呈进行性，一般6～12年，自发缓解及停止进行者罕见。最后患者变得呆滞，茫然若失，卧床，生活不能自理，常因压疮、营养不良、骨折、肺炎等继发躯体病，或因衰竭而死亡。

2. 血管性痴呆　在早期，痴呆症状与老年性痴呆相比，有很大差异。虽然出现记忆障碍，但在相当长的时期内自知力存在，知道自己记忆力下降，易忘东西，易忘事情，为了防止遗忘而准备好备忘录。有的患者为此产生焦虑或抑郁情绪。有的患者出现说话啰唆，无主次、无次序等现象（病理性赘述）。虽然记忆力下降、智力下降，但日常生活的自理能力、理解力、判断力以及对人接待及处理事物的礼仪习惯均较长期地保持良好状态，人格也保持较好。所以称为局限性痴呆或腔隙性痴呆。在痴呆的进程中，部分患者出现感知障碍及思维障碍，产生各种妄想，如关系妄想、被害妄想、疑病妄想、嫉妒妄想、被偷窃及贫穷妄想等。有的患者由情感脆弱渐渐发展为情感迟钝、情感失控（强制性哭笑），少数发生情感暴发等。随着病情加重，严重的躯体并发症、强烈的精神创伤、急剧的环境变化，特别是当发生急性脑血管病的情况下，痴呆症状呈阶梯式加重，到晚期也表现为全面性痴呆，与老年性痴呆进行鉴别也十分困难。

（二）常见并发症

常见并发症有：感染（肺部感染、泌尿系感染、胃肠道感染、压疮感染），心脏疾病，水、电解质紊乱，急性脑血管疾病，胃肠功能紊乱，营养不良，严重骨质疏松，肾衰竭，全身衰竭，意外事件发生等。

三、实验室和其他辅助检查

1. APOE检测　APOE即脱辅脂蛋白E，是载脂蛋白的一种。目前的研究肯定，APOE与迟发型遗传性AD有着密切的关系，APOE4基因型，无论是纯合子还是杂合子，在AD患者中其出现的频率均显著增加。有常染色体显性遗传性痴呆家族史的患者可进行已知突变基因的筛查，但还没有证据表明ApoE

基因检测对 AD 患者生前诊断有帮助（Ⅰ类证据，A 级推荐）。

2. 脑脊液生物标志（Aβ42、T－tau、P－tau 等） 老年斑（SP）和神经元纤维缠结（NFTs）是 AD 的主要病理特征，Aβ42 肽是 SP 的主要成分，tau 蛋白是组成 NFTs 的主要蛋白，这些病理改变在 AD 出现临床症状之前即已产生。AD 患者表现为脑脊液 Aβ42 肽浓度降低，tau 蛋白浓度则升高。

ELISA 检测患者脑脊液中 T－tau、P－tau 浓度升高或 Aβ42 浓度降低，支持 AD 的病因学诊断（Ⅰ类证据，A 级推荐）；联合使用 T－tau 和 Aβ42 检测，有助于提高 AD 诊断的敏感性和特异性（Ⅰ类证据，A 级推荐）。

3. 脑电图（EEG）检查 AD 患者的脑电图改变主要为 α 节律波减慢，不规则，甚至可消失，出现 θ 波或 δ 波弥漫性慢波活动。VaD 患者的脑电图改变主要表现为不规则的 α 波，或 α 节律减弱，消失，并呈现广泛性 θ 活动或 δ 活动，以不规则的慢波活动为主，一般呈现局限性或不对称性慢波，以额、颞区为显著，少数病理可表现为周期性尖、慢综合波。

EEG 可用于克－雅病或短暂痫性失忆发作诊断（Ⅰ类证据，B 级推荐）。

4. 头部 CT 血管性痴呆的 CT 表现除可见呈高低密度影的出血、梗死灶外，常显示局限性脑萎缩，CT 显示脑室、脑池、脑沟增宽，且一般呈不对性增宽。老年性痴呆 CT 下可见弥漫性全脑萎缩和脑室扩大。与血管性痴呆相比，脑萎缩程度更明显。

CT 检查发现脑血管病的证据对诊断 VaD 具有十分重要的意义，但对于鉴别 AD 或 VaD 目前仍很困难（Ⅰ类证据，A 级推荐）。

5. 头部 MRI 对于 VaD，MRI 能显示 CT 不能显示的小腔隙性梗死灶，且多见于脑室周围、半卵圆中心、基底节及内囊等部位，对于脑干部位的梗死和出血显示得更为清楚。同时，MRI 与 CT 相比，对脑室周围白质病变分辨率更强。MRI 对痴呆患者的脑萎缩和脑室扩大的显示与 CT 征象相同。老年性痴呆患者具有特异性的海马萎缩征象，这一发现可能成为老年性痴呆的有意义的影像学诊断指标。

MRI 检查能对选择部位进行体积定量，AD 早期即可发现海马体积缩小，与携带 APOEε4 等位基因型和脑脊液中 Aβ42 含量下降有关，且与 MMSE 得分呈正相关（Ⅰ类证据，A 级推荐）。

6. 头部 PET 老年痴呆症的 PET 检查主要有如下改变：①重度痴呆的全脑葡萄糖代谢趋于低下。②多种痴呆均有局部的代谢降低和血流量减少。AD 患者以双侧颞、顶叶的氧、糖代谢降低和血流量减少为主，尤以顶叶改变为主要表现，一般表现为双侧对称性改变，但有时亦可不对称；而 VaD 患者则表现为与病灶一致的局部氧、糖代谢低下和血流量减少。③氧和葡萄糖代谢下降与脑血流量减少并存。④局部血流量减少，氧、糖代谢低下的状态与痴呆的轻重程度相关。

7. 头部 SPECT AD 患者的 SPECT 检测显示双侧颞叶和顶叶的血流量下降，丘脑、基底节、小脑等部位一般不受累，其下降的程度与痴呆的轻重程度相关，且 SPECT 能在痴呆的最早期发现上述改变，为 AD 的早期诊断提供可能性。应用 SPECT 检查也可发现 VaD 患者脑内散在的、多发的不规则的低血流量区，这些低血流量区与病灶部位相一致。

除结构影像外，功能神经影像（如 PET 和 SPECT）在评估痴呆时可以提高诊断准确性。这两项技术在鉴别不同的痴呆病因方面具有潜在的应用前景，但目前还仅限于研究领域，因客观条件限制还不能被广泛使用。

经临床评估和结构影像学检查仍不能确定诊断时，可选择 PET 和 SPECT 等功能影像学检查以明确病因，但不建议作为常规检查手段。

四、诊断要点

（一）老年性痴呆

1. 存在短期记忆和长期记忆力的障碍。

2. 下列4项中至少存在一项障碍　抽象思维障碍，判断能力障碍，失语、失认、失用及结构性困难，性格改变。

3. 智能障碍明显影响了患者的工作、日常社会活动和人际关系。

4. 无意识障碍。

5. 从病史、体格检查及实验室检查，表明存在器质性因素的证据，或虽无器质性因素证据，但智能障碍不是由于任何非器质性精神障碍引起的。

6. 症状、体征、病史及脑CT等检查除外脑血管疾病的存在。

（二）血管性痴呆

1. 神经心理学检查证实存在记忆力、计算力、注意力、定向力、抽象思维能力、语言运用能力的障碍。

2. 痴呆呈阶梯式加重。

3. 急性或亚急性发作的神经系统的症状和体征，如步态障碍、构音障碍、假性延髓性麻痹、二便失禁、肌力减退、腱反射异常、病理反射阳性等。

4. 既往有脑卒中病史。

5. 常并发有高血压、糖尿病、心脏病、高脂血症及脑动脉粥样硬化。

6. CT、MRI显示梗死病灶、软化灶、出血灶、脑萎缩和脑室扩大等改变。

7. 除外其他器质性痴呆。

五、鉴别诊断

1. 假性痴呆　假性痴呆是一种可逆性痴呆综合征，抑郁是常见的病因。性格、情绪、心理障碍及创伤均可发展成假性痴呆，临床上与老年痴呆症容易混淆（表10－1）。

表10－1　痴呆和假性痴呆的鉴别

	痴呆	假性痴呆
发病	没有明确的发病时间	发病急，有明确的发病时间
经过	比较缓慢进行，夜间可加重	进行快，夜间不加重
病感	有循环系统、代谢系统疾病等，一般没有病感，精神不好	忧郁，狂躁，病感明显
主诉	含糊不清，不集中	亲自主诉各种不适，总是强调问题，诉说有记忆障碍，但能排除全身的统一的病史
临床表现	①有局灶性症状如神经症状等 ②显著的即时或短期记忆障碍等认知功能障碍 ③即使反复检查，一般结果一致 ④对检查诚实，说话断断续续 ⑤行动、情感障碍与认知障碍程度相关	①悲哀、自责、不安、妄想、抑郁、可见全身症状 ②没有信心，不活动，兴趣低下 ③反复同一难度检查，结果不一致 ④对检查不能诚实回答，常说“不明白” ⑤行动、情感障碍与认知障碍程度不相关

2. 老年性痴呆和血管性痴呆的鉴别　一般起病急，呈阶梯样进展，记忆力、定向力障碍明显，人格相对能保持到末期。有明显的局灶性神经症状及体征，常伴有高血压、糖尿病、心脏病、高脂血症等卒中危险因素或有卒中史，常有头痛、头晕、肢麻等主诉。CT、MRI 可发现脑内梗死、出血灶。

AD 多在 70 岁以后发病，经过缓慢，呈渐进性，痴呆程度重，记忆力、定向力、思考力、判断力、视空间技能全面障碍，早期即可出现人格变化。大脑的局灶性神经症状、体征少，CT、MRI 示弥漫性大脑皮质萎缩。常用鉴别方法有 Hachinshi 缺血记分法（表 10－2）和 Rortera－Sanchey 改良记分法（表 10－3）。

表 10－2　Hachinshi 缺血记分表

特征	记分	特征	记分
（1）突然起病	2	（7）情感失控	1
（2）阶梯式恶化	1	（8）高血压病史	1
（3）波动性病程	2	（9）卒中史	2
（4）夜间意识混乱	1	（10）动脉粥样硬化证据	1
（5）人格相对保持	1	（11）局灶神经症状	2
（6）抑郁	1	（12）局灶神经体征	2

注：总分≥7 分为 VaD，<4 分为 AD。

表 10－3　Rortera－Sanchey 改良记分表

项目	积分	项目	积分
急性起病	1	既往中风史	4
局灶性运动障碍	2	脑电图局灶性慢波	1
锥体束征	1	CT 局限性脑萎缩	2
高血压	1		

注：6 分以上为 VaD，3 分以下为 AD。

3. Pick 病　又称脑叶萎缩症，是常染色体显性遗传性疾病，临床上常伴有痴呆症状，很容易与 AD 混淆（表 10－4）。

表 10－4　AD 与 Pick 病鉴别表

	Alzheimer 病	Pick 病
临床症状		
健忘	早期	晚朝
地点定向障碍	早期	晚期
计算力减退	早期显著	早期尚保留
人格改变	晚期	早期
Kluvery－Busy 综合征	晚期	早期
痉挛	较多见	罕见
头颅 CT	广泛性脑萎缩	颞叶萎缩
病理	神经元纤维缠结、老年斑	Pick 体神经细胞肿大

4. 正压性脑积水所致的痴呆　临床上以进行性智能减退、步态不稳和大小便失禁为主要症状。CT

检查和气脑造影显示脑室对称性扩大，尤以侧脑室前脚明显，而无明显脑萎缩征象，大脑凸面蛛网膜下隙无脑脊液充盈，与 AD 患者的弥漫性脑萎缩可以鉴别。另外，通过脑室分流术可使患者的精神、神经症状明显减轻或者消失，也可作为与 AD 相区别的证据。

5. Huntington 病　主要病损在壳核、尾状核，其次为大脑皮质。CT 表现为尾状核头体严重萎缩，侧脑室前角与体部明显扩大，双侧壳核对称性低密度改变，病理改变为额叶及尾状核神经细胞丧失。临床一般在 40 岁左右发病，早期以各种精神症状为主，并伴有手、足、面部舞蹈样运动。晚期才可出现痴呆。从症状特点及痴呆出现的先后顺序，以及脑 CT 改变，可鉴别 Huntington 病与 AD 病。

六、治疗

本病乃本虚标实之证，临床上以虚实夹杂者多见。因而辨证当以虚实或脏腑失调为纲领，分清虚实，辨明主次。在治疗上虚者补之，实者泻之。解郁散结、补虚益损是其治疗大法。同时在用药上不可忽视血肉有情之品的应用。另外，移情易性，智力和功能训练与锻炼亦不可轻视。

（一）辨证治疗

老年期痴呆的治疗以补虚泻实为原则。对髓海不足，肝肾亏损，脾肾两虚之证，宜培补先天、后天，以冀脑髓得充，化源得滋。凡心肝火旺，痰浊阻窍，气滞血瘀者，心火当清，痰滞当化，气郁应开，以冀气充血活，窍开神醒。

1. 积损正伤、髓海不足

证候特点：头晕耳鸣，怠惰思卧，智能下降，神情呆滞愚笨，记忆力减退，判断能力降低，定向力障碍，半身不遂，肢体不用，步履艰难，言语謇涩，齿枯发焦，骨软痿弱，舌瘦质淡红，脉沉细弱，两尺无力。

治法：填精补髓，开窍醒神。

推荐方剂：七福饮。

基本处方：熟地 15 g，鹿角胶 10 g，龟板胶 10 g，阿胶 10 g，紫河车 10 g，当归 10 g，人参 15 g，白术 10 g，石菖蒲 10 g，远志 10 g，杏仁 10 g，炙甘草 6 g。每日 1 剂，水煎服。

加减法：若头晕耳鸣，毛发枯焦较甚者，加何首乌 15 g、黄精 15 g 以补肾精；若腰膝酸软明显者，加桑寄生 15 g、续断 10 g 以壮腰膝；若心慌心悸，神思不敏，夜寐不安者，加酸枣仁 30 g、柏子仁 30 g、玉竹 10 g、茯神 10 g 以补心养脑安神。

2. 肝郁化火、上扰清窍

证候特点：健忘，心烦易怒，口苦目干，头昏头痛，筋惕肉瞤，或咽干口苦，口臭口疮，尿赤便干或面红微赤，口气臭秽、口中黏涎秽浊，烦躁不安甚则狂躁。舌质黯红，舌苔黄或黄腻，脉弦滑或弦细而数。

治法：清热泻火，镇静安神。

推荐方剂：天麻钩藤饮。

基本处方：天麻 10 g，钩藤 10 g，石决明 15 g，山栀 10 g，黄芩 10 g，川牛膝 10 g，杜仲 10 g，益母草 10 g，桑寄生 10 g，夜交藤 10 g，茯苓 12 g。每日 1 剂，水煎服。

加减法：若肝郁失疏，郁久化火，肝火扰心犯脑，症见头晕面烘目赤，口干口苦显著者，加龙胆草 10 g 泻肝胆实火；大便秘结，急躁易怒，多言，语言颠倒，躁动不安，歌笑不休，秽洁不分者，可用礞石滚痰丸加减以泻火逐痰；若口干咽燥，渴欲饮水者，加石斛10 g、麦门冬15 g、天花粉15 g以滋阴清胃止渴；夜寐不安尤显者，加夜交藤20 g、茯神15 g、酸枣仁30 g养心安神。

3. 痰湿内阻、上蒙清窍

证候特点：表情呆钝，智力衰退，或哭笑无常，喃喃自语，或终日无言，呆若木鸡，倦怠思卧，伴不思饮食，脘腹胀痛，痞满不适，口多涎沫，头重如裹，舌质淡，苔白厚腻，脉濡滑。

治法：豁痰开窍，健脾化浊。

推荐方剂：涤痰汤。

基本处方：半夏10 g，陈皮6 g，茯苓15 g，枳实10 g，竹茹10 g，制南星10 g，石菖蒲10 g，远志10 g，郁金10 g，甘草6 g，生姜3片。每日1剂，水煎服。

加减法：若脾虚明显者，重用党参30 g、白术20 g，再加黄芪30 g、山药15 g、麦芽10 g、砂仁6 g等健脾益气、调中助运之品；若嗳气、腹胀、纳呆，加莱菔子30 g、木香10 g、枳壳10 g以理气消胀宽中；若时时泛吐痰涎，口淡无味，舌苔厚腻较著者，加藿香10 g、白蔻仁10 g、厚朴10 g、薏苡仁15 g等芳化利湿。

4. 瘀阻脑络、清窍失灵

证候特点：神情呆滞，智力减退，语言颠倒，善忘易惊，思维异常，行为怪僻，口干不欲饮，或肢体麻木不遂，肌肤甲错，双目晦黯。舌质黯或有瘀点、瘀斑，脉细涩。

治法：活血化瘀，开窍醒脑。

推荐方剂：通窍活血汤。

基本处方：桃仁10 g，红花10 g，赤芍15 g，川芎10 g，麝香0.3 g（冲），老葱7枚，鲜姜3片，大枣4枚。每日1剂，水煎服。

加减法：如病久气血不足，加当归10 g、生地黄15 g、党参15 g、黄芪30 g以补血益气；如久病瘀血化热，常致肝胃火逆，而见头痛、呕恶等症，应加钩藤10 g、菊花10 g、夏枯草10 g、竹茹10 g等清肝和胃；若见肝郁气滞者，加柴胡15 g、枳实10 g、香附10 g疏肝理气以行血。

5. 内生浊毒、毒损脑络

证候特点：表情呆滞，双目无神，不识事物，面色晦暗，秽浊如蒙污垢，或面红微赤，口气臭秽，口中黏涎秽浊，溲赤便干或二便失禁，肢体颤动，舌强寡语或言辞颠倒，狂躁不宁，举动不经。舌绛少苔，或舌黯，或舌有瘀斑，苔厚腻、积腐或见秽浊，脉弦数或滑数。

治法：清热解毒，通络达邪。

推荐方剂：黄连解毒汤。

基本处方：黄连9 g，黄芩6 g，黄柏6 g，栀子9 g。每日1剂，水煎服。

加减法：若兼见情绪激动、大便秘结者，加生大黄10 g、芒硝10 g通腑泄热；心烦不寐、手足心热者，加生地黄15 g、百合15 g、知母10 g养阴清热；动而多怒、打人毁物者，合龙胆泻肝汤出入以清心肝之火；闷闷不乐、胸胁闷胀者，加柴胡15 g、郁金10 g、牡丹皮15 g、薄荷10 g解郁清热；头晕如蒙、舌苔厚腻者，加石菖蒲15 g、郁金10 g豁痰开窍；日夜颠倒、烦躁不宁者，加水牛角10 g清心凉血。

（二）其他治疗

1. 中成药

（1）银杏叶提取物（金纳多）：功能改善脑部、周边和冠状血流循环障碍。主治急慢性脑功能不全及其后遗症如注意力不集中、记忆力衰退、老年性痴呆。每次口服1～2片，每日2～3次。4周为1个疗程。

（2）天智颗粒：功能平肝潜阳、补益肝肾、益智安神。主治肝阳上亢引起的智能减退，记忆力差，思维迟缓，定向力差、计算力差，理解多误，伴头晕目眩、头痛、烦躁易怒、失眠、口苦咽干、腰膝酸软等，即肝阳上亢的轻中度血管性痴呆属上述证候者。每次1袋，每日3次。4周为1个疗程。

（3）参乌健脑胶囊：功能补肾填精，益气养血，强身健脑。主治因肾精不足、肝气血亏所引起的精神疲惫，失眠多梦，头晕目眩，体乏无力，记忆力减退。每次5～6粒，每日3次。9盒/月为1个疗程。

（4）苁蓉总苷胶囊：功能补肾益髓，健脑益智。主治髓海不足证的轻中度血管性痴呆。每次2粒，每日3次。4周为1个疗程。

（5）石杉碱甲片（益思达）：功能提高患者指向记忆、联想学习、图像回忆、无意义图形再认及人像回忆等能力。主治痴呆患者和脑器质性病变引起的记忆障碍。每次0.1～0.2 mg（2～4片），每日2次。4周为1个疗程。

2. 针灸

（1）体针

a. 髓海不足

治则：补肾填髓。

处方：太溪、肾俞、百会、四神聪、关元。

操作：太溪直刺1寸，行捻转补法，以局部酸胀为度；肾俞向脊柱方向斜刺1.5寸，行捻转补法；百会斜刺0.5寸，四神聪向百会斜刺0.5寸，均行捻转补法；关元直刺1.5寸，性捻转补法。

b. 肝肾亏损

治则：补益肝肾，填髓健脑。

处方：肝俞、肾俞、百会、四神聪、悬钟。

操作：肝俞、肾俞向脊柱方向斜刺1.5寸，行捻转补法；百会斜刺0.5寸，四神聪向百会斜刺0.5寸，均行捻转补法；悬钟直刺1寸，行提插补法，以局部酸胀为度。

c. 痰湿内阻

治则：健脾益气，化痰通窍。

处方：足三里、阴陵泉、丰隆、中脘、百会、四神聪。

操作：足三里、阴陵泉、丰隆直刺1.5寸，前两穴行提插补法，丰隆行提插泻法；中脘直刺1.5寸，行提插泻法；百会斜刺0.5寸，四神聪向百会斜刺0.5寸，行捻转泻法。

d. 瘀阻脑络

治则：化瘀通络，健脑益智。

处方：血海、膈俞、内关、百会、四神聪。

操作：血海直刺1寸，行提插泻法；膈俞向脊柱方向斜刺1.5寸，行捻转泻法；内关直刺1寸，行平补平泻法；百会斜刺0.5寸，四神聪向百会斜刺0.5寸，行捻转泻法。

（2）穴位注射

处方1：肾俞、足三里。

适应证：多发梗死性痴呆。

刺灸法：用当归注射液，每次每穴注射1 mL，每日1次，20次为1个疗程。亦可用丹参注射液穴注。

处方2：哑门、风池、肾俞。

适应证：适用于老年大脑退行性病变或脑血管病变引起的痴呆。

刺灸法：用乙酰谷酰胺注射液，每次每穴注射1 mL，隔日1次，20次为1个疗程。亦可用丹参注射液穴注。

（3）耳针

取穴：神门、皮质下、肾、脑点、交感、心、枕等耳穴。

操作：针刺选用0.5寸毫针，每次选用2～3个穴（双侧取穴），每日1次，20次为1个疗程。亦可将王不留行用胶布固定在相应穴位上，每日按压数次。

（4）头针：取双侧语言区、晕听区，每日1次，30天为1个疗程。以治疗痴呆兼有语言不利、眩晕、耳鸣者。

（5）刺血疗法

取穴：主穴取中冲、天枢，配穴取涌泉、劳宫。

操作：用三棱针直刺皮下1分深，放出4～5滴血，主、配穴隔日放血1次。

（三）西医治疗

1. 药物治疗原则

（1）不同程度痴呆治疗重点应有所不同：轻度痴呆患者治疗方案的重心是帮助患者及家属尽快了解疾病的相关知识和消除病耻感；识别患者已缺损和尚保留的功能并提供应对这些问题的专业建议；积极进行药物治疗以改善认知缺损症状；同时密切关注和及时治疗可能伴发的抑郁症状。对中度痴呆患者，以加强看护，防止意外和积极进行促认知药物治疗为重点，同时需及时识别和治疗伴发的精神行为症状；对重度痴呆患者则以加强生活照料和提高生活质量为重点。

（2）药物治疗应注意老年人特点：由于老年人的肾脏清除率和肝脏代谢功能下降，用药时应从低剂量开始，小剂量加药，且适当延长加量间期。医生需对其躯体疾病情况和所使用的各类药物的交互作用有较全面的了解，因为后者可能会进一步影响药物的结合、代谢和排泄。

（3）合并用药应明确相互作用：抗胆碱能药物不良反应在患有心血管疾病、前列腺和膀胱疾病及其他躯体疾病的老年患者中，将表现得更为严重，患者对此的耐受性也将下降。这类药物有时还会加重痴呆患者的认知缺损，并可导致意识模糊，甚至谵妄。由于老年人的血管张力下降，加上较有可能服用导致体位性低血压的药物，则跌倒及跌倒所致受伤的可能性会增加。引起中枢镇静的药物可能会影响认知功能，增加跌倒的风险，使患者由于呼吸抑制而发生睡眠呼吸暂停的风险增加。患AD和帕金森病的老年人，对锥体外系不良反应的易感性较高。

在痴呆疗法的临床研究中，胆碱酯酶抑制剂、谷氨酸受体拮抗剂、钙离子通道拮抗剂具有循证医学证据，受到英国精神药理学会《抗痴呆药物临床研究实践指南》、美国医师学会和美国家庭医师学会

《痴呆药物治疗临床实践指南》、美国专家小组《阿尔茨海默病治疗最佳实践推荐》、意大利老年精神病学会《阿尔茨海默病治疗指南》，以及我国《老年期痴呆防治指南》的强烈推荐。还有一些药物可能对提高痴呆患者的认知功能有一定疗效，并已应用于临床，如脑代谢赋活剂、脑血管扩张剂、抗氧化剂、神经肽，其他如维生素、银杏叶提取物等，但目前暂无充分循证医学支持。

2. 药物治疗

（1）老年性痴呆

a. 胆碱酯酶抑制剂：多奈哌齐、利斯的明和加兰他敏均可以改善轻至中度 AD 患者的认知功能、日常生活能力和总体印象（Ⅰ类证据，A 级推荐）。多奈哌齐和利斯的明也可改善中度 AD 的症状（Ⅰ类证据，A 级推荐）。多奈哌齐常用剂量 5～10 mg/d，利斯的明 6～12 mg/d，加兰他敏 23～32 mg/d。

b. 谷氨酸受体拮抗剂：美金刚对中度及重度 AD 患者的认知、行为、功能和总体指标均有改善作用，也可供不耐受胆碱酯酶抑制剂的 AD 患者选择（Ⅰ类证据，A 级推荐），但轻度 AD 患者接受美金刚治疗仍存在争议（Ⅰ类证据，A 级推荐）。美金刚常用剂量 20 mg/d。

c. 胆碱酯酶抑制剂、美金刚联合治疗：正在接受胆碱酯酶抑制剂治疗的中度及重度 AD 患者加用美金刚（开始剂量 5 mg/d，然后增加到 20 mg/d）治疗仍可能获益，且耐受性良好（Ⅰ类证据，A 级推荐）。

d. 尼麦角林：尼麦角林（60 mg/d）能改善轻中度 AD 患者的认知功能，可以减少 AD 和混合性痴呆患者的行为症状，但对总体印象和日常生活能力疗效不明显（Ⅰ类证据，A 级推荐）。

（2）血管性痴呆

a. 胆碱酯酶抑制剂：多奈哌齐可改善轻中度 VaD 患者的认知功能，但对生活能力和总体印象的疗效不肯定，（Ⅰ类证据，A 级推荐）；多奈哌齐 5 mg/d 与 10 mg/d 治疗轻中度 VaD 的疗效相当，但高剂量组的不良反应风险率高于低剂量组（Ⅰ类证据，A 级推荐）；利斯的明和加兰他敏同样可以改善 VaD 患者的认知功能，但应注意胃肠不良反应的发生（Ⅰ类证据，A 级推荐）。

b. 美金刚：美金刚可改善轻中度 VaD 患者的认知功能，可能对小血管病变更有效（Ⅰ类证据，B 级推荐）。

c. 尼莫地平：尼莫地平对痴呆尤其 VaD 的认知和总体印象有改善作用，对于小血管病所致的痴呆疗效更好，但对日常生活能力无明显益处（Ⅰ类证据，A 级推荐）。

d. 尼麦角林：尼麦角林（60 mg/d）可改善 VaD 患者的认知功能和总体印象（Ⅰ类证据，A 级推荐），但尼麦角林与乙酰胆碱酯酶抑制剂或美金刚联合疗法对 VaD 的作用还缺乏支持证据。

七、预后与转归

老年性痴呆在早期，尽管有隐匿的智能衰退，人格和社会行为尚比较完整。由于这些行为保留，患者能有效地进行社交活动。早期运动系统可正常，至中期则表现为过度活动，到晚期才出现运动障碍。如未经有效治疗，一般患者的病程 6～12 年。最后患者死于肺炎、泌尿系感染或压疮感染等。脑血管性痴呆比起老年性痴呆，预后要相对好些，只要病情不太严重，早期诊断，早期治疗，长期坚持，大部分患者可望好转。除药物治疗外，康复治疗非常重要，包括心理治疗、语言训练、肢体功能训练，均应有计划进行，循序渐进，坚持不懈，肯定会有所改善。

八、预防与调护

本病治疗较难，故预防与调护显得较为重要，尤其是本病的预防为降低发病率的重要措施，应予以高度重视。

（一）预防

1. 预防和及时治疗可损害脑的各种疾病，避免有害因素，如中老年人应积极防治动脉粥样硬化、高血压、中风等疾病，防止头部跌仆撞击伤及药物、有害气体中毒等。

2. 家属、医护人员要以耐心、和蔼的态度去维护患者的自尊，与患者保持亲密的关系，争取患者合作，鼓励患者参加一些家庭、社会活动，以免患者产生被家庭、社会遗弃之感，从而建立治病信心。

3. 对于轻症患者，要进行耐心细致的训练和教育，合理安排生活，督促患者尽量料理自己的日常生活，开展各种文体活动，使之逐渐掌握一定的生活和工作技能，从而使智能得到发展。

4. 对于重症基本上失去生活自理能力的患者，要注意生活照顾。防止因大小便自遗及长期卧床引起的感染、压疮形成。要防止跌倒而发生骨折；不要让患者独自外出。个别患者可突然出现兴奋躁动及冲动行为而产生伤人、毁物及自伤事故等。因此，要把这类病员单独安排一间房间，并派专人照顾，防止伤害事故的发生。

（二）调护

1. 生活调护　注意生活规律，保证足够睡眠，保持清洁卫生和大便通畅；督促患者自己料理生活和参加各种社会活动，使他们与周围环境有一定的接触；鼓励患者经常读书、看报，听音乐、听收音机、看电视节目。培养一定的爱好；不宜长期卧床，应适量参加力所能及的健身活动与体育锻炼。避免让患者独处或单独外出，以免迷失方向或发生意外伤害。

2. 饮食调养　饮食调养对预防老年期痴呆的发生具有重要意义。平时饮食应做到定时、定量、定质；高蛋白、高维生素、高不饱和脂肪酸；低脂肪、低热量、低盐；戒烟、戒酒。具体地说，要多食鱼类、蛋类、豆腐、豆油、麻油、菜油及新鲜蔬菜等，少食肥肉、猪油、牛油、奶油等，经常保持大便通畅，对痴呆的防治均有益处。可应用一些食疗方法，防治痴呆的发生和发展。

（1）健脑粥

组成：核桃肉 25 g，百合 10 g，黑芝麻 20 g，粳米 100 g。

用法：先将粳米用水淘洗干净，入砂锅中，加入核桃仁、干百合、黑芝麻、适量水，用文火煮熟即可。日 1 剂，分早、晚温服。

功效：补肾益精。

主治：老年痴呆，属肾精亏虚型，头晕耳鸣，神情呆钝，思维迟钝，倦怠思卧，记忆力下降，判断力降低，定向力障碍，动作缓慢，步履沉重，腰膝无力，或有幻听，舌质暗淡，苔白，脉细弱。如患者属痰、瘀等实证者忌用。

（2）人参茶

组成：人参 5 g。

用法：将人参切成薄片，放入保温杯中，加入沸水冲泡，加盖闷 30 分钟。代茶频饮，一般可冲泡 3 ~ 5 次，嚼食人参片。每日 1 剂。

功效：大补元气，补益心脾，养神益智。

主治：老年痴呆，属心脾两虚、元气亏损型，神情呆钝，思维迟钝，倦怠思卧，记忆力下降，心悸，失眠，纳差，便溏，舌质淡、苔白，脉细弱。如患者属痰、瘀等实证者忌用。

（3）三七山楂粥

组成：三七 5 g，山楂 30 g，粳米 100 g，红糖适量。

用法：三七、山楂、粳米、红糖共煮粥，日 1 剂，分早、晚食用。

功效：活血化瘀，开窍醒脑。

主治：老年痴呆，属瘀血阻络型，神情呆滞，智力减退，语言颠倒，善忘易惊，思维异常，行为怪僻，口干不欲饮，或肢体麻木不遂，肌肤甲错，双目晦黯。舌质黯或有瘀点、瘀斑，脉细涩。如患者体虚者忌用。

3. 精神调理　精神抑郁、独居、兴趣缺乏、运动减少对老年期痴呆的发生有较大影响，因此，平时应注意多交流，多参加社会集体活动，经常读书、看报、听收音机、看电视机节目，参加老年人体育运动及健身活动，培养一定的爱好。老年人的运动不宜剧烈、大量，宜动静结合，循序渐进，同时亦可采用揉按足三里、涌泉、神阙、关元等穴的方法，以达到健身益智之功。

中医认为，情志因素是导致老年期痴呆发生的主要原因，怒伤肝，喜伤心，思虑伤脾，悲忧伤肺，惊恐伤肾，情志异常可导致脏腑功能失调而发生痴呆。因此，平素应注意调节情志，勿使其过极。

（沈　丹）

第二节　慢性阻塞性肺疾病

一、概述

慢性阻塞性肺疾病（COPD）是一种具有气流受限特征的可以预防和治疗的疾病，气流受限不完全可逆，呈进行性发展，与肺部对香烟烟雾等有害气体或有害颗粒的异常炎症反应有关。COPD 主要累及肺脏，但也可引起全身（或称肺外）的不良效应。本病由于其患者数多，死亡率高，社会经济负担重，已成为一个重要的公共卫生问题。COPD 目前居全球死亡原因的第四位，世界银行/世界卫生组织公布，至 2020 年 COPD 将位居世界疾病经济负担的第五位。在中国，COPD 同样是严重危害人民身体健康的重要慢性呼吸系统疾病。近期对中国 7 个地区，20 245 个成年人群进行调查，COPD 患病率占 40 岁以上人群的 8.2%，其患病率之高十分惊人。

慢性阻塞性肺疾病属于中医学“喘证”“肺胀”范畴，是由于长期慢性咳喘气逆反复发作，以致引起五脏功能失调，气血津液运行输布障碍而形成。因此其病位主要在肺，兼及他脏，在病理因素上主要有水停痰凝、气虚气滞、痰瘀相结等。

二、诊疗要点

1. 临床表现　COPD 的主要症状为慢性咳嗽、咳痰和（或）呼吸困难。

（1）慢性咳嗽：通常为首发症状。也有部分病例虽有明显气流受限但无咳嗽症状。

（2）咳痰：咳嗽后通常咳少量黏液性痰；并发感染时痰量增多，常有脓性痰。

（3）气短或呼吸困难：这是 COPD 的标志性症状，是使患者焦虑不安的主要原因，早期仅于劳力时出现，后逐渐加重，以致日常活动甚至休息时也感气短。

2. 辅助检查　肺功能检查是判断气流受限的客观指标，是 COPD 诊断的“金标准”，FEV_1/FVC（1 秒用力呼气容积/用力肺活量）是诊断 COPD 的一项敏感指标，可检出轻度气流受限。FEV_1 占预计值的百分比是中、重度气流受限的良好指标。

3. 诊断标准

（1）中医诊断标准：参照国家食品和药品监督管理局 2002 年发布的《中药新药临床研究指导原则》中慢性支气管炎的临床研究指导原则，以及高等医药院校统编教材第五版《中医内科学》中关于咳嗽、喘证、肺胀的论述，制定出 COPD 的诊断标准。

1）发病特点：诊断肺胀，主要依据其有长期慢性咳喘的病史；其次是有明显地由外感诱发而出现咳、喘、痰、肿四大主症的病史。

2）临床表现：主要是咳、喘、痰、肿四项主症并见。咳，就是长期咳嗽，反复发作，日久不愈；喘，就是咳时气短不续，呼多吸少，可闻喘鸣；痰，就是咳喘之时，并见痰涎壅盛，可闻痰鸣；肿，就是胸中胀满，并见四肢或颜面水肿。外感未解者，可兼见寒热；若气病及血，则可出现唇暗舌紫，手足青黑晦暗；严重者可并发闭证、脱证。

（2）西医诊断标准：根据慢性阻塞性肺疾病全球防治会议（2009）推荐诊断标准：COPD 的诊断应根据临床表现、危险因素接触史、体征及实验室检查等资料综合分析确定。考虑 COPD 的主要症状为慢性咳嗽、咳痰和（或）呼吸困难及危险因素接触史；存在不完全可逆性气流受限是诊断 COPD 的必备条件。肺功能测定指标是诊断 COPD 的金标准。用支气管舒张剂后 $FEV_1/FVC < 70\%$，可确定为不完全可逆性气流受限。慢性阻塞性肺疾病临床严重程度的肺功能分级见表 10－5。

表 10－5　慢性阻塞性肺疾病临床严重程度的肺功能分级（吸入支气管舒张剂后）

级别	特征
Ⅰ级（轻度）	$FEV_1/FVC < 70\%$，FEV_1 占预计值百分比 $\geq 80\%$
Ⅱ级（中度）	$FEV_1/FVC < 70\%$，$50\% \leq FEV_1$ 占预计值百分比 $< 80\%$
Ⅲ级（重度）	$FEV_1/FVC < 70\%$，$50\% \leq FEV_1$ 占预计值百分比 $< 50\%$
Ⅳ级（极重度）	$FEV_1/FVC < 70\%$，FEV_1 占预计值百分比 $< 30\%$ 或 FEV_1 占预计值百分比 $< 50\%$，伴有慢性呼吸衰竭

4. 鉴别诊断

（1）支气管哮喘：早年发病（通常在儿童期）；每日症状变化快；夜间和清晨症状明显；也可有过敏性鼻炎和（或）湿疹史；哮喘家族史；气流受限大多可逆。

（2）充血性心力衰竭：听诊肺基底部可闻细湿啰音；胸部 X 线片示心脏扩大、肺水肿；肺功能测定示限制性通气障碍（而非气流受限）。

（3）支气管扩张症：大量脓痰；常伴有细菌感染；肺底部粗湿啰音、杵状指；X 线胸片或 CT 示支气管扩张、管壁增厚。

（4）结核病：所有年龄均可发病；X 线胸片示肺浸润性病灶或结节状空洞样改变；细菌学检查可确诊。

（5）闭塞性细支气管炎：发病年龄较轻，且不吸烟；可能有类风湿关节炎病史或烟雾接触史，CT 检查示在呼气相显示低密度影。

（6）弥漫性泛细支气管炎：大多数为男性非吸烟者；几乎所有患者均有慢性鼻窦炎；X 线胸片和

高分辨率 CT 检查显示弥漫性小叶中央结节影和过度充气征。

三、治疗

（一）辨证论治

1. COPD 稳定期

（1）肺肾气虚证

主症：咳喘日久，日轻夜重，气促胸闷，动则喘息，咳声低微，痰少稀白，咯痰无力，恶风自汗，身倦乏力，易于感冒，眩晕耳鸣，腰酸体软，舌淡苔白，脉细弱或细数。

治则：补肺益气，固肾摄纳，佐以活血化痰。

方药：补肺益肾方。

红参 10 g、生黄芪 20 g、芡实 12 g、杏仁 10 g、淫羊藿 10 g、化橘红 10 g、制半夏 10 g、莪术 10 g、胡桃肉 12 g、补骨脂 10 g、山萸肉 10 g、生熟地黄（各）10 g。水煎服，每日 1 剂，每次服 200 mL，每日 2 次。

（2）肺脾气虚证

主症：咳喘气促，动则加重，咯痰色白，身疲乏力，少气懒言，纳谷不馨，腹泻便溏，面色萎黄，舌胖、边有齿痕，质淡苔薄，脉细无力。

治则：益气健脾。

方药：补肺健脾方。

党参 15 g、生黄芪 20 g、炒白术 12 g、制半夏 10 g、陈皮 12 g、茯苓 15 g、生甘草 8 g、补骨脂 10 g、炒扁豆 15 g、防风 9 g。水煎服，每日 1 剂，每次服 200 mL，每日 2 次。

（3）肺肾阴虚证

主症：咳喘日久，胸满烦躁，咯痰量少，潮热盗汗，五心烦热，口干喜饮，面赤颧红，舌红少苔，脉细数。

治则：益气养阴固肾。

方药：润肺滋肾方。

太子参 15 g、南沙参 20 g、麦冬 12 g、五味子 8 g、山萸肉 10 g、黄精 15 g、芡实 12 g、生熟地黄（各）12 g、川石斛 15 g、川贝粉分冲 3 g。水煎服，每日 1 剂，每次服 200 mL，每日 2 次。

2. COPD 急性期

（1）寒饮射肺证

主症：外感风寒以致恶寒发热，身痛无汗，咳逆喘促，膨膨胀满，气逆不得平卧，形寒怕冷，痰稀泡沫量多，口干不欲饮，苔白滑，脉象浮紧。

治则：温肺化痰。

方药：温肺化痰方。

党参 12 g、桂枝 12 g、陈皮 12 g、生黄芪 20 g、苏子 15 g、干姜 10 g、厚朴 12 g、制半夏 12 g、芡实 15 g、瓜蒌 15 g、炙麻黄 10 g、代赭石（先煎）30 g、莪术 10 g。水煎服，每 2 日 3 剂，每次服 200 mL，每日 3 次。

加减：如咳喘，痰白黏、不易咳出，用上方去桂枝加生石膏。

（2）痰热壅肺证

主症：外感风热或外感风寒化热，发热不恶寒，气急胀满，咳喘烦躁，痰黄黏稠，不易咯出，面红，目如脱状，口干但饮水不多。舌质红，苔黄腻，脉象浮数。

治则：清热化痰平喘。

方药：清热平喘方。

黄芩 15 g、瓜蒌 15 g、鱼腥草 20 g、天竺黄 12 g、陈皮 12 g、丹参 30 g、桑白皮 15 g、代赭石（先煎）30 g、厚朴 15 g、生黄芪 12 g、制半夏 12 g、葶苈子 20 g、西洋参 10 g（另煎）。水煎服，每 2 日 3 剂，每次服 200 mL，每日 3 次。

加减：如大便干加生大黄 6 g（后下）；如痰浊蕴肺，痰多黄黏，加竹茹 10 g、海浮石 20 g；如痰迷心窍，神昏谵妄，表情淡漠，嗜睡，喉中痰鸣，加安宫牛黄丸 1 丸，每 8 小时 1 次。

另 5% 葡萄糖注射液 250 mL 加清开灵注射液 20 mL 或痰热清注射液 20 mL 静脉滴注，每日 2 次；生脉注射液 50 mL 静脉注射，每 6 小时 1 次。

（3）阳虚水泛证

主症：面浮足肿，腹满尿少，心悸喘咳不得卧，咳清稀痰，形寒怕冷，气短动则甚，面唇青紫，舌胖质暗，苔白滑，脉沉细数或结代。

治则：温阳利水平喘。

方药：温阳利水方。

生黄芪 30 g、泽泻 15 g、桂枝 12 g、猪茯苓（各）30 g、桑白皮 15 g、陈皮 12 g、制半夏 12 g、制附片（先煎）10 g、生白术 10 g、厚朴 15 g、苏子 15 g、代赭石（先煎）30 g、牛膝 10 g、莪术 10 g、瓜蒌 15 g。水煎服，每 2 日 3 剂，每次服 200 mL，每日 3 次。

加减：如心悸喘满，倚息不得卧，加沉香 3 g（分冲）、葶苈子 20 g、椒目 10 g。

另红参 10 g，水煎服；参附针 50 mL，每 8 小时静脉注射 1 次。

（二）中医其他治法

（1）穴位贴敷治疗：于每年夏季三伏期间，采用冬病夏治消喘膏贴敷背部固定腧穴（肺俞、心俞、膈俞），每次 6 小时，每 10 天贴治 1 次，3 次为一疗程。冬病夏治消喘膏，由炒白芥子、荜茇、辽细辛、麻黄、石菖蒲等药物组成，具有益气固表、温阳定喘的作用。中国中医研究院广安门医院制剂室提供，批准文号：（99）京卫药制字（058）第 F－1656 号，规格：6.7 g×18 粒。

（2）针灸治疗：针刺疗法在治疗慢性阻塞性肺病具有一定的疗效。一般针对 COPD 的“本虚”，用培土生金针灸法针刺治疗。主穴：肺俞、膏肓、太渊、太溪、肾俞、足三里、太溪、气海。配穴：痰浊盛者配丰隆、肺俞；瘀血明显者配血海；兼肾阳虚者配涌泉；兼阴虚配太冲。每日 1 次，每次留针 30 分钟。手法：补法。

对于发作期的患者采用宣散方针灸治疗。取穴：定喘、膻中、风池、风府、风门、大椎、支沟、间使。若伴咳嗽以早晚为甚、咯白痰、质稀薄或泡沫状痰者，加合谷、列缺，可起到利大肠、降肺气、止咳嗽的作用；若伴流稀涕、打喷嚏、鼻塞者，加迎香、上星，以宣肺通窍；若伴舌质紫或见明显瘀斑者，加金津、玉液，以祛瘀活血；若伴咯吐黄脓痰者，加丰隆、中脘，以清热化痰。

（3）呼吸气功疗法：晨起，空气清新处，采用站桩式，意守涌泉，吸气时意念引气从涌泉经会阴，经贯入丹田，呼气时从丹田至命门，通过会阴下达涌泉，属阳虚证吸长呼短，属阴虚证呼长吸短，每日

1～2 次，每次 20～30 分钟，8 周为一疗程，对患者有显著疗效。

此外，还有人提出了砭石疗法、盐（岩）洞疗法、灌肠疗法、蜂针疗法等，多种治疗方法的结合更有助于患者的治疗。

（三）西医治疗

1. COPD 稳定期的治疗　稳定期 COPD 的处理原则根据病情的严重程度不同，选择的治疗方法也有所不同，关于 COPD 分级治疗问题，表 10－6 可供参考。

表 10－6　稳定期慢性阻塞性肺疾病的推荐治疗方案

分级	特征	推荐治疗方案
Ⅰ级（轻度）	$FEV_1/FVC<70\%$，FEV_1 占预计值百分比≥80%	避免危险因素；接种流感疫苗；按需使用支气管舒张剂
Ⅱ级（中度）	$FEV_1/FVC<70\%$，$50\%\leqslant FEV_1$ 占预计值百分比 <80%	在上一级治疗的基础上，规律应用 1 种或多种支气管舒张剂；康复治疗
Ⅲ级（重度）	$FEV_1/FVC<70\%$，$30\%\leqslant FEV_1$ 占预计值百分比 <50%	在上一级治疗的基础上，反复急性发作，可吸入糖皮质激素
Ⅳ级（极重度）	$FEV_1/FVC<70\%$，FEV_1 占预计值百分比 <30% 或 FEV_1 占预计值百分比 <50%，伴有慢性呼吸衰竭	长期氧疗，可考虑外科治疗，需进行严密监护或入住 ICU 行无创或有创机械通气治疗

（1）教育与管理：主要内容包括教育与督促患者戒烟，是延缓肺功能进行性下降的最有效措施；使患者了解 COPD 的病理生理与临床基础知识；掌握一般和某些特殊的治疗方法；学会自我控制病情的技巧，如腹式呼吸及缩唇呼吸锻炼等；了解赴医院就诊的时机；社区医生定期随访管理。

（2）控制职业性或环境污染。

（3）药物治疗：药物治疗用于预防和控制症状，减少急性加重的频率和严重程度，提高运动耐力和生活质量。

1）支气管舒张剂：是控制 COPD 症状的主要治疗措施，多首选吸入治疗。

主要的支气管舒张剂有 β_2 受体激动剂、抗胆碱药及甲基黄嘌呤类。β_2 受体激动剂：主要有沙丁胺醇、特布他林等，为短效定量雾化吸入剂，每次剂量 100～200 μg（每喷 100 μg），24 小时内不超过 8～12喷，主要用于缓解症状，按需使用。福莫特罗为长效定量吸入剂，常用剂量为 4.5～9 μg，每日 2 次。抗胆碱药：主要品种有异丙托溴铵气雾剂，可阻断 M 胆碱受体，剂量为 40～80 μg（每喷 20 μg），每天 3～4 次。该药不良反应小，长期吸入可改善 COPD 患者健康状况。噻托溴铵选择性作用于 M_3 受体和 M_1 受体，为长效抗胆碱药，作用长达 24 小时以上，吸入剂量为 18 μg，每日 1 次。茶碱类药物：可解除气道平滑肌痉挛，广泛用于 COPD 的治疗。缓释型或控释型茶碱每日 2 次或 1 次口服可达稳定的血浆浓度，对 COPD 有一定效果。

2）糖皮质激素：长期规律地吸入糖皮质激素较适用于Ⅲ级和Ⅳ级，并且有临床症状以及反复加重的 COPD 患者。联合吸入糖皮质激素和 β_2 受体激动剂，比各自单用效果好，目前已有布地奈德/福莫特罗、氟地卡松/沙美特罗 2 种联合制剂。对 COPD 患者不推荐长期口服糖皮质激素治疗。

3）其他药物：祛痰药（黏液溶解剂），常用药物有盐酸氨溴索、乙酰半胱氨酸等。抗氧化剂，如 N－乙酰半胱氨酸可降低疾病反复加重的频率。免疫调节剂，对降低 COPD 急性加重严重程度可能具有一定的作用，但尚未得到确证，不推荐作常规使用。疫苗，流感疫苗可减少 COPD 患者的严重程度和死亡。

（4）氧疗：长期家庭氧疗应在Ⅳ级即极重度 COPD 患者应用，长期家庭氧疗一般是经鼻导管吸入氧气，流量 1.0～2.0 L/min，吸氧持续时间 >15 h/d。

（5）康复治疗：包括呼吸生理治疗、肌肉训练、营养支持、精神治疗与教育等多方面措施。

（6）外科治疗

1）肺大疱切除术：在有指征的患者中，术后可减轻患者呼吸困难的程度并使肺功能得到改善。

2）肺减容术：是通过切除部分肺组织，减少肺过度充气，改善呼吸肌做功，提高运动能力和健康状况，但不能延长患者的寿命。主要适用于上叶明显非均质肺气肿，康复训练后运动能力仍低的一部分患者，但其费用高，属于实验性姑息性外科的一种手术，不建议广泛应用。

3）肺移植术：对于选择合适的 COPD 晚期患者，肺移植术可改善生活质量，改善肺功能，但技术要求高，花费大，很难推广应用。

2. COPD 急性加重期的治疗

（1）院外治疗：COPD 加重期的院外治疗，包括适当增加以往所用支气管舒张剂的剂量及频度。若未曾使用抗胆碱药物，可以用异丙托溴铵或噻托溴铵吸入治疗，直至病情缓解。对更严重的病例，可给予数日较大剂量的雾化治疗，如沙丁胺醇 2 500 μg、异丙托溴铵 500 μg 或沙丁胺醇 1 000 μg 加异丙托溴铵 250～500 μg 雾化吸入，每日 2～4 次。

全身使用糖皮质激素对加重期治疗有益，如患者的基础 FEV_1 <50% 预计值，除支气管舒张剂外可考虑口服糖皮质激素，泼尼松龙每日 30～40 mg，连用 7～10 日。也可用糖皮质激素联合长效 β_2 受体激动剂雾化吸入治疗。

COPD 症状加重，特别是咳嗽痰量增多并呈脓性时应积极给予抗生素治疗。具体抗生素应用见表10－7。

表 10－7　慢性阻塞性肺疾病（COPD）住院患者应用抗生素的参考表

组别	病原微生物	抗生素
Ⅰ级及Ⅱ级 COPD 急性加重	流感嗜血杆菌、肺炎链球菌、卡他莫拉菌等	青霉素、β－内酰胺酶/酶抑制剂、大环内酯类（阿奇霉素、克拉霉素、罗红霉素等）、第一代或第二代头孢菌素（头孢呋辛、头孢克洛）、多西环素、左氧氟沙星等，一般可口服
Ⅲ级及Ⅳ级 COPD 急性加重无铜绿假单孢菌感染危险因素	流感嗜血杆菌、肺炎链球菌、卡他莫拉菌、肺炎克雷伯菌、大肠埃希菌、肠杆菌属等	β－内酰胺酶/酶抑制剂、第二代头孢菌素（头孢呋辛）、氟喹诺酮类（左氧氟沙星、莫西沙星、加替沙星）、第三代头孢菌素（头孢曲松、头孢噻肟）等
Ⅲ级及Ⅳ级 COPD 急性加重有铜绿假单孢菌感染危险因素	以上细菌及铜绿假单孢菌	第三代头孢菌素（头孢他啶）、头孢哌酮/舒巴坦、哌拉西林/他唑巴坦、亚胺培南、美洛培南等，也可联合用氨基糖苷类、氟喹诺酮类（环丙沙星等）

（2）住院治疗：COPD 急性加重病情严重者需住院治疗。

COPD 加重期主要的治疗方案：根据症状、血气、胸部 X 线片等评估病情的严重程度。

1）控制性氧疗：氧疗是 COPD 加重期住院患者的基础治疗，无严重并发症的 COPD 加重期患者氧疗后易达到满意效果。

2）抗生素的使用：长期应用广谱抗生素和糖皮质激素易继发深部真菌感染，应密切观察真菌感染的临床征象并采用防治真菌感染措施。

3）支气管舒张剂：短效 β_2 受体激动剂较适用于 COPD 急性加重期的治疗。若效果不显著，建议加用抗胆碱能药物（异丙托溴铵、噻托溴铵等）。对于较为严重的 COPD 加重者，可考虑静脉滴注茶碱类药物。β_2 受体激动剂、抗胆碱能药物及茶碱类药物联合应用可获得更大的支气管舒张作用，但最好不要联合应用 β_2 受体激动剂和茶碱类药物。

4）糖皮质激素：COPD 加重期住院患者宜在应用支气管舒张剂基础上，口服或静脉滴注糖皮质激素，建议口服泼尼松 30 ~ 40 mg/d，连续 7 ~ 10 日后逐渐减量停药。也可以静脉给予甲泼尼龙 40 mg，每日 1 次，3 ~ 5 日后改为口服。与静脉给药相比，建议优先口服用药。

5）机械通气：可通过无创或有创方式给予机械通气，根据病情需要，可首选无创性机械通气。

6）其他治疗措施：在出入量和血电解质监测下适当补充液体和电解质；注意维持液体和电解质平衡；注意补充营养，对不能进食者需经胃肠补充要素饮食或予静脉高营养；对卧床、红细胞增多症或脱水的患者，无论是否有血栓栓塞性疾病史，均需考虑使用肝素或低分子肝素；注意痰液引流，积极排痰治疗（如刺激咳嗽、叩击胸部、体位引流等方法）；识别并治疗伴随疾病（冠心病、糖尿病、高血压等）及并发症（休克、弥漫性血管内凝血、上消化道出血、肾功能不全等）。

四、中医诊疗进展

经过对 COPD 多年积累，已形成成熟的诊疗方案：稳定期患者表现为肺、脾、肾亏虚为主，痰瘀内阻为辅，我们在此基础上建立了肺、脾、肾三脏组合辨证诊疗方案，把患者的证候分为肺肾气虚、肺脾气虚、肺肾阴虚等类型，依患者不同证候表现，采用以补肺益肾为代表治法的中药系列方内服，结合每年夏季三伏期间，运用冬病夏治消喘膏进行穴位贴敷；急性加重期则表现为寒饮射肺、痰热壅肺、阳虚水泛 3 种证型为主，采用相应的中药系列方每 2 日口服 3 剂药量，并采用消喘膏系列方穴位贴敷的外治法。上述对 COPD 内外合治的方案有着独特的中医特色，其中用冬病夏治消喘膏治疗 COPD 稳定期和急性加重期取得了良好的疗效，其有效性得到了广大患者的欢迎和认可。

（沈　丹）

参考文献

[1] 卢长林．中国老年医学理论与实践2018［M］．北京：北京大学医学出版社，2017.

[2] 陈锦贤．老年医学临床实践［M］．北京：中国协和医科大学出版社，2018.

[3] 刘晓红．老年医学诊疗常规［M］．北京：中国医药科技出版社，2017.

[4] 李小鹰．中华老年医学［M］．北京：人民卫生出版社，2016.

[5] 张玉芹，陈雪丽．老年综合征的预防与康复［M］．北京：人民体育出版社，2014.

[6] 王建业，胡欣．临床药物治疗学——老年疾病［M］．北京：人民卫生出版社，2017.

[7] 赵瑞娟，杨俊慧，段凯强．老年医学临床诊疗技术［M］．北京：中国医药科技出版社，2016.

[8] 刘勤社，邵丽黎，朱涛，等．实用老年病临床手册［M］．北京：中国中医药出版社，2015.

[9] 刘晓红，康琳．协和老年医学［M］．北京：人民卫生出版社，2016.

[10] Thomas J. Guzzo，George W. Drach，Alan J. Wein. 简明老年泌尿外科学［M］．白培明，译．北京：北京大学医学出版社，2017.

[11] 李法琦，司良毅．老年医学［M］．北京：科学出版社，2017.

[12] 汪耀．实用老年病学［M］．北京：人民卫生出版社，2014.

[13] 于普林．老年医学［M］．北京：人民卫生出版社，2017.

[14] 周玉杰，陈峥．老年心血管病介入治疗围术期管理［M］．北京：科学出版社，2018.

[15] 郭云良，金丽英，刘天蔚．老年医学［M］．北京：科学技术文献出版社，2017.

[16] 张美增，李鑫，刘涛．老年神经病学［M］．北京：科学技术文献出版社，2017.

[17] 施宝民，艾开兴．老年普通外科学［M］．上海：上海科学技术出版社，2016.

[18] 桑德春，贾子善．老年康复学［M］．北京：北京科学技术出版社，2016.

[19] 成蓓，曾尔亢．老年病学［M］．北京：科学出版社，2018.

[20] 王飞．中医老年医学［M］．北京：中国中医药出版社，2017.

[21] 张明园．老年期痴呆防治指南［M］．北京：北京大学医学出版社，2007.

[22] 田金洲．阿尔茨海默病的诊断与治疗［M］．北京：人民卫生出版社，2009.

[23] 李勇，谢冬梅．古今中医脑病辨治精要[M]．北京：人民军医出版社，2007.